主审 贾欣永
主编 张秀斌 武 帅 吴善彬 董海燕 李国栋

单人结肠镜
操作技巧与临床应用

Technique and Clinical Application of
Single-operator Colonoscopy

山东科学技术出版社
·济南·

图书在版编目（CIP）数据

单人结肠镜操作技巧与临床应用 / 张秀斌等主编 . —济南：山东科学技术出版社，2021.10（2024.4 重印）

ISBN 978-7-5723-1061-4

Ⅰ . ①单… Ⅱ . ①张… Ⅲ . ①结肠 – 内窥镜检 Ⅳ . ① R574.620.4

中国版本图书馆 CIP 数据核字 (2021) 第 187539 号

单人结肠镜操作技巧与临床应用

DANREN JIECHANGJING CAOZUO JIQIAO YU LINCHUANG YINGYONG

责任编辑：崔丽君

装帧设计：魏　然

主管单位：山东出版传媒股份有限公司

出 版 者：山东科学技术出版社

地址：济南市市中区英雄山路 189 号

邮编：250002　电话：（0531）82098088

网址：www.lkj.com.cn

电子邮件：sdkj@sdcbcm.com

发 行 者：山东科学技术出版社

地址：济南市市中区英雄山路 189 号

邮编：250002　电话：（0531）82098071

印 刷 者：济南新先锋彩印有限公司

地址：济南市工业北路 188–6 号

邮编：250101　电话：（0531）88615699

规格： 16 开（185 mm × 260 mm）

印张： 10　**字数：** 200 千　**印数：** 3501~4500

版次： 2021 年 10 月第 1 版　**印数：** 2024 年 4 月第 3 次印刷

定价： 140.00 元

PREFACE

序

结直肠癌是全球第三大常见恶性肿瘤，在我国，其发病率和死亡率呈逐年上升趋势，早期筛查、早期诊断、早期治疗是降低发病率和死亡率的重要策略。迄今为止，结肠镜检查是结直肠癌筛查的首选方式，也是结直肠癌诊断的“金标准”。在我国积极推进《“健康中国2030”规划纲要》实施的大背景下，此时出版《单人结肠镜操作技巧与临床应用》，不仅切合实际需要，而且恰逢其时。

贾欣永教授专业从事消化内镜工作30余年，其带领的山东第一医科大学第一附属医院（山东省千佛山医院）内镜诊疗中心是山东省最早的专业内镜科室。科室经过10余年的发展，在省内外享有盛誉，拥有专业内镜医生、内镜护士、麻醉医生共同组建的专业化团队，涌现出一批优秀的内镜医生。贾欣永教授特别注重消化内镜医生的规范化培训，特别是在消化道肿瘤的早诊早治方面，探索、建立了系统的规范化、同质化的消化内镜医生培训模式，并付诸实践。

单人结肠镜操作是消化内镜医生的基本技术要求之一，如何高效安全地开展单人结肠镜技术是每个基层内镜中心面临的最基本问题。该书对单人结肠镜的操作技术和结直肠疾病的诊治叙述得极为系统、全面并配有大量精美图片，包括单人结肠镜的规范插入和观察、息肉的内镜下治疗和并发症的处理等，尤其重要是，把初学者的问题及困惑进行分析和整理，为其尽快熟练掌握结肠镜操作提供有效规范指导。全书条理清楚，言简意赅，通俗易懂，具有很高的实用价值。

感谢编者们的辛勤劳动，期盼此书早日与读者见面。我相信读者将在该书中获益匪浅。

鉴于此，我愿意向大家推荐此书。

山东第一医科大学附属省立医院　刘吉勇

2021年9月

FOREWORD

前 言

结直肠癌在我国具有较高的发病率和死亡率，近年来，随着我国经济水平的提高、国家肿瘤防治策略前移及国民早诊早治意识的增强，作为结直肠癌及癌前病变筛查“金标准”的结肠镜开始受到人们的认同和重视。结肠镜检查需求越来越大，愿意接受结肠镜检查的人越来越多。如何高效安全地开展单人结肠镜检查是摆在每一个内镜中心的最基本问题，特别是基层医院。规范的单人结肠镜操作培训对于初学者是非常重要的。

结肠镜与胃镜操作相比，手法不固定，没有固定的动作和招式，将柔软的棒状镜身安全无痛地插入冗长弯曲、可移动的大肠深部确实具有相当的难度，掌握起来较困难。我们看到，很多胃镜操作非常熟练的进修医生开始学习结肠镜时，往往屡屡受挫，仿佛又回到了“新手”时期。甚至部分医生在结肠镜学习中投入很大精力后仍然不得要领，灰心丧气，把原因归为“找不到感觉”，甚至没有天赋。

为了帮助进修医生及初学者找到“感觉”，山东第一医科大学第一附属医院内镜中心所有的带教医生把学员们的问题及困惑进行收集、分析、整理及总结，写成此书，试图将单人结肠镜操作中的“感觉”尽量用语言表达出来，与大家分享。

本书从如何认识结肠镜、如何进行肠道准备、如何规范地进行单人结肠镜操作到UPD在结肠镜检查中的应用、结直肠息肉的内镜诊断及治疗、其他常见结肠疾病的诊断及治疗、肠镜插入及治疗并发症的处理等七个方面进行详细阐述。所涉及的内容既是我们中心几十年工作经验的分享，也是我们多年从事单人结肠镜培训心得体会的总结，结合大量图片及病例，便于初学者理解及记忆。

编 者

2021年9月

CONTRIBUTORS
作 者

主　　审　贾欣永

主　　编　张秀斌　武　帅　吴善彬　董海燕　李国栋

编　　者　（以姓氏笔画为序）

马忠玲　王毅红　亓　亮　尤　琦　尹立波　卢　艳

申皓丹　仪爱文　吕小燕　任洪波　伊　涛　孙　月

孙传玉　苏淑芬　李　杰　李　潘　李召宝　李洁蕾

宋　涵　张　振　张　燕　张　霞　张兰腾　张丽丽

张秀娟　张林祥　张钰坪　陈宝和　陈勇兵　武　卫

周　荃　庞秋萍　赵　璐　赵国良　修爱媛　倪　洁

高　放　高　洁　高广超　郭　蕾　密夫丽　董延春

程　友　阚洪源　翟海兰

插画设计　刘　婷

CONTENTS

目　录

1

认识结肠镜

单人结肠镜操作学习曲线

结肠镜操作的学习曲线因人而异，学习过程有快有慢，但都有一个相似的过程，即观摩、模仿、“着魔”、技术稳定的过程。刚开始观察老师如何操作，自己在模拟机上练习；通过考核后，在人体操作时模仿老师的操作习惯，结合操作要领去实践；操作到一定数量后（300例以上），成功率较高（>80%），有了一定自信，处于一种“着魔”状态，盲肠插入成功率的提高可带来明显成就感；当结肠镜操作数量达1 000例以上时，操作将处于平稳阶段。需要指出的是，初学者不能一味追求短时间到达回盲部，而更应该注重操作的安全性及患者的舒适度，不断提高单人结肠镜操作的技术水平。

学习过程中，通过观摩老师操作，认真阅读结肠镜插入相关书籍，想象结肠三维结构及插镜过程，实际操作中不断与虚拟的过程相对比，纠正错误或多余的动作，才能不断取得进步。简言之：心上学、事上练。

结肠镜是一种侵袭性操作，有出血、穿孔、黏膜损伤、肠系膜损伤等并发症。我们中心为了保障安全，要求初学者做结肠镜之前要学会对患者进行评估，并制订了“初学十不做”。

1. 高龄患者　由于腹壁、肠系膜及肠管周围韧带松弛、肠壁血运差、肠蠕动慢等因素，易导致肠道准备差；并且高龄患者合并疾病较多，结肠镜插入难度及风险较高。

2. 年幼患者　肠管细，肠壁薄，易出现肠壁损伤或穿孔。

3. 肥胖患者　一方面肠管冗长，另一方面，腹腔容积大，容易成襻，结肠镜插入后有一种“泥牛入海”的感觉。特别是乙状结肠及横结肠更易成襻，并解襻困难，初学者不易到达盲肠。

4. 消瘦患者　肠管堆叠在一起，拐角锐利，插镜时易导致患者腹痛，穿孔风险较大。

5. 有腹部手术史患者　此类患者或多或少存在肠粘连情况；肠粘连改变正常肠管走行，结肠镜插入时容易出现疼痛及穿孔等并发症。盆腔手术（特别是子宫附件相关手术）会导致乙状结肠粘连，脾脏手术影响脾曲，肝脏及胆囊手术影响肝曲，胰腺及胃的手术（特别是毕Ⅱ式）影响横结肠走行。此类肠管固定，解襻困难，因此，做结肠镜之前要充分问诊，了解有无手术史。

6. 疑诊肠梗阻（包括怀疑结肠癌）患者　肠梗阻患者无法按常规服用泻药，肠道准备差，初学者为了追求更好的视野，常反复注气，增加插镜难度。粘连或肿瘤导致的肠梗阻患者肠管固定、血运差，不但插镜困难，风险也明显增加。

7. 腹腔占位（包括腹水）患者　腹腔占位是指结肠之外其他脏器的占位性病变，导致肠管受压或受累，无法达到轴短缩的基本要求，插镜困难。腹水患者往往因为肠管处于漂浮状态，或者肠管水肿，导致插镜困难。

8. 重度结肠黑变病、肠道准备差患者　重度结肠黑变病患者因肠管冗长、扩张、视野差、找腔困难，而且多合并肠道准备差的情况，增加插镜难度。

9. 重度结肠炎（炎症性肠病、放射性结肠炎等）患者　重度结肠炎患者溃疡形成、肠管狭窄，结肠镜操作时出血、穿孔的风险增加；特别是放射性结肠炎，肠壁脆弱，肠管固定，检查时更易出现出血、穿孔。

10. 既往结肠镜检查困难或未能到盲肠者　初学者应该养成检查前询问病史的习惯，遇到此类患者应交给上级医生。

结肠镜学习细节

■ 结肠镜的认识

结肠镜是内镜医生的工具，对结肠镜的了解和认识有利于内镜医生充分掌握结肠镜的功能及使用技巧。下面以OLYMPUS公司的结肠镜为例，简要总结介绍一下结肠镜的特点，帮助大家快速了解结肠镜的操纵功能。

结肠镜的构造主要分为连接部、操纵部及插入部三部分。连接部是连接内镜与主机的部分。操纵部是通过操作旋钮控制镜身先端角度和通过按键完成各种功能的部位，如：注气、注水、吸引、冻结图像、更改观察模式、图像放大等。插入部是插入受检者体内的部分。下面重点讲解操纵部及插入部。

先说操纵部，以OLYMPUS CF-H290结肠镜为例（部分型号略有差别），简单概括为一阀二钮三孔四键，即1个软硬度调节阀，2个角度钮，3个孔道（活检孔、注气注水孔、吸引孔），4个按键。

软硬度调节阀（图1-1）：黄色箭头所示，旋转该阀（部分型号没有，如PCF-H260J）实现插入部硬度变化，从而使插入部更顺利通过不同肠段。分为0~3档，0档时插入部最软，3档时最硬，从0~3可任意调节。结肠镜用完之后需归0档，然后洗消、储藏。

2个角度调节钮（图1-2），一大一小，其中大旋钮控制上下（Up和Down），小旋钮控制左右（Left和Right）。即：Up为视野向屏幕的上方移动，Down为视野向屏幕的下方移动，Left为视野向屏幕的左侧移动，而Right为视野向屏幕的右侧移动。与大小旋扭紧贴的两个操纵杆分别是大小旋钮的固定锁。放大结肠镜的放大操纵杆位于大旋钮与镜身间。

3个孔道（图1–3），自下向上分别是活检孔、注气注水孔和吸引孔，分别安装活检孔帽、注气注水阀及吸引阀。通过活检孔道，可以取活检，向腔内注入气体、液体、染色剂，以及取出小的标本组织，是各种治疗器械的通道。用手指轻轻堵住注气注水阀，即可实现向腔内注气，按下去就可以注水，达到冲洗镜头的目的。按下吸引阀，可以吸引腔内气体、液体等。初学者对于这2个阀容易混淆，可以通过记住“向上”的吸引阀在上，“向下”的注气阀在下的方法区分阀的上下位置。

由于反复洗消，注气注水孔及吸引孔均会因磨损而导致密封不严，出现漏气、漏水等情况，使肠镜检查操作中视野不清，胃肠腔不易按需扩张，影响观察，需及时修理或更换，平时在洗消过程中应注意保护。活检孔帽也易损，特别是使用没有胶皮的螺纹器械（如活检钳或止血夹等）时，更容易损耗，导致操作中胃液、肠液的喷溅及漏气，污染环境，并导致肠腔不易按需扩张，影响观察。

4个按键（部分型号为5个）（图1–4）。这些按键的功能可以根据需求及操作习惯而设定。笔者所在中心根据使用频率及操作方便程度，分别设定：冻结、构造强调、放大、NBI及Near Focus（CF–HQ290型号）。

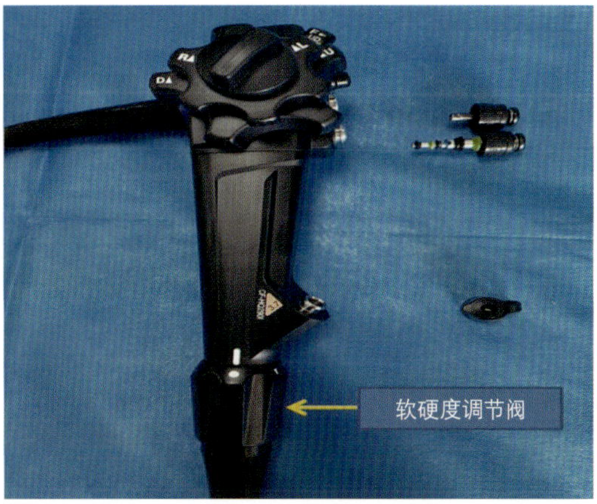

图1–1　软硬度调节阀

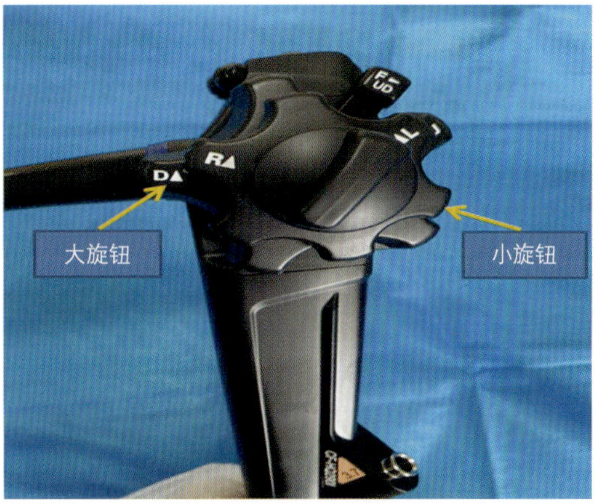

图1–2　2个角度调节钮

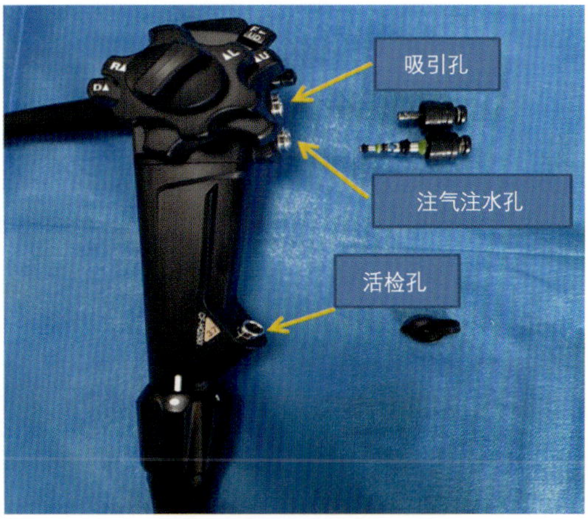

图1–3　3个孔道

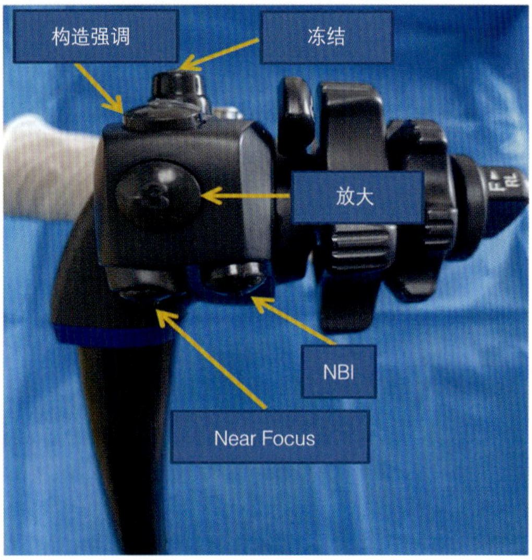

图1-4　4个按键

操纵部活检孔道旁有内镜型号和活检孔径的标识，熟悉内镜参数的医生可以通过标识直接了解结肠镜的功能。如CF-H260AI是我们最常用的结肠镜之一，其中CF即结肠纤维镜，H即高清，A是可变硬度的意思，I表示长度，即结肠镜长度130 cm。更长型号标识为“L”，长度150 cm。设计之初还有短款，标识为“S”，仅用于乙状结肠检查，目前国内没有，所以原本是“中间”意思的“I”就成了短款的标识。临床上，如果能够掌握正确的结肠镜插入法，有效插入长度为130 cm的结肠镜完全可以满足临床应用需求。

插入部关键部位为先端部，长约10 cm。一般先端部均较插入部粗0.3 mm，通常向各个方向的最大弯曲角度不同，一般上下各180°，左右各160°。头端有5~7个孔道，分别装有目镜、导光束、活检孔道、注气注水孔道及附送水孔道，其中注气注水孔道前端有金属弯曲，便于冲洗目镜。不同型号结肠镜活检孔道的位置不尽相同（表1-1），内镜下活检或治疗时病变位于视野6点钟方向便于操作，检查治疗时需通过旋镜和调节旋钮将活检孔道调整至病变位置，因此，熟知所使用结肠镜的活检孔道位置非常重要。

表1-1　不同型号内镜部分参数

内镜型号	先端部外径（插入部外径）	钳道	活检孔道的位置
CF-H260AI	13.2 mm（12.9 mm）	3.7 mm	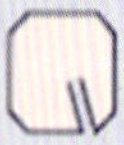
PCF-Q260J	10.5 mm（10.5 mm）	3.2 mm	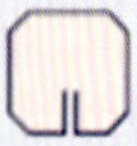
CF-HQ290	13.2 mm（12.8 mm）	3.7 mm	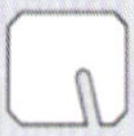
CF-H290	12.2 mm（12.0 mm）	3.2 mm	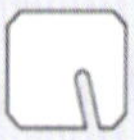
CF-HQ260Z	13.6 mm（12.9 mm）	3.7 mm	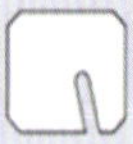
CF-HQ290Z	13.2 mm（12.8 mm）	3.7 mm	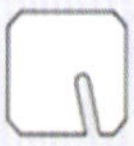

■ 肠管的认识

认识肠管的解剖走行及组织学结构有利于想象大肠的空间构造，指导结肠镜的插入，同时有利于识别病变及保证检查及治疗安全。下面分别就解剖结构和组织结构进行简单介绍。

解剖结构

结肠分为盲肠、升结肠、肝曲、横结肠、脾曲、降结肠、乙状结肠、直肠。其中升结肠、降结肠、直肠固定于腹部、盆腔后壁，横结肠、乙状结肠相对游离，因此在结肠镜进镜过程中容易成襻，从而导致腹痛、进镜困难等。

直肠可见3个瓣，称为Houston瓣，最重要的意义在于第二个瓣是腹膜反折点的标记，口侧肠壁外即为腹膜腔，肛侧无腹膜附着。

乙状结肠皱襞相互叠盖，且呈圆括弧形，弧形两端相互重叠。

降结肠较直，多呈三角形或弧形，患者为左侧卧位时，降结肠一般会有较多粪水存留。脾曲为降结肠向横结肠移行部，镜下常可见蓝斑，是一个向左向上（即朝视野10~11点）方向的弯，操作中常需要后拉才能显示得更清楚。

横结肠皱襞呈倒三角形，较规则，近肝曲可见向左上方向的转弯，通过此处就能到达肝曲。肝曲为横结肠向升结肠移行部，有明显蓝斑，然后是一个向右下（位于视野4~5点）方向的转弯。

肝曲之后是升结肠，皱襞为较深的正三角形，近回盲部常见粪渣或粪水。

盲肠皱襞中央可见新月形阑尾开口。结肠镜处于自由位时，回盲瓣多位于视野9~11点钟方向，唇形多见。

末端回肠皱襞不明显，黏膜呈珊瑚绒样改变。

组织结构

肠管的组织结构与胃、小肠大致相同，由内到外依次为黏膜层、黏膜下层、固有肌层、外膜层。其中黏膜层又可分为上皮层、黏膜固有层和黏膜肌层。

1. 黏膜层　黏膜上皮层是单层柱状，由柱状细胞和杯状细胞组成，后者数量明显多于小肠。固有层内有大量由上皮下陷而成的大肠腺（亦称肠隐窝），呈长单管状，除含柱状细胞、杯状细胞外，尚有少量未分化细胞和内分泌细胞，无潘氏细胞。固有层内有散在分布孤立的淋巴小结。黏膜肌层有内环、外纵两层平滑肌组织。

2. 黏膜下层　疏松结缔组织内有较大的血管和淋巴管，有成群的脂肪细胞。

3. 肌层　由内环形与外纵形两层平滑肌组成。内环形肌较规则，外纵形肌局部增厚形成3条结肠带，带间的纵形肌很薄。

4. 外膜　在盲肠、横结肠、乙状结肠为浆膜；在升结肠与降结肠的前壁为浆膜，后壁为纤维膜。外膜结缔组织中常有脂肪细胞集聚构成的肠脂垂。了解浆膜分布范围，有利于内镜手术治疗中出现穿孔时，明确液体渗漏至腹腔还是腹膜腔，判断患者是否会出现腹膜刺激征。

■ 自我认识

“生产力”的概念中有劳动者、劳动工具和劳动对象。就结肠镜检查而言，劳动对象就是受检者的结直肠，劳动工具就是结肠镜，劳动者就是内镜医生，也是最关键的因素。我们不仅要认识结肠的走行与形态，熟悉常用的工具，更要认识自己。结肠镜操作的学习需要一个过程，不可能一蹴而就，首先是观摩，然后是实践，最后就是在实践中不断地体会和总结。有限的技巧和方法，需要慢慢体会。不同的学习阶段，手上的感觉是不一样的，每个人总是用自己认为正确的方式去操作，殊不知，自己的认识和感觉可能是错的，或者说不是最佳的，所以，结肠镜的学习是不断自我修正的过程。

不同的医生，从初学到熟练掌握插镜所需要的时间不同。我们通过自身体验、培养新进医生及进修医生的实践证明：规范、严谨地学习单人结肠镜的操作，能迅速提高技能、缩短学习周期，达到事半功倍的效果。熟练掌握单人结肠镜的操作，是后续各种内镜下治疗，特别是当前很热门的内镜黏膜下剥离术（ESD）的基础。

2

结肠镜的术前准备及术后注意事项

患者检查前准备

患者评估及知情同意

结肠镜检查及治疗前内镜医生应对患者进行评估，了解患者行结肠镜检查的目的、有无结肠镜检查或治疗的禁忌证、术前检查是否完善、是否服用影响结肠镜检查及治疗的药物（如抗栓药），欲行无痛结肠镜检查或治疗的患者需提前请麻醉医生进行术前评估。

结肠镜检查前建议所有患者完善心电图及凝血功能检查，凝血功能正常的患者可同期行内镜下治疗，避免再次进行肠道准备，降低患者痛苦及花费，减少不必要的医疗资源浪费。

结肠镜检查前内镜医生应对患者进行评估，详细询问病史。因结肠镜检查为侵入性操作，检查前需与患者及家属沟通，交代结肠镜检查的必要性、适应证、禁忌证、术中及术后可能出现的并发症及可替代的检查方案，取得患者及家属同意并签署同意书后方可进行结肠镜检查及治疗。

肠道准备

结肠镜是筛查、诊断和治疗结肠病变的重要手段，其诊断的准确性和治疗的安全性与肠道准备的质量密切相关。充分的肠道准备可使患者获得较高的肠道清洁度，对实现高质量的肠镜诊疗具有重要意义。提高术前肠道准备质量的方式包括：术前宣教；术前饮食限制；肠道清洁剂的选择及应用方法；辅助用药，如祛泡剂；医生术中对肠道准备的质量进行评价，以促进肠道准备方案持续改进。

术前宣教

因为肠道准备的过程较为复杂，因此对患者进行及时的指导显得尤为重要。肠道准备前应就肠道准备的目的和方法对患者进行口头和书面充分告知（书面告知可参考附件1），告知的内容包括：饮食限制的时间和要求、肠道清洁剂及祛泡剂的使用方法、肠道准备是否合格的大致判断等。

饮食限制

饮食限制可减少肠道中的食物残渣，提高肠道准备的清洁度，一般不超过24小时。饮食限制可以采用患者自行准备的低渣饮食，也可以采用标准化的预包装低渣/低纤维饮食。有文献报道，标准化的预包装低渣饮食可显著提高肠道准备的质量及患者对肠道准备的依从性和满意度，被新版肠道准备指南推荐。多项研究显示，与进食流质饮食相比，内镜检查前进食低渣/低纤维饮食的患者对肠道准备的耐受能力和再次进行类似肠道准备的意愿均较高，且肠道准备质量和不良反应发生率方面二者均无明显差异。因此嘱患者检查前一天可以进无渣半流质饮食（如面条、稀饭、鸡蛋等），不吃鱼、肉及含纤维素多的食物（如芹菜、木耳、海带等），不吃带籽的水果（如西瓜、甜瓜、火龙果等）。

肠道清洁剂的选择及应用方法

肠道准备的清洁剂种类较多，主要有聚乙二醇电解质散（PEG）、硫酸镁、磷酸钠、匹克硫酸钠、甘露醇及部分中草药。PEG不损伤肠黏膜，不会引起电解质紊乱，安全性高，耐受性好，适用人群更广泛，目前为国内最常用的肠道清洁剂。

关于PEG的服用剂量和方法既往已有较多研究，新版肠道准备指南推荐3 L PEG的分次剂量方案，可提供高质量的肠道清洁，适合中国人群。笔者所在中心肠道准备的方案根据指南及科室经验进行持续改进，目前采取的方法为肠道清洁剂分2次服用：检查前一天晚餐后2小时开始服用PEG 1.5 L（尽量早服用，以免影响睡眠），90分钟内喝完，服药后可以饮水，不能进食。检查当天再服用PEG 1.5 L。服药过程中适量活动以促进肠蠕动，排泄至无色或黄色清水样便后方可行肠镜检查。肠梗阻、肠穿孔、胃潴留患者禁止服用泻药。便秘患者检查前3天开始应用缓泻剂。若已行钡餐透视或钡灌肠检查，至少3天后方可行肠镜检查。

其他肠道清洁剂服用方法可参考《中国消化内镜诊疗相关肠道准备指南（2019，上海）》。

肠道祛泡剂

在内镜检查过程中，黏膜附着的泡沫影响结肠镜对消化道黏膜及病灶的观察，有报道指出，32%~57%的结肠镜检查由于泡沫较多影响观察。目前肠道准备常用的祛泡剂为西甲硅油乳剂，主要通过直接作用于气泡的表面，降低其表面张力，使气泡破裂释放，最后通过肠蠕动排出。在肠道准备过程中适当应用西甲硅油可有效减少气泡的产生，从而提高肠道准备质量，并有助于提高患者检查时的舒适度、减轻患者内镜检查后的腹胀程度。此外，由于西甲硅油进入消化道后不被吸收进入血液循环，因此具有较高的安全性。

国内多项研究显示，在口服PEG的基础上，联合应用西甲硅油可显著提高祛泡效果、肠道准备的效率和腺瘤检出率，且患者的耐受程度不受影响。此外，联合应用西甲硅油可有效增加肠道清洁度及内镜镜头的清晰度，缩短操作时间。

肠道准备质量的评价

内镜医生应在结肠镜操作时评估患者的肠道准备质量，监测肠道准备合格率，便于发现肠道准备不合格的因素进行质量控制及持续改进。国际上目前主要有2个肠道准备质量评估量表：波士顿量表（表2-1）和渥太华量表（表2-2），波士顿量表≥6分、渥太华量表≤7分均提示肠道准备合格。波士顿量表将结肠分为3段（盲肠和升结肠；肝曲、横结肠和脾曲；降结肠、乙状结肠和直肠）进行评分，按照最差至清洁分为4级（0~3分，图2-1），总分0~9分；渥太华量表将结肠分为3段（直肠和乙状结肠；横结肠和降结肠；升结肠和盲肠）进行评分，按照清洁至最差分为5级（0~4分，图2-2），并加入全结肠内的液体量评分（少量、中量、大量分别为0、1、2分），总分0~14分。

表2-1　肠道准备质量波士顿量表评分标准

评分	描述
0分	由于无法清除的固体或液体粪便导致整段肠黏膜无法观察
1分	由于污斑、混浊液体、残留粪便导致部分肠黏膜无法观察
2分	肠道黏膜观察良好，但残留少量污斑、混浊液体、粪便
3分	肠道黏膜观察良好，基本无残留污斑、混浊液体、粪便

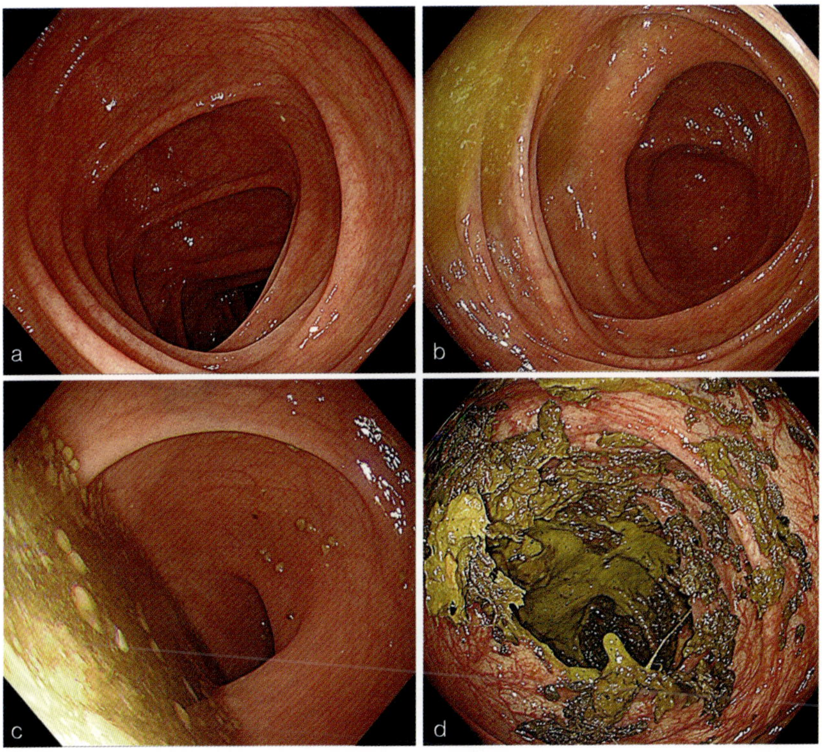

图2-1　肠道准备波士顿评分参考。a. 3分；b. 2分；c. 1分；d. 0分

表2-2　肠道准备质量渥太华量表评分标准

评分	描述
0分	极好：肠黏膜细节清晰可见；如有液体存留，则为澄清液体；几乎无粪便残留
1分	良好：有一些混浊液体或粪便残留，但仍可见肠黏膜细节；无须冲洗及抽吸
2分	一般：混浊液体或残留粪便掩盖肠黏膜细节，但抽吸后仍可见肠黏膜细节；无须冲洗
3分	较差：粪便掩盖肠黏膜细节和轮廓，但冲洗和抽吸后，尚能获得清楚视野
4分	极差：固体粪便掩盖肠黏膜细节和轮廓，尽力冲洗和抽吸后，仍无法获得清楚视野

■ 结肠镜检查及治疗前抗栓药物的管理

随着人口老龄化、人们生活水平的提高以及饮食习惯的改变，心脑血管疾病的发病率越来越高，在进行息肉切除时，抗栓药物的围手术期管理成为一个无法回避的议题。内镜医生不仅需要考虑抗栓药物在内镜操作过程引起的胃肠道出血风险，而且需要评估患者停用后发生血栓事件的风险。

抗栓药物分为抗凝药和抗血小板药两大类。抗凝药包括：维生素K拮抗剂，如华法林；肝素衍生物，如普通肝素、低分子肝素、磺达肝素；Xa因子直接抑制剂，如利伐沙班、阿哌沙班、依度沙班；凝血酶直接抑制剂，如达比加群、水蛭素类、阿加曲班。后二者属于新型口服抗凝剂（NOAC）。抗血小板药包括：噻吩吡啶类，如氯吡格雷、普拉格雷、噻氯吡啶、替格瑞洛；蛋白酶激活受体-1（PAR-1）拮抗剂，如维拉帕莎；蛋白（GP）Ⅱb/Ⅲa受体拮抗剂，如阿昔单抗、依替巴肽、替罗非班；阿司匹林（乙酰水杨酸）；其他非甾体消炎药（NSAIDs）。

对于单纯结肠检查患者，抗栓药物影响较小，无须调整。关于结肠息肉内镜下切除期间抗栓药物管理，国内部分共识或指南中有简单涉及，但没有专门制定相关指南或共识，大多数内镜医生参照国外的指南及既往经验。无论是欧美还是日本，都将息肉切除定义为高出血风险内镜操作，行息肉切除前需要全面评估内镜治疗的获益和风险，对患者停用抗栓药后血栓风险进行分层。

以下情况停用抗栓药物后伴血栓栓塞事件高风险：①接受抗血小板治疗的患者，冠状动脉药物洗脱支架置入术后<12个月，金属裸支架置入术后<2个月，颈动脉血管成形术后<2个月（包括颈动脉内膜切除术和支架置入术），颅内大动脉狭窄＞50%的缺血性脑卒中或短暂性脑缺血发作（TIA），近期发作的缺血性脑卒中或TIA，闭塞性周围动脉疾病；②接受抗凝治疗的患者，二尖瓣机械性瓣膜置换；任何机械瓣膜置换伴既往栓塞事件史；心房颤动伴瓣膜性心脏病；心房颤动伴以下危险因素，充血性心力衰竭、高血压、年龄＞75岁、糖尿病、卒中或短暂性脑缺血发作史；高凝状态；近期缺血性卒中或短暂性脑缺血发作史；近期静脉血栓栓塞史（小于3周）。对于此类患者可以行单纯

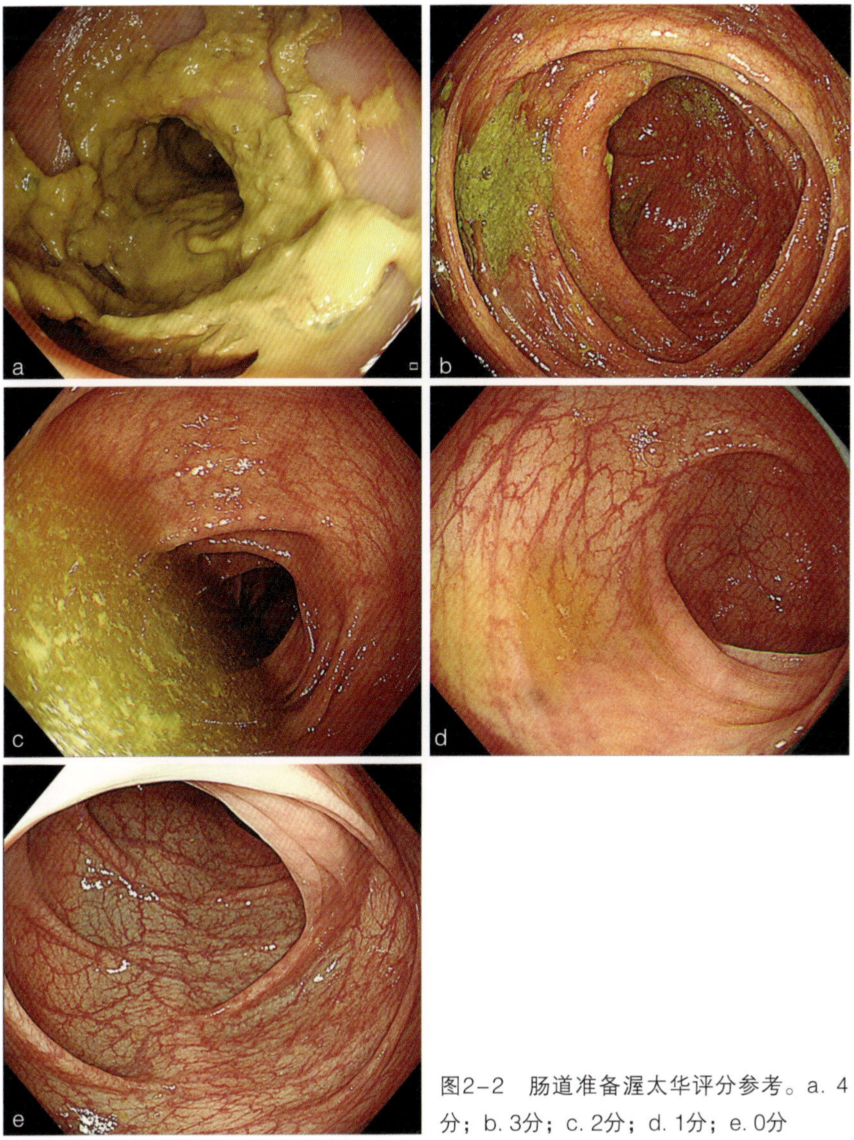

图2-2　肠道准备渥太华评分参考。a. 4分；b. 3分；c. 2分；d. 1分；e. 0分

结肠镜检查，但如须行息肉切除建议推迟至抗栓治疗结束。

停用抗栓药物后伴血栓栓塞事件低风险包括：①接受抗血小板治疗的患者，冠状动脉药物洗脱支架置入术后＞12个月，金属裸支架置入术后＞6周同时不合并危险因素，不伴心力衰竭的脑卒中＞6周；②接受抗凝治疗的患者，主动脉瓣人工金属瓣膜，人造生物瓣膜，不伴有血管疾病的心房颤动，静脉血栓＞3周。

对于低血栓风险患者，建议在息肉切除前中止抗栓治疗，中止时间根据所用药物的特定代谢时间而定，国内指南中一般建议抗血小板药物停5~7天，华法林至少停药5天，确保INR<1.5；NOAC治疗患者至少停药48小时，对于具有抗栓、改善微循环的中药或中成药没有明确的指南建议，我们的经验是停用3天是安全的。

对于高血栓风险者接受抗凝或抗血小板治疗患者，根据2016年抗栓治疗消化道损伤防治专家组发布的《抗栓治疗消化道损伤防治中国专家建议》可进行内镜检查，但要尽量避免取活检或内镜治疗。所以息肉切除需尽量延迟至抗栓治疗疗程达到指南推荐的最低时间。若接受抗凝治疗的患者评估短期内无法停用华法林或NOAC，可以通过低分子肝素行过渡治疗。需要注意的是，欧美的指南与日本及国内有所区别，欧美的指南中，停用阿司匹林对于息肉切除等高风险内镜操作不是必需的。

对于何时恢复抗栓药物，美国及日本指南建议操作结束并确认无出血即应尽快恢复原抗凝方案，国内无相关指南，可以参考中华医学会消化内镜学分会《胃黏膜病变内镜黏膜下剥离术围手术期用药专家建议》：在术后12~24小时恢复抗栓治疗。评估认为出血风险高的患者，可酌情延迟到术后48~72小时恢复抗栓治疗。

附件1　结肠镜检查须知

山东第一医科大学第一附属医院
内镜诊疗科　结肠镜检查术前须知

1. 检查前请您完成抽血（凝血四项、血常规）、心电图及新冠病毒核酸检测等常规术前准备，70岁以上或既往有心脏病史者需加做心脏超声检查。

2. 按预约时间前来候诊，门诊患者需携带就诊卡或医保卡、化验单（凝血四项、血常规）、3日内的核酸检测结果、1周内的心电图报告单等，住院患者携带住院病历。曾行内镜检查者请携带既往内镜检查结果。所有检查者需由直系亲属陪同就诊。

3. 如服用抗凝药物（如阿司匹林、氯吡格雷、华法林等）需停药7~10天，使用活血药物（三七粉、银杏、丹参等）需停药3天以上方可行息肉切除等内镜下治疗。

4. 若需取活检、行超声内镜或内镜下治疗，费用另行收取。

5. 请穿宽松舒适的衣服，女士不要穿连衣裙，至少一个指甲不涂指甲油，不佩戴金属饰品及隐形眼镜（包括美瞳）。

6. 如有特殊情况（如女性月经期等）不能按时就诊者请重新预约检查时间。

肠镜准备注意事项：

1. 检查前一天进低渣半流质饮食（如软面条、稀饭等），不吃鱼、肉及含纤维素多的食物（如辣椒、西红柿、芹菜、木耳、海带、玉米粒等），不吃带籽的水果（如西瓜、甜瓜、火龙果、猕猴桃等）。

2. 便秘患者肠道准备方法：检查前3天开始服用舒泰清。每天2次，每次1份（1包A+1包B+125 mL温水），早、晚饭后1小时服用（检查前一晚停用）。

3. 肠梗阻、肠穿孔、胃潴留患者禁止服用泻药。

4. 若已行钡餐透视或灌肠检查者，至少3天后方可行肠镜检查。

泻药的服用方法：

所需药物：舒泰清4盒+西甲硅油乳剂

1瓶

【注：每盒舒泰清含6大包+6小包】

检查前一天晚餐进食清淡易消化的食物，晚餐后2小时服用2杯舒泰清，请尽量早喝，以免影响睡眠。晚上服药后不能进食，可以饮水（葡萄糖水、白糖水）充饥，排泄完后即可入睡。

第一杯：舒泰清1盒+750 mL温水，45分钟内喝完；

第二杯：舒泰清1盒+750 mL温水，45分钟内喝完。

检查当天禁食，服用2杯舒泰清，请根据预约候诊时间于检查前2小时内喝完泻药，以保障麻醉安全。

第一杯：舒泰清1盒+750 mL温水，45分钟内喝完；

第二杯：舒泰清1盒+750 mL温水+西甲硅油1瓶，45分钟内喝完。服药后不可以饮水。

服药过程中尽量来回走动以促进肠蠕动，服药后至少2小时且排泄至无色或黄色清水样便后方可行肠镜检查。

进镜前准备及术后注意事项

进镜前准备

药物准备

建议结肠镜检查前10分钟常规应用解痉剂缓解术中肠道痉挛（有禁忌证者除外），降低患者不适及内镜操作难度。

设备准备

进镜之前检查内镜的注气（图2-3）、注水（图2-4）、吸引功能及内镜弯曲部的角度是否正常（图2-5），带有附送水功能的内镜需要检查其送水功能是否正常（图2-6）。拍照及冲洗脚踏开关摆放至内镜医生方便操作的位置（应用不同颜色的标记使其更加醒目，容易区分，图2-7）。进镜前旋钮应处于自由状态（图2-8）。镜头清晰、清洁，并拍照记录（图2-9），对于拟行内镜下治疗的患者，还需准备相关的治疗器械。

冲洗液准备

因肠道准备质量受诸多因素影响，相当一部分患者肠道准备质量不尽如人意，检查过程中常需要进行冲洗，当肠道内存在大量泡沫、粪便或病变表面有黏液附着时，会严重干扰内镜视野，若不进行冲

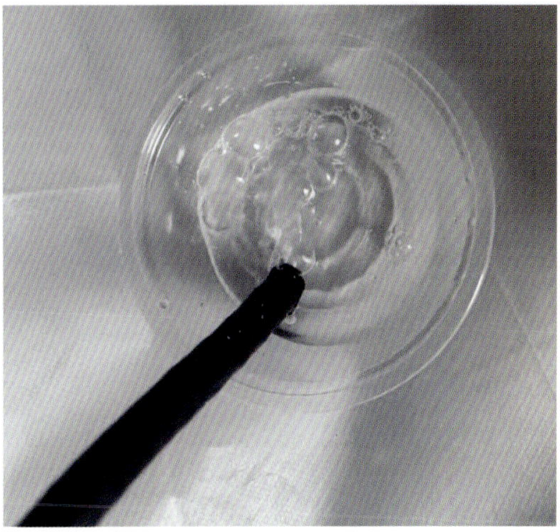

图2-3　注气功能检查，轻压注气注水阀，可见连续快速冒出的直径约1.0 cm气泡

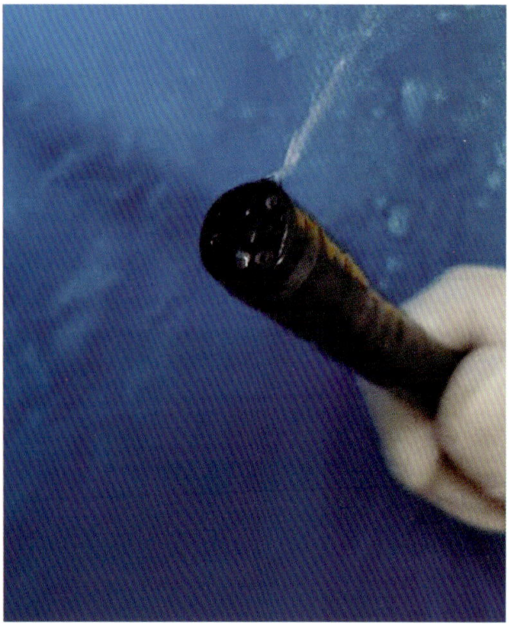

图2-4　注水功能检查，将注气注水阀按压到底可见冲洗镜面的水柱

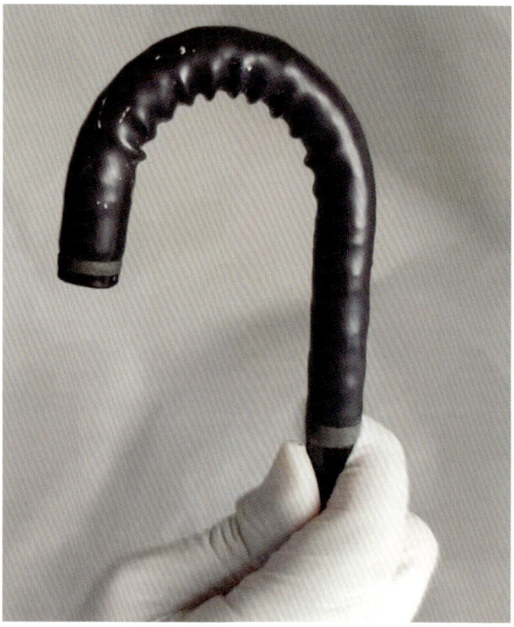

图2-5　内镜翻转角度检查，功能良好，最大弯曲角度180°

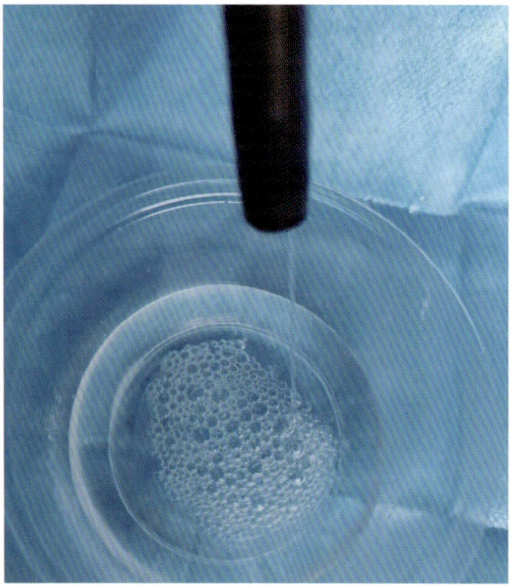

图2-6　内镜附送水功能检查正常，附送水通道预填充

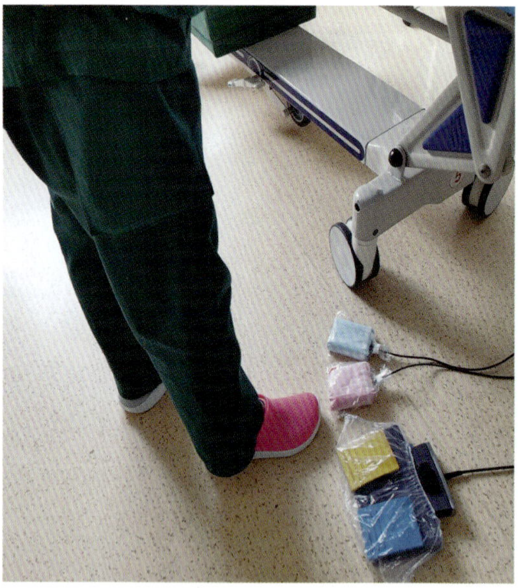

图2-7　拍照及注水脚踏开关摆放至内镜医生方便操作的位置（应用不同颜色的标记使其更加醒目，容易区分）

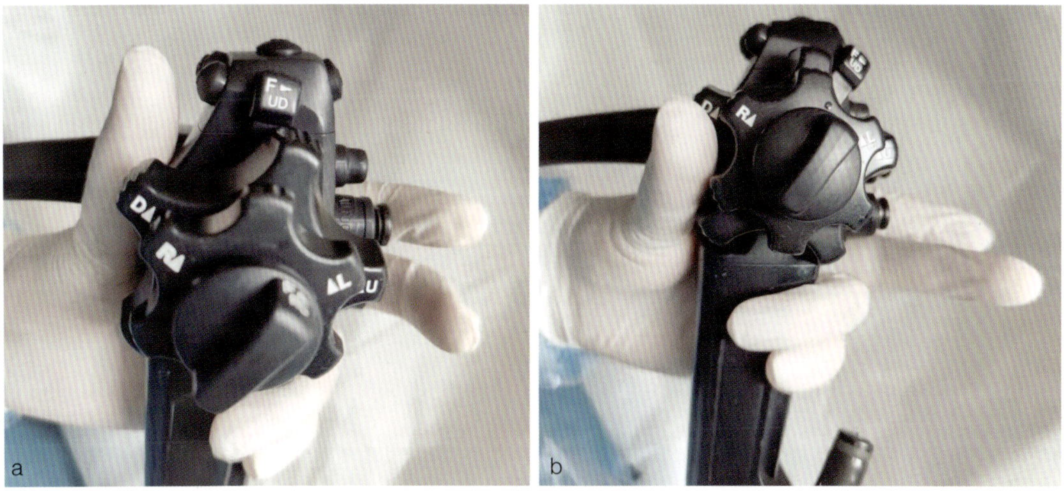

图2-8　旋钮检查。a. 大角钮处于锁定状态；b. 进镜前将其恢复自由位

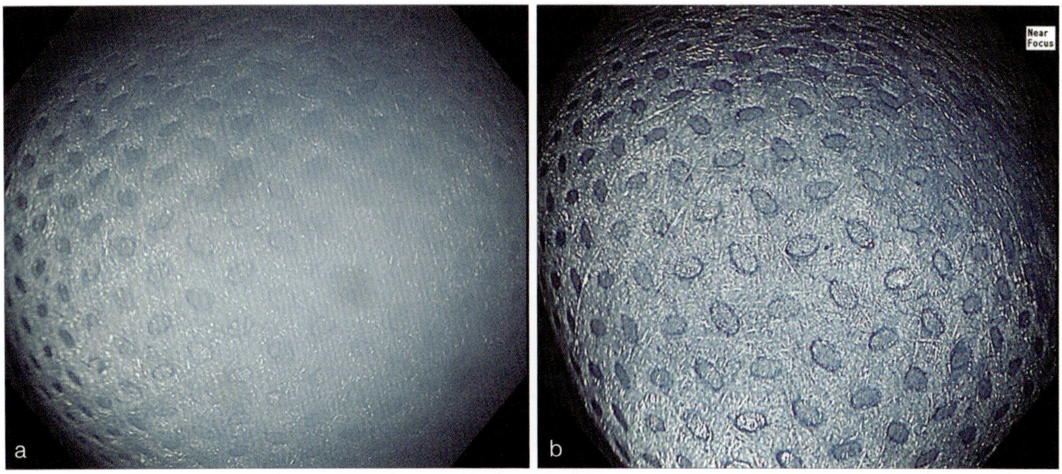

图2-9　镜面清晰度检查。a. 内镜镜面有污渍，视野模糊；b. 擦洗后镜面变清晰

洗，极易导致病变漏诊（图2-10）和影响病变性质判断，故内镜护士需提前准备好不同的冲洗液备用（包括清水、含祛泡剂冲洗液、含祛黏液剂冲洗液，图2-11）。

■ 结肠镜检查术后注意事项

结肠镜本身属于侵入性操作，部分患者需进行内镜下治疗，会有一定的并发症发生率。大部分患者因为气体的注入会感到轻微的腹部胀痛，部分患者因气体的刺激可引起肠道痉挛，导致明显腹痛，故结肠镜检查结束前应尽量吸除注入的气体，护士可以通过轻扣患者腹部，评估肠道余气情况。检查中应用二氧化碳代替空气可降低患者不适。单纯检查的患者术后可右侧卧位或适当活动促进气体的排出，可正常饮食（麻醉者需术后2小时以后进食）。

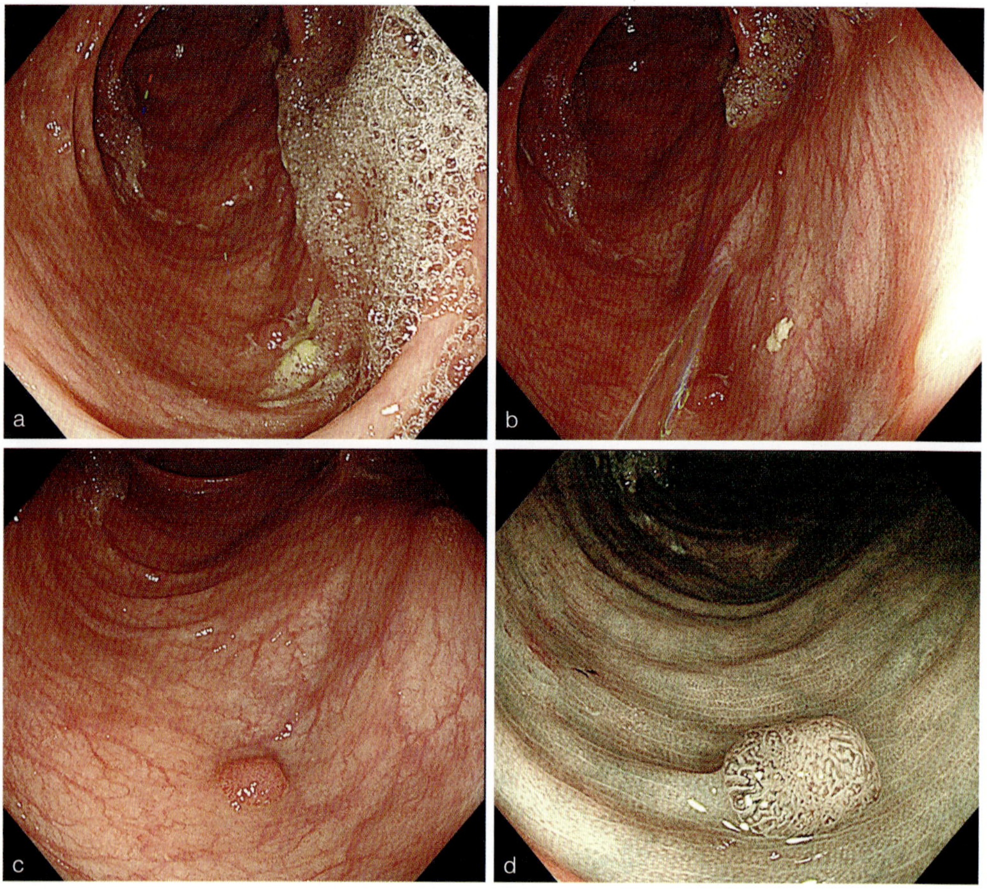

图2-10　去泡剂应用。a. 肠道大量泡沫病变显示不清；b. 应用含西甲硅油及链霉蛋白酶冲洗液冲洗；c. 冲洗后息肉清晰显露；d. NBI观察考虑为腺瘤性息肉

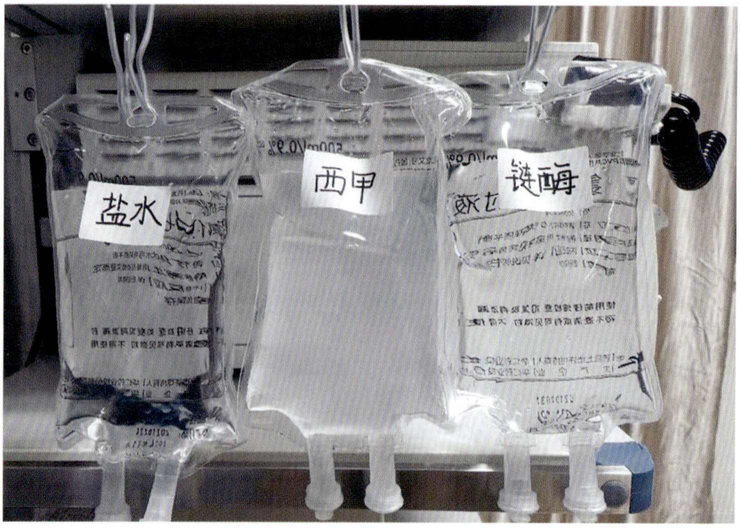

图2-11　术前冲洗液准备，包括生理盐水、含西甲硅油（5 mL/500 mL）及链酶蛋白酶（80 000 U/500 mL）的冲洗液

对于行内镜下治疗的患者，在日常生活、饮食、术后用药方面的注意事项应给予口头及书面告知，书面告知的形式可参考附件2。

术后饮食

息肉冷切除患者，可进食易于消化的日常饮食（避免高膳食纤维等难以消化的食物摄入），内镜下评估出血风险较高者酌情流质饮食或禁饮食；热活检钳、EMR切除患者，前3天流质饮食，之后逐渐过渡到正常饮食，内镜下评估出血风险较高者酌情禁饮食；ESD术后患者，禁食1~3天，根据切面缝合情况，决定是否禁水，之后从流质饮食逐渐过渡到正常饮食。

术后用药

1. 抗生素　一般情况下息肉切除后无须使用抗生素，对于术前评估切除范围大、操作时间长、肠道准备差、穿孔风险高者，可以考虑预防性使用抗生素。应选用第二或三代头孢菌素，可加用硝基咪唑类药物。术后用药总时间一般不超过72小时，但可酌情延长。

2. 止血药物　一般无须常规应用，评估认为出血风险较大者，可酌情使用止血药物（如巴曲亭）。

3. 禁食患者需营养支持治疗。

4. 术前接受抗栓治疗患者，抗栓药物应用参照前面章节。

术后随访

参考《中国早期结直肠癌筛查及内镜诊治指南》，根据初次结肠镜检查结果确定结肠镜随访间隔时间。如表2–3。

表2–3　术后随访时间

结肠镜检查结果	结肠镜随访间隔（年）
无息肉	3~5
直肠、乙状结肠增生性小息肉（<10 mm）	2~3
1~2个<10 mm的管状腺瘤	1~3
3~10个管状腺瘤	1~2
>10个腺瘤	1
检查中发现>10 mm的管状腺瘤	1~2
发现绒毛状腺瘤	1~2
腺瘤伴高级别上皮内瘤变	1
锯齿状病变	
<10 mm、无上皮内瘤变的SSA/P	2~3
≥10 mm或伴有上皮内瘤变的SSA/P或TSA	1~2
锯齿状息肉综合征	1

注：肠镜检查结果的前提是肠道准备良好、到达回盲部、保证足够退镜时间的高质量结肠镜检查并完整切除所有病变，初次检查治疗较低，可适当缩短随访间隔

附件2　结肠息肉切除手术后注意事项

消化道息肉切除术后注意事项

1. 住院观察、卧床休息。

2. 饮食：________后进食，________进食流质饮食（如米油），________进食半流质饮食（如烂面条、鸡蛋羹、稀饭等），逐渐过渡到正常饮食。食物应易消化、少渣、温度适宜，细嚼慢咽，不能进食生硬刺激性食物。

3. 术后遵医嘱应用抑酸剂、黏膜保护剂、抗生素等。

4. 避免热敷腹部，不能用热水洗澡、泡脚，可用温水，时间不要过长。1个月内避免剧烈活动。

5. 使用止血夹的患者，大部分止血夹会在术后3个月内自行脱落，随粪便排出（止血夹较小，肉眼不易观察），复查时如有未脱落止血夹，可内镜拔除。止血夹脱落后才能做核磁共振检查，以免影响检查结果。

6. 术后如出现腹痛、腹胀、呕血、黑便等症状，应立即联系医生，如果大、小便出现蓝色，为术中应用消化道黏膜染色剂所致，染色剂排完后蓝色即可消失。

7. 术后按内镜报告要求定期复查。复查时可到门诊楼3层内镜诊疗科专家门诊就诊（周一到周三）。

8. 送检病理者：8层（本楼）病理科送检化验→按规定时间（小白条上的时间）至8层取病理结果→9层取内镜报告（内镜诊疗科谈话间）。由于医生需为患者讲解内镜报告，取报告可能要等待1~2小时，请合理安排好您的时间，耐心等候。

（发报告时间：周一至周五下午2:00~5:30，法定节假日除外）

内镜诊疗科地址：6号楼9层

参考文献

1. 中国医师协会内镜医师分会消化内镜专业委员会，中国抗癌协会肿瘤内镜学专业委员会. 中国消化内镜诊疗相关肠道准备指南（2019，上海）. 中华内科杂志, 2019, 58(7): 485–495.
2. Veitch AM, Vanbiervliet G, Gershlick AH, et al. Endoscopy in patients on antiplatelet or anticoagulant therapy, including direct oral anticoagulants: British Society of Gastroenterology (BSG) and European Society of Gastrointestinal Endoscopy (ESGE) guidelines. Gut, 2016, 65(3): 374–389.
3. Fujimoto K, Fujishiro M, Kato M, et a1. Guidelines for gastroenterological endoscopy in patients undergoing antithrombotic treatment. Dig Endosc, 2014, 26: 1–14.
4. 中华医学会消化内镜学分会. 胃黏膜病变内镜黏膜下剥离术围手术期用药专家建议（2015年，苏州）. 中华消化内镜杂志, 2015(9): 581–585.
5. 中华医学会消化内镜学分会, 中国抗癌协会肿瘤内镜学专业委员会. 中国早期结直肠癌筛查及内镜诊治指南（2014，北京）. 中华医学杂志, 2015, 95(28): 2235–2252.

3

单人结肠镜规范插入及观察

大肠的解剖走行

大肠上端连接回肠，下端连接肛门，围绕在空肠、回肠的周围。伸展状态下长度为1.5~1.8 m，缩短状态下长度约70 cm或更短。为了便于标识，人为将大肠分为结肠和直肠，结肠又分为盲肠、升结肠、肝曲、横结肠、脾曲、降结肠、乙状结肠（图3-1）。

然而，图3-1只是大肠的简略示意图，实际上乙状结肠、横结肠往往更长，走行弯曲。深刻理解大肠走行的主要弯曲（图3-2），能帮助我们构想大肠的空间走行，对于学习插镜旋镜及助手辅助按压部位有很大帮助。另外，考虑到患者体型体位不同，既往手术史造成肠管粘连固定、成角，可能存在的腹腔内占位压迫等，实际人体中大肠走行更加复杂多样。

直肠—乙状结肠交界（rectosigmoid colon，RS）是指从直肠到乙状结肠的移行部，从肛侧的腹侧向口侧的背侧顺时针旋转半周与乙状结肠相连，呈较锐的弯曲。

乙状结肠最高点（sigmoid-top，S-Top）是指乙状结肠弯曲的最上缘部

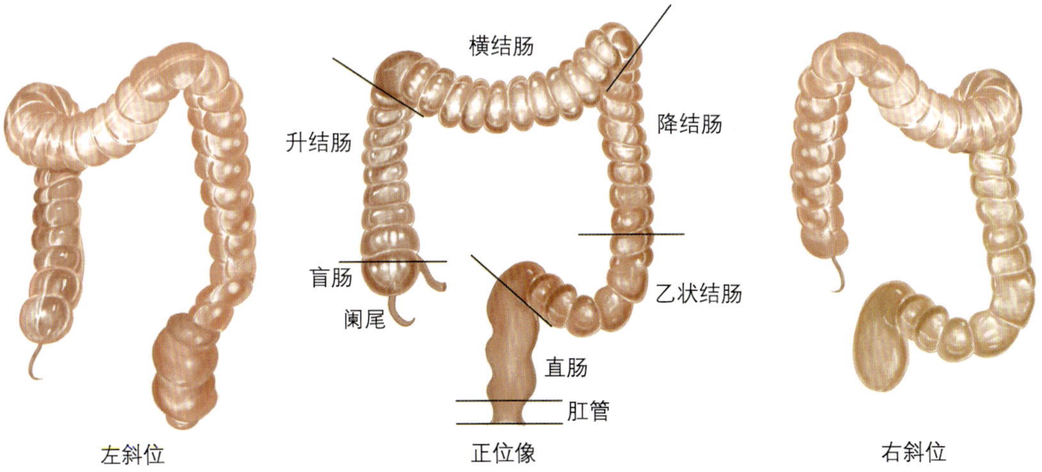

图3-1　大肠示意图

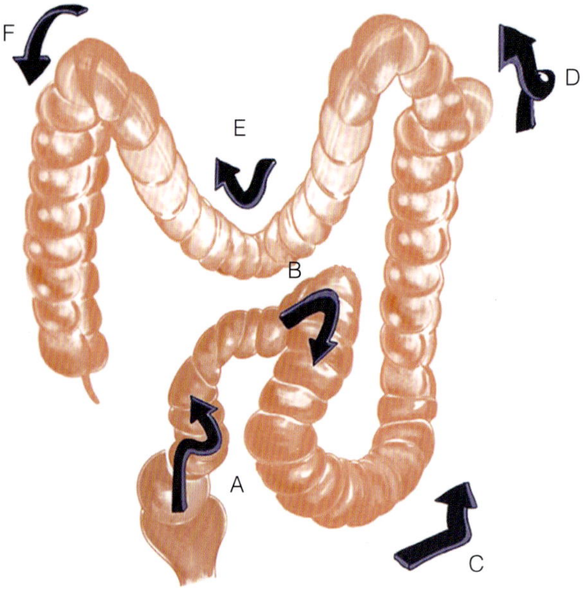

A. 直肠—乙状结肠交界；B. 乙状结肠最高点；C. 乙状结肠—降结肠交界；D. 脾曲；E. 横结肠中段；F. 肝曲。

图3-2 大肠走行的主要弯曲

分，无襻状态下肠管走行呈转向右下的较锐弯曲。若乙状结肠较短，其位置接近RS。此处是结肠镜插入的关键部位，直线化缩短乙状结肠过程中需要将S-Top尽量向盆腔方向降低。

乙状结肠—降结肠交界（sigmoid-descending colon，SD）指从游离移动的乙状结肠到固定的降结肠之间的移行部，从肛侧的腹侧走行到口侧的背侧，乙状结肠较长且松弛时呈较锐的弯曲。

脾曲是指肠管从背侧向前弯曲至腹侧，移行至横结肠。

横结肠移动度较大，冗长时中央部可垂向下腹部呈M形弯曲。

肝曲是指肠管从腹侧向后弯曲至背侧，移行至升结肠。

结肠镜检查前的准备工作

三方核查和医患交流

①与麻醉医生、护士共同核查患者姓名、性别、年龄、住院号等标识信息。②结肠镜检查前应与受检者亲切交谈，消除其紧张情绪，仔细询问受检者此次检查的主要原因，既往是否接受过结肠镜检查。如果既往接受过结肠镜检查，应进一步询问检查时间、检查结果，尤其关注有无肠息肉及肠息肉的数目、大小、位置、病理性质、切除与否。③检视受检者体型，结合既往有无腹部手术史等因素，预判结肠镜插入难度，选择合适结肠镜。如受检者较瘦、有腹部手术史或既往结肠镜插入困难，结肠镜前端可安装黑色先端帽或选择较细较软的结肠镜（PCF）。如受检者肥胖，选择较粗较硬的结肠镜。护士应于检查开始前评估患者腹部外形及腹壁紧张

度，以便于检查前后对比，判断肠内积气多少。

■ 患者体位

受检者通常取左侧卧位，髋关节、膝关节屈曲。髋关节屈曲小于90°，可以使肛门松弛，易于进镜，便于观察进镜的距离。需要注意，受检者屈曲髋关节的同时往往会过度屈曲膝关节，导致小腿干扰体外镜身的操作，影响术者右手的感知（图3-3a）。插镜前可将患者小腿稍向前推，保持膝关节屈曲约90°，在膝关节后方形成一个方形操作平台，这样可以使体外镜身免受干扰，有所支撑，操作自如省力，右手可准确感知内镜自由感存在与否（图3-3b）。

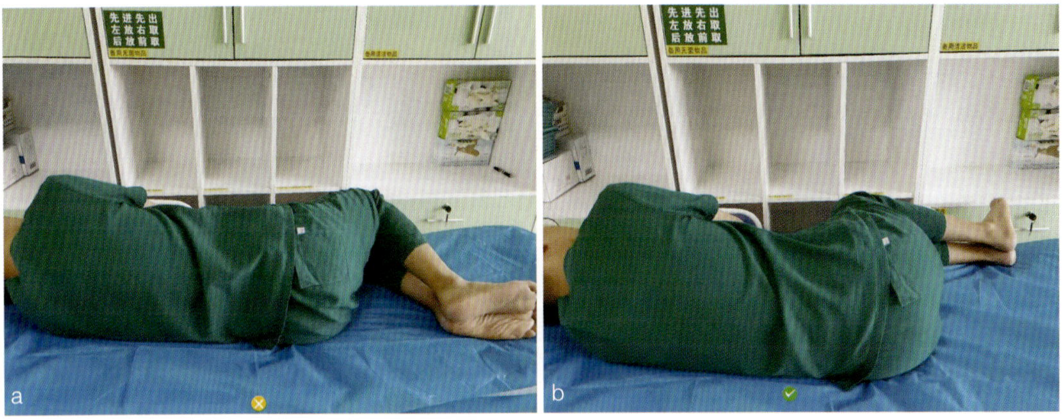

图3-3　受检者姿势。a. 错误姿势；b. 正确姿势

结肠镜的持镜姿势

■ 站姿

检查医生一般站于患者身后，显示屏置于平视线正前方。调整检查床至合适高度，医生可挺直腰身，两肩放松，右手舒适握持镜身操作。室内光线不宜过亮，便于清晰观看显示屏。

■ 左手持镜

左手虎口、掌心托举内镜操纵部置于胸前，手指各司其职（图3-4）。

大拇指：指肚调节大钮，指尖调节小钮；应用放大结肠镜时，大拇指还要调节放大操纵杆。

食指：放于吸引键上，需要时兼顾冻结键及注气注水键。

中指：控制注气注水键，若持续堵住注气孔，造成注气过多，此时可听见持续注气产生的警示声。为了避免无意识堵住注气孔，中指可悬空或放于注气键边缘；有的医生为了防止无意识注气过多，用食指在吸引键和注气键之间来回切换，但实

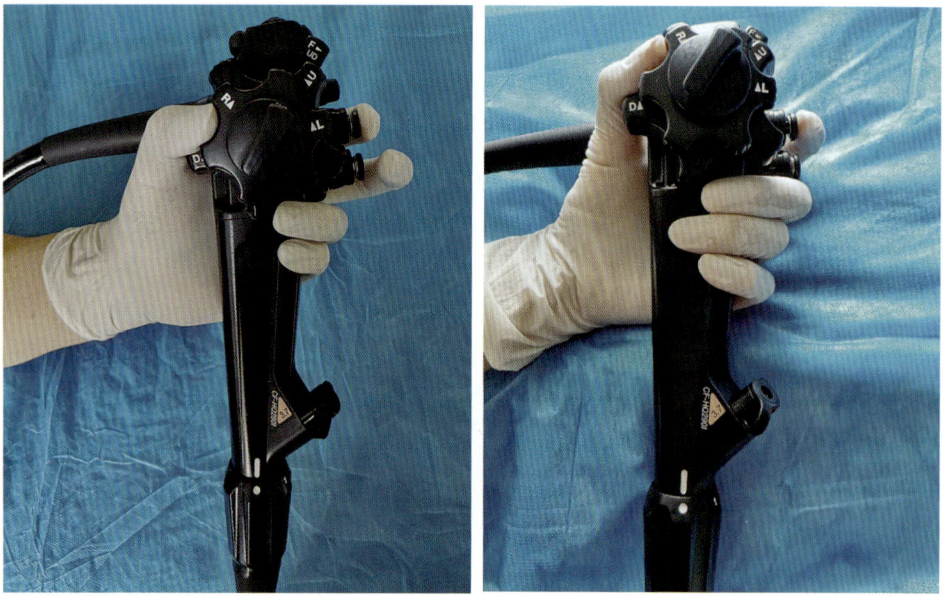

图3-4　左手持镜姿势

际结肠镜操作中有时需要吸引的同时注气。

无名指及小指：无名指辅助大小钮的操作，小指握住手柄。

右手持镜

右手持涂有润滑剂小块纱布，以指腹、指间关节捏持内镜插入部距肛门30~40 cm处，纱布可以增加手与镜身间的摩擦力，有助于稳定润滑的镜身。体外镜身呈“U”形放于床板支撑。需要强调，右手不仅用来输出进退旋转等动作，更是作为灵敏的接收器，接收肠管给予的反馈信息，如进镜阻力、内镜自由度等。因此，应借助感觉灵敏的指腹、指间关节捏持内镜（图3−5a）。避免“满手抓”，影响接收肠管的反馈（图3−5b）。保持30~40 cm的距离不仅有利于感知肠管反馈，而且方便以肛门为支点旋转内镜。

通常情况下，右手处于手柄部镜身的右侧，即“右侧持镜法”（图3−6a）。少数情况下需要大幅度右旋镜身，如进入升结肠起始部时，为了避免身体过度扭曲，达到更大的右旋角度，可将右手置于手柄部镜身的左侧，即“左侧持镜法”（图3−6b）。另外，保持肛门部镜身的充分润滑格外重要，否则肛门部进镜阻力较大，容易误判为内部肠管进镜阻力，影响插入策略。

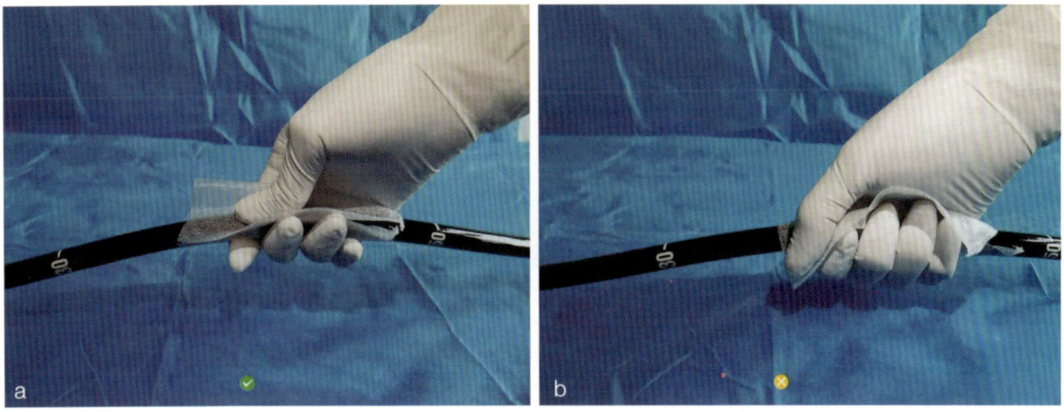

图3-5　右手持镜姿势。a. 正确姿势；b. 错误姿势

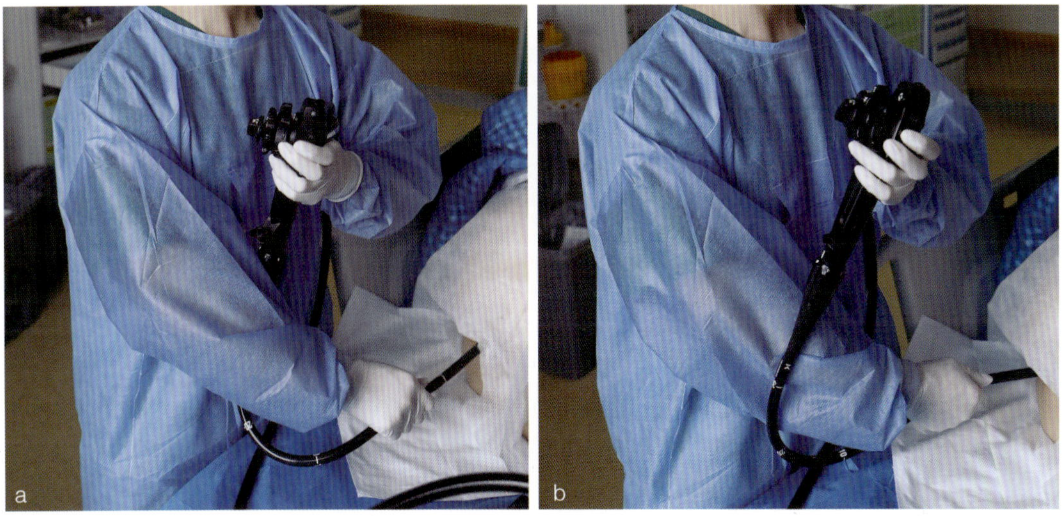

图3-6　a. 右侧持镜法；b. 左侧持镜法

结肠镜插入的核心原则——沿轴线缩短肠管原则

直肠下部（Rb）固定于盆腔内，降结肠、升结肠固定于后腹膜腔，而位于腹腔中的直肠—乙状结肠弯曲（RS）、乙状结肠、乙状结肠—降结肠弯曲（SD）、脾曲、横结肠、肝曲游离可移动。

将固定的直肠下部、降结肠、升结肠用一条平滑的准直线连接起来，可形成一条全程形似“问号”的轴线。在结肠镜插入过程中要始终沿这条轴线套叠缩短肠管，一旦偏离，尽早恢复，即为结肠镜插入的核心原则——沿轴线缩短肠管原则（图3-7）。

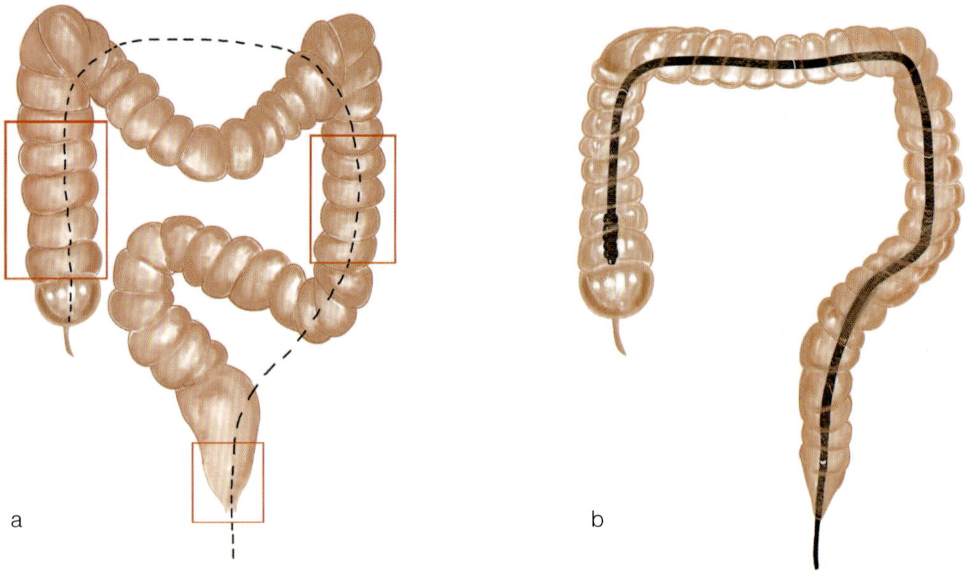

图3-7 沿轴线缩短肠管原则

结肠镜插入过程中必须始终遵循沿轴线缩短肠管这一核心原则，其必要性有两方面。一是这条轴线是从直肠到达盲肠的最短路径，结肠镜插入过程中沿这条轴线将肠管进行套叠缩短可以获得到达盲肠的最短路线，提高插入成功率。二是结肠镜插入过程中遵循沿轴线缩短肠管核心原则，可以始终保证内镜的操控性和检查对象的舒适性；否则，内镜的操控性、检查对象的舒适性甚至安全性都将无法得到充分保证（图3-8）。

沿轴线缩短肠管是结肠镜插入的核心原则，必须自始至终严格遵循，它为我们指明了结肠镜插入的最佳路线。如果能够沿轴线缩短肠管，内镜医生则操控自如，快速顺利完成插入，检查对象舒适安全。反之，内镜进退旋转失去控制，插入过程举步维艰，风险明显增加。所有后续讲到的结肠镜插入基本要点、操作手法和辅助手段，都是为遵循沿轴线缩短肠管这一核心原则而服务的。

沿轴线缩短肠管原则是结肠镜插入的精髓和灵魂，贯穿结肠镜学习的全过程，必须在实践中反复学习体会。当我们理解了这一核心原则，并且努力遵循时，就会在最短时间内掌握结肠镜规范插入的要领，找到所谓的“感觉”，迅速提高结肠镜插入水平。

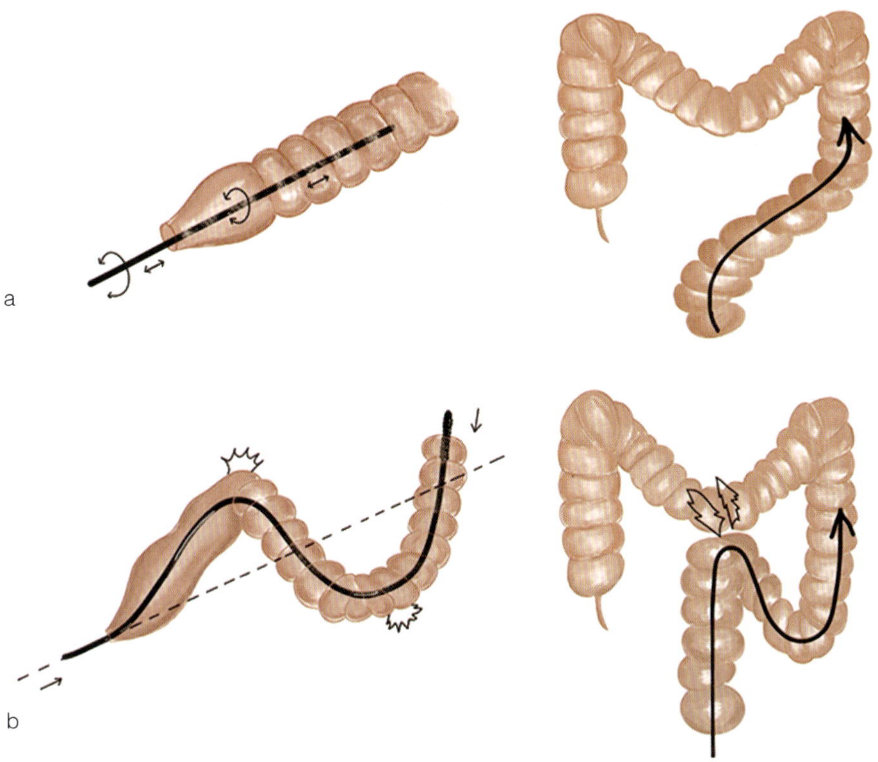

图3-8 遵循沿轴线缩短肠管原则的必要性。a. 结肠镜插入过程中遵循沿轴线缩短肠管原则，内镜进退旋转自如，肠管无过度伸展，检查对象舒适无痛；b. 违背核心原则，肠管偏离轴线时仍然勉强推进插入，导致肠管过度伸展，弯曲成角结襻，插入阻力明显增加，内镜前端不进反退，内镜旋转受限，患者明显疼痛，甚至危及安全

沿轴线缩短肠管原则判断标准

既然沿轴线缩短肠管原则对于肠镜插入如此重要，那么如何判断是否遵循了该原则呢？我们可以结合内镜自由感、肠镜插入长度和内镜下肠腔形态进行综合判断。

■ 内镜自由感

内镜自由感指术者感觉内镜处于一种进退旋转自如、不受肠管抵抗限制的自由状态。具体表现为术者右手动作可以准确地传递到内镜前端，即进退内镜则视野进退相同幅度，旋转内镜视野旋转相同角度。

如果遵循了沿轴线缩短肠管原则，则内镜进退旋转自如，内镜自由感存在，检查对象舒适无痛。反推亦然，当内镜自由感存在，检查对象舒适无痛时，即表明遵循了沿轴线缩短肠管原则。由于检查对象对疼痛的敏感性和耐受性个体差异较大，因此，内镜自由感对于判断是否遵循沿轴线缩短肠管原则较为可靠可信。

肠镜插入长度

内镜自由感是术者手、眼的一种感觉判断，需要一定的经验积累，对于初学者有一定难度。为此，我们还可以结合内镜插入长度来判断是否遵循了沿轴线缩短肠管原则。遵循该原则，各标志部位的无襻插入长度如表3-1所示。如到达各标志部位的肠镜插入长度在相应数值附近甚至更少，表明遵循了沿轴线缩短肠管原则；反之，如超出相应数值较多，则表明违背了该原则，肠管过度伸展形成襻曲，超出幅度与肠管伸展程度呈正比。比如：到达降结肠的肠镜插入长度在30~40 cm，提示遵循了该原则；如果插入长度达到60 cm甚至更多，则必然存在肠管过度伸展，襻曲形成，违背了该原则。

表3-1　各标志部位的无襻插入长度

标志部位	插入长度
RS	约15 cm
S-top	约20 cm
降结肠	30~40 cm
脾曲	约40 cm
肝曲	约60 cm
盲肠	约70 cm

当然，通过肠镜插入长度判断是否遵循沿轴线缩短肠管原则的前提是正确辨认各肠段标志部位，如辨认错误则会影响判断，导致插入策略出现错误。比如有时术者认为内镜已到达降结肠，而实际上内镜仍处于乙状结肠。这就要求术者熟练掌握各肠段标志部位的特征表现，以准确辨认。

内镜下肠腔形态

除内镜自由感和肠镜插入长度，内镜下肠腔形态也可以辅助判断有无结襻，在肠道结襻时，肠腔可表现为扭曲、闭合，充气亦不能完全舒展；或表现为一侧肠壁有牵拉型隆起，多为成襻的肠管结肠带牵拉所致（图3-9）。

实际插入过程中，如果内镜自由感存在，肠镜插入长度在相应数值附近以及内镜下肠腔形态正常，则表明遵循了沿轴线缩短肠管原则，可以继续插入；反之，如果内镜自由感消失，或肠镜插入长度超出相应数值较多，或内镜下肠腔形态出现异常，则表明违背了该原则。肠管过度伸展形成襻曲，需要退镜直至内镜自由感恢复，襻曲消除，改变插入手法或结合辅助手段，重新插入。

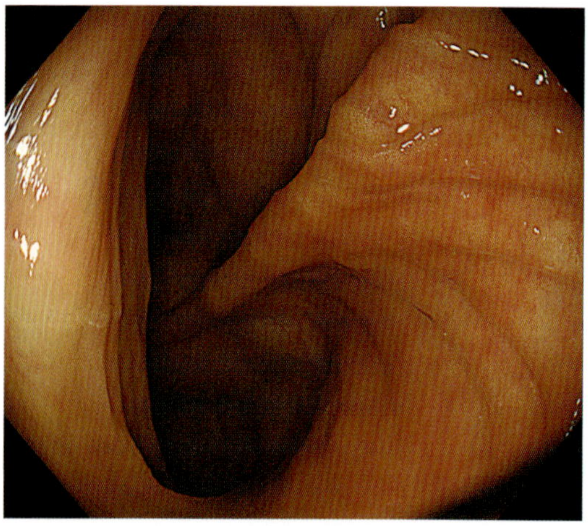

图3-9　肠壁一侧牵拉型隆起，提示成襻

各肠段的内镜下形态特点及观察方法

各肠段肠腔走行、皱襞形态、粪水分布有其不同特点，可以帮助我们判断内镜前端到达位置（图3-10）。但需要注意的是，肠腔走行和皱襞会受到肠管过度伸展的影响。若肠镜插入过程中，肠管偏离轴线，过度伸展形成襻曲，肠腔走行和皱襞则会失去其典型特点，变得难以辨别。另外，各肠段是人为划分的，实际并无截然分界，而且相互移行，因此除了直肠、回盲部等一些特殊部位，往往难以单就一张肠镜图片区分各肠段，需要结合前后肠段进行推断。

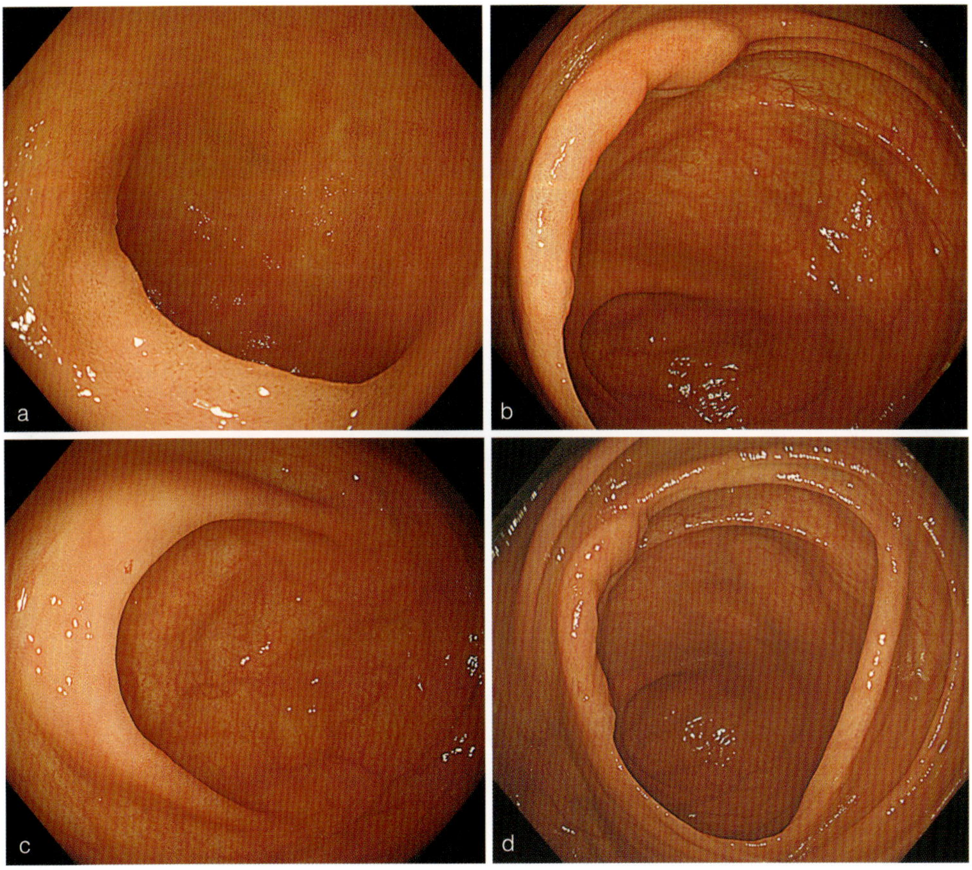

图3-10　各肠段的内镜下形态特点。a. 回肠末端，通过回盲瓣，进入回肠末端，可见小肠绒毛，标志着肠镜插入顺利完成。若有病变，应多留取图片，最大程度观察，必要时对病变活检（回肠壁薄，活检不宜过深）；b. 回盲瓣，呈唇样或裂隙样形态，有时处于切线位，难以观察全貌，可稍吸引减少肠腔气体，减低肠壁张力，有助于暴露；c. 阑尾开口，呈月牙形态，注意观察阑尾开口是否饱满，有无分泌物流出，必要时可用活检钳压迫观察；d. 盲肠，肠镜插入长度约70 cm，可见阑尾开口和回盲瓣，肠腔内气体较少时，阑尾开口较大（如c图所示），不要把阑尾开口误认为肠腔继续插入，造成穿孔

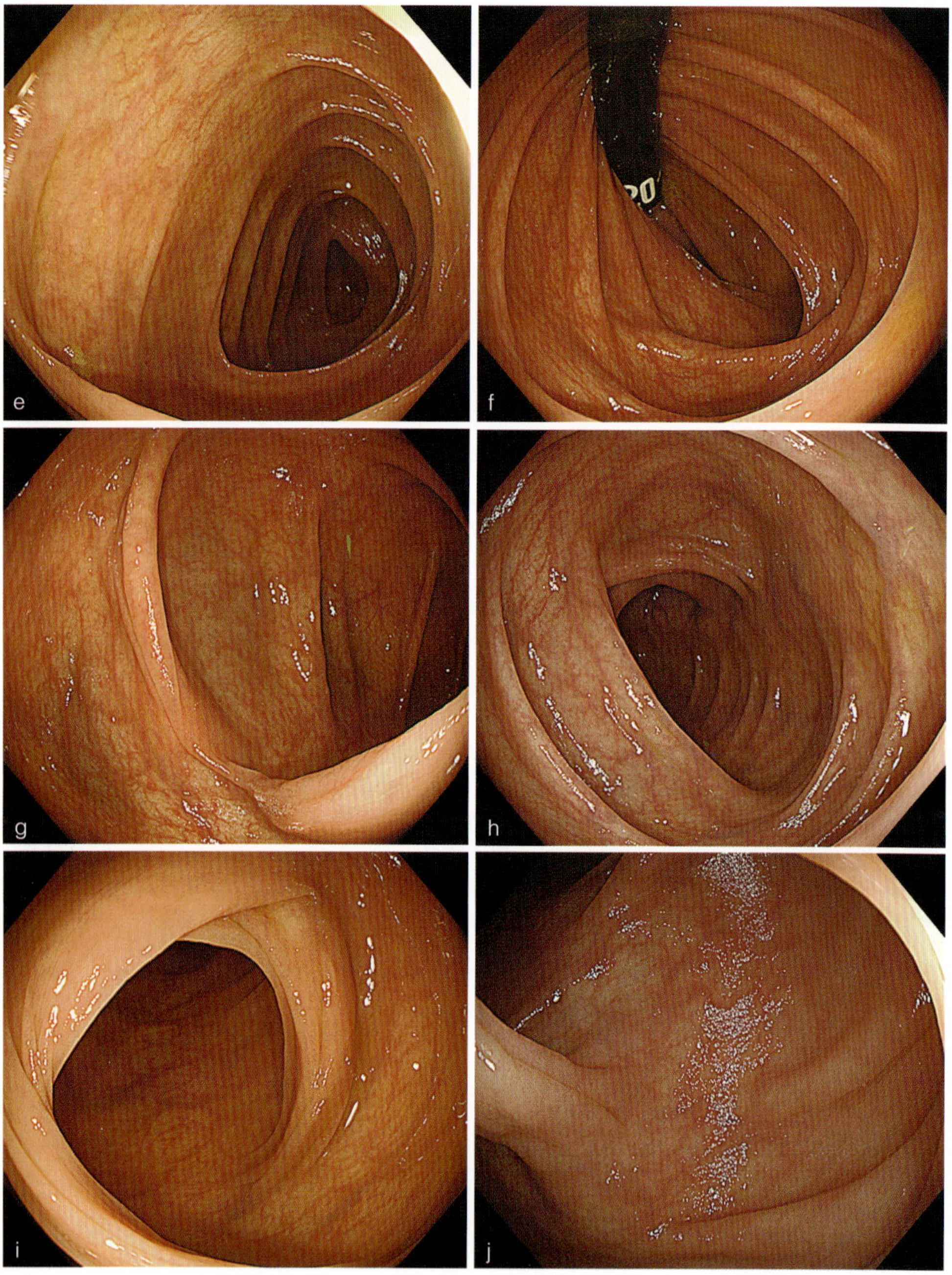

图3-10（续） e. 升结肠，肠腔近似正三角，走行近直线，皱襞较深，盲区较多，容易漏诊，升结肠内腔大，必要时可做倒镜反转观察，减少盲区；f. 升结肠倒镜观察，倒镜观察有助于减少盲区，充分观察病变口侧。UP大钮同时缓慢小幅度推进内镜实现倒镜，必要时可用小钮左旋或右旋辅助，解除大钮UP同时缓慢小幅度退镜恢复正镜。倒镜前要了解肠镜先端弯曲角度，部分内镜长期应用缺少维护，先端弯曲角度变小，此时应避免盲目倒镜引起穿孔或黏膜擦伤；g. 肝曲，肠镜插入长度约60 cm，肠腔向右侧急剧弯曲，通常可见蓝斑；h. 横结肠，内腔近似倒三角形，轮状皱襞；i. 横结肠中段弯曲，横结肠系膜较松弛，移动度大，横结肠较长时，中段可垂向下腹部形成弯曲；j. 脾曲，肠镜插入长度约40 cm，内腔向画面左侧急剧弯曲，有时可见蓝斑

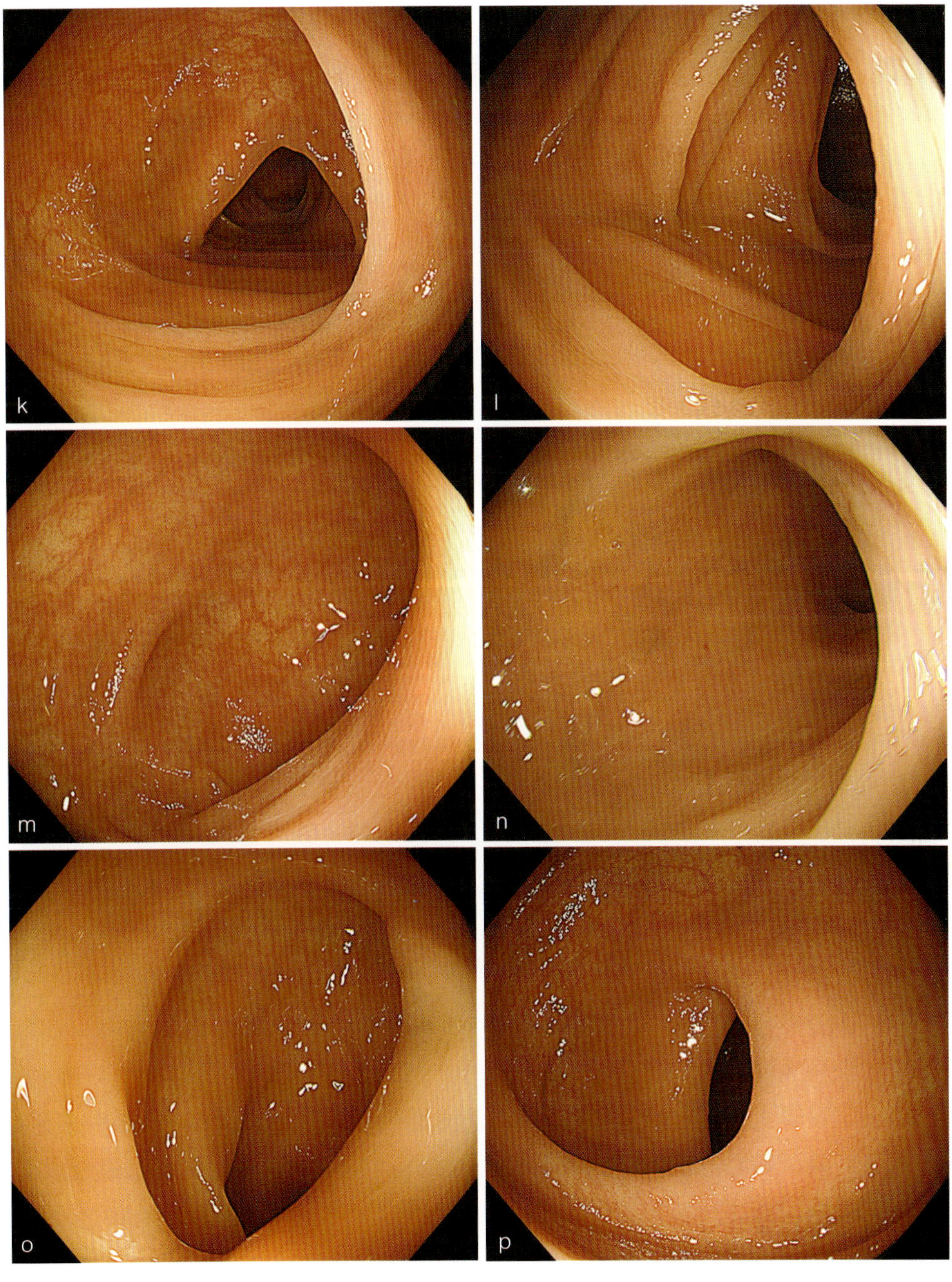

图3-10（续） k. 降结肠，受检者一般取左侧卧位，由于重力作用通常可见较多粪水，且一般分布在6点位，吸除粪水后可见肠腔走行呈直线状；l. SD，肠镜插入长度约30 cm，当乙状结肠较短或沿轴线缩短肠管时，可变得不明显，有时可见降结肠粪水的流出；当乙状结肠松弛或肠管过度伸展时，呈较锐的弯曲；m. S-Top，肠镜插入长度约20 cm，是结肠镜插入的关键部位，无襻状态下肠管走行呈转向右下的较锐弯曲，S-Top游离可移动，若充气过度或盲目推进镜身造成肠管过度伸展，可被大幅度推向受检者右腹部；n. 乙状结肠，乙状结肠附着有系膜，游离可移动，弯曲较多，长度和走行个体差异很大，是结肠镜插入的困难部位，乙状结肠内腔可见左右交替出现的括弧形皱襞，内腔狭小，走行曲折；o. RS，肠镜插入长度约15 cm，呈较锐弯曲，难以观察到肠腔；p. 直肠，从齿状线向口侧约15 cm的肠管，经直肠—乙状结肠弯曲（RS）移行至乙状结肠，通常有上、中、下3个称为Houston瓣的皱襞，中Houston瓣位于腹膜折返部，穿过此处，肠管进入腹腔内

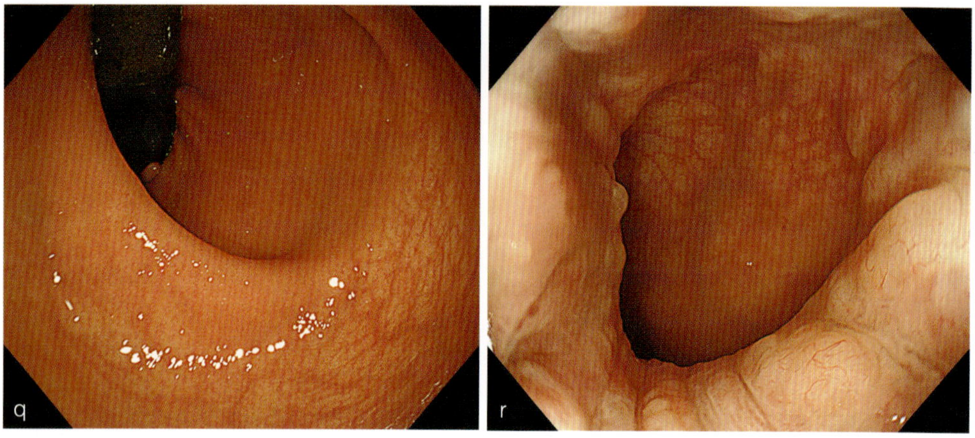

图3-10（续） q. 直肠倒镜观察，直肠管腔较大，一般可做倒镜反转观察；r. 齿状线，锯齿状，色白，是肠道柱状上皮和皮肤鳞状上皮的分界

结肠镜插入的基本要点

寻找预判肠腔，精准插入

循腔进镜是结肠镜插入的基本要求，肠腔的寻找预判决定进镜的方向，对于肠镜插入的重要性不言而喻。如果没有腔而盲目进镜，轻则造成插入偏离轴线，肠管过度伸展形成襻曲，重则造成穿孔等严重并发症。当肠管走行较直时，如降结肠、升结肠，肠腔宽大清晰，判断起来不存在困难。但是当肠管走行曲折时，如乙状结肠、脾曲、肝曲，肠腔显示隐蔽，甚至仅表现为潜在缝隙，寻找起来就变得相对困难，需要术者敏锐观察画面表现，掌握一定经验技巧，结合内镜所在肠段的走行规律、右手的感觉进行综合判断，从而实现精准插镜。为寻腔盲目大量注气，不但对找腔帮助不大，反而造成肠管充盈，角度变锐，增加插入难度。

寻找预判肠腔的技巧：

- 当肠内气体较少，肠壁松弛时，可以“点式”少量注气，观察纵行皱襞延伸聚拢方向提示肠腔走向（图3-11a）
- 当肠道走行弯曲时，观察最近弧形皱襞全貌，弧形中点垂直方向提示肠腔走向，如同“弓箭”方位（图3-11b）
- 当镜头抵住肠壁，视野一片红时，应退镜恢复视野，重新找腔
- 若肠腔空间狭窄曲折难以完全恢复视野，则稍微退镜至红色视野边缘露出肠腔间隙，此位置提示肠腔走向（图3-11c），避免大幅退镜，造成内镜滑脱
- 粪水流出部位提示肠腔
- 有时肠腔难以确定，可以尝试小幅进镜探索找腔

临床带教中，我们经常采用“指腔”的方法来训练学员寻找预判肠腔的能力（图3-12）。学员在观摩带教医生插镜时，用绿色激光笔全程实时指出显示屏上肠腔的预判走向，带教医生即刻进镜验证，如预判错误，则稍退回，让学员重新

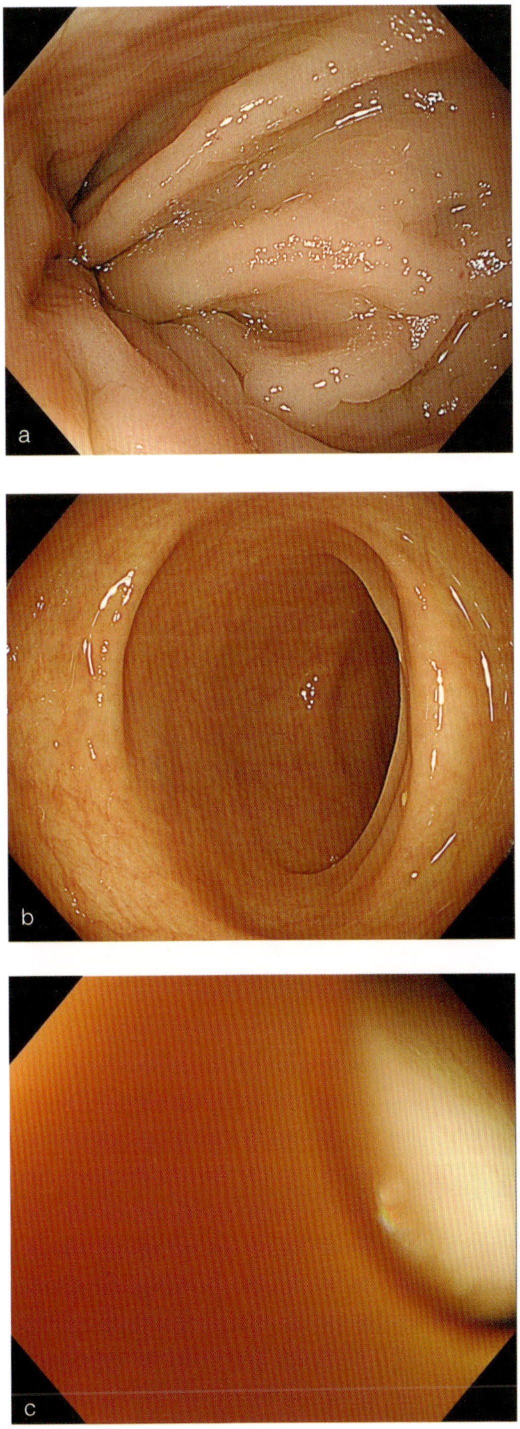

图3-11　寻找预判肠腔的技巧

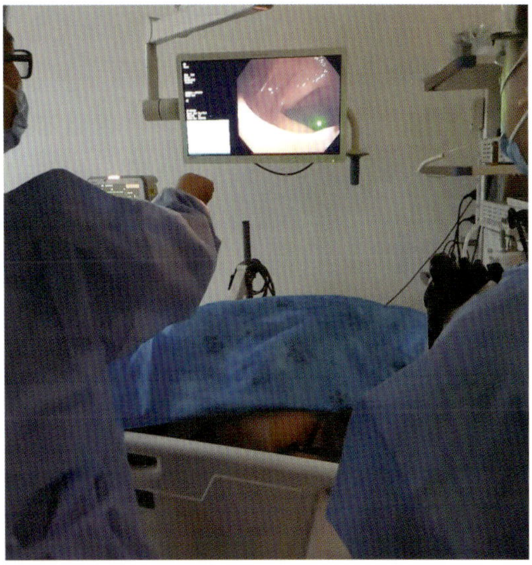

图3-12　“指腔”训练

指腔。本方法简单易行，对于提高初学者寻找预判肠腔的能力有很大帮助，可为以后的插镜学习打好基础。

尽量少注气，吸除较多气体、粪水

插镜过程中应尽量少注气，过多注气会造成肠管过度充盈，肠壁张力增加，走行角度变锐，术者插入困难，受检者疼痛难忍，甚至危及安全。控制气体，便控制了肠道，这种说法一点也不夸张。初学者应养成良好的注气键操控习惯，中指悬空或贴于注气键边缘，避免无意识注气过多；提倡采用二氧化碳代替空气，并且将注气速率调至最低档。但应强调，少注气并非不注气，若完全不注气，肠腔闭合，谈何进镜。当然，有医生用注水代替注气也是可以的，即“注水法进镜”，后面我们会专门讲述。

当肠腔内存在较多气体、粪水时，应尽量吸除后再进镜，有助于消除气体、粪水的容积占位效应，肠管角度变缓，回归轴线，有利于缩短肠管，使肠管自动套叠于镜身，实现相对插入（图3-13）。另外，吸除粪水可以改善视野，利于找腔。避免过度吸引，造成肠腔闭合视野消失。避免吸到黏膜，堵塞吸引孔，同时造成黏膜充血发红假象，影响诊断。由于大部分肠镜吸引孔位于5点位，因此吸引时可轻压大钮UP，与黏膜保持一定距离，并采用半按或点按吸引键的方法，当肠壁开始松弛皱缩、粪水基本吸除时停止吸引。

多旋进回拉，少单纯推进

由于大肠走行曲折，且乙状结肠、横结肠游离可移动，因此单纯推进插镜急于求成，往往难以到达大肠深部，只会造成肠管过度伸展，形成襻曲，偏离轴线，受检者痛苦不堪，甚至无法继续插入，这就是肠镜“欲速则不达”的道理所在。因此，在肠道走行弯曲部位，我们应调整大钮，通过吸引相对插入或稍进镜至刚刚越过弯曲部内侧弧形皱襞中点，往垂直方向轻度旋镜，压住弧形皱襞，轻度回拉缩短肠管，寻找预判下一段肠腔，然后再次调整大钮，通过吸引相对插入或稍进镜接近下一个弯曲，重复上述旋镜、回拉操作。在这个过程中需要精准控镜，恰当拿捏好进退旋转的细微幅度。若进镜旋转过多，则会抵住肠壁，失去视野，甚至伸展肠管，形成襻曲；若回拉过多，则会造成前端滑脱，无法压住皱襞（图3-14）。正所谓“失之毫厘，谬以千里”，需要反复训练，用心体会。

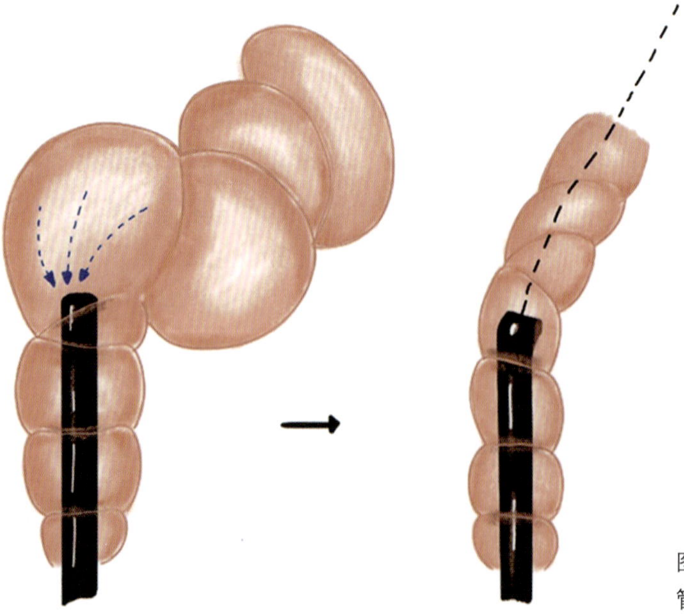

图3-13 吸除较多气体、粪水后，肠管缩短，回归轴线，实现相对插入

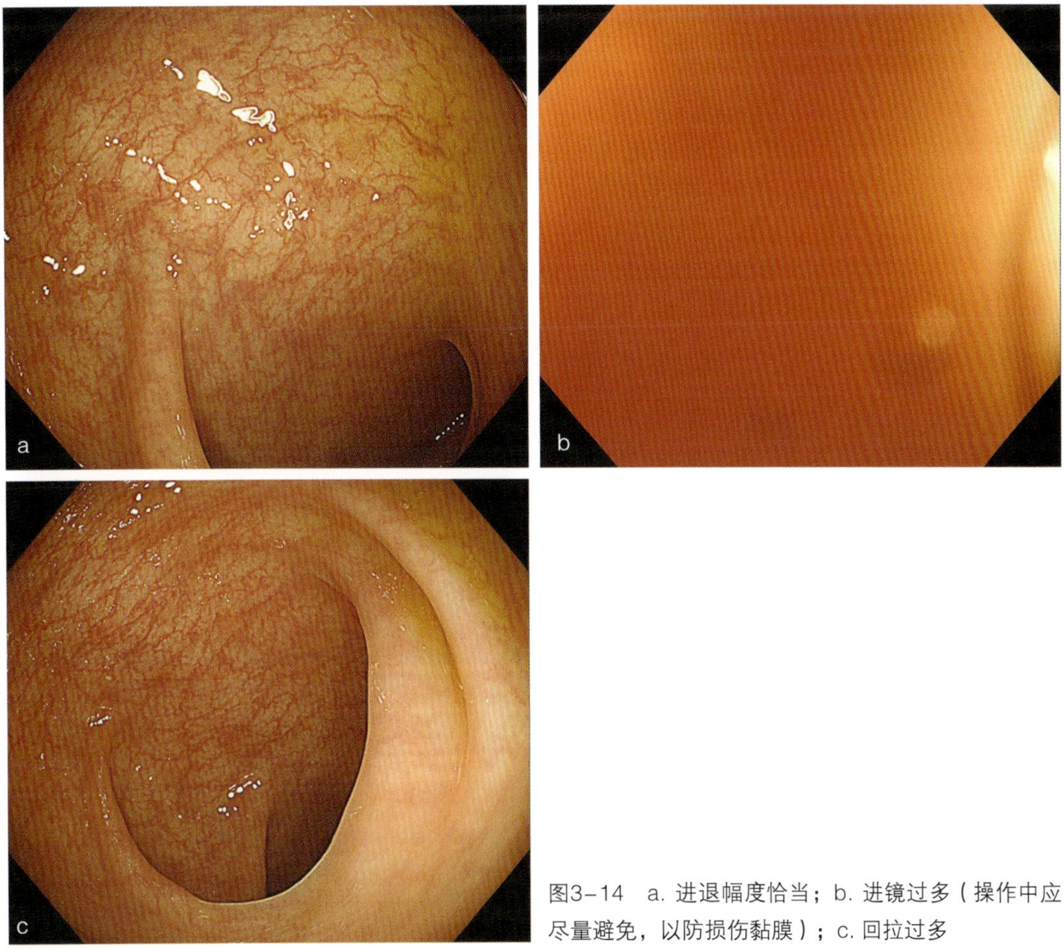

图3-14　a. 进退幅度恰当；b. 进镜过多（操作中应尽量避免，以防损伤黏膜）；c. 回拉过多

抖镜

在肠镜插入过程中，我们经常会前后小幅度抖动镜身，作用有两点：其一，通过抖镜可以感受内镜自由度，从而判断是否遵循了沿轴线缩短肠管原则；其二，抖镜可使套叠在镜身上的肠管更加服帖紧致，消除轻微弯曲，有利于进一步缩短肠管（图3-15）。

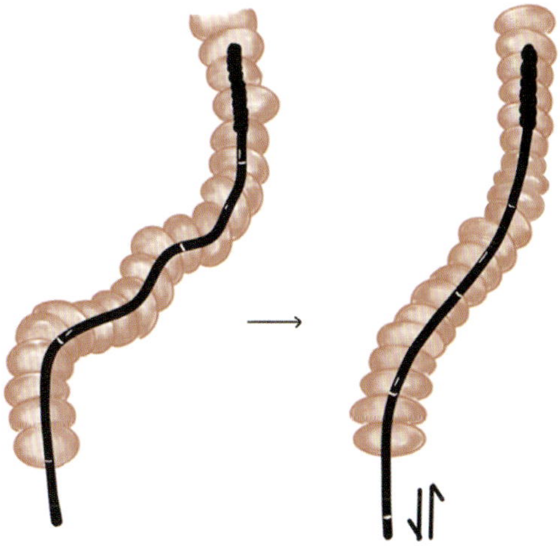

图3-15　抖镜

还有另外一种抖镜方式——水平抖镜，当肠镜插入到一定深度，镜身前端与肛门之间由于注气过多不易短缩，此时可通过水平抖动镜身，使肛门松弛气体排出

体外，达到短缩肠管的目的。有效的抖动能听到气体经肛门排出体外而发出的“噗噗噗”的声音。

无襻进镜是首选，成襻再解襻是次选

无襻进镜，术者省时省力，患者舒适安全，我们应竭力追求无襻进镜，必要时可配合腹部压迫、改变体位等辅助手段。乙状结肠、横结肠，尤其是S-Top弯曲游离，最易成襻，偏离轴线，因此S-Top是能否无襻进镜的关键点。

及时感知襻曲形成，采取有效应对措施，对于无襻进镜非常重要。当内镜自由感减弱，进镜阻力增大，前端前进不明显甚至不进反退矛盾运动时，提示襻曲正在形成，违背了沿轴线缩短肠管原则，此时不应继续勉强进镜，而应该退镜至镜身取直，内镜自由感恢复后，改变插入手法或结合腹部压迫、改变体位等辅助手段，重新插入，追求无襻进镜。

需要指出，初学肠镜时，就应竭力追求无襻进镜。部分初学者认为自身经验技巧尚不足，无襻进镜存在困难，可以采取成襻再解襻的方法，等积累一定经验以后再追求无襻进镜，这种想法是完全错误的，因为这不利于培养及时感知襻曲形成的能力，养成大幅推进的不良进镜习惯，对于今后的肠镜技术成长非常不利，也存在安全隐患。因此，我们提出初学“十不做”，既是为了初学者能尽快掌握无襻进镜，也为了保证患者安全。

无襻进镜是首选，成襻再解襻是次选。只有通过退镜后改变插入手法或结合腹部压迫、改变体位等辅助手段，反复多次努力尝试后仍然无法实现无襻进镜时，再短暂带襻（小襻、软襻）进镜，并尽早解襻。

解襻

成襻种类繁多，多见于冗长游离的乙状结肠、横结肠，一般靠右旋、左旋、回拉的方法进行解襻。右旋、左旋或交替应用，需要尝试验证。旋镜要充分，角度往往需要大于90°，否则容易造成镜身脱出。多数襻曲可以通过右旋回拉的方式解襻，解襻时会遇到以下几种情况：①一般先尝试右旋，然后慢慢回拉，镜身拉出而镜头无明显后退甚至前进，右手感觉镜身变松弛，自由感恢复时，提示解襻成功；②右旋回拉阻力很大，应改为左旋回拉；③镜头明显后退滑脱，可再稍进镜越过弯曲，然后右旋回拉；仍不成功，可尝试左旋回拉。

解襻过程中需要动作缓慢柔和，细致观察屏幕画面，预判肠腔位置走向，体会右手感觉，灵活调整手法，慢慢积累经验体会，切忌动作粗暴，造成穿孔等严重并发症。

小襻、软襻解襻较容易，受检者尚能耐受，相对安全；而一旦形成大襻、硬襻甚至不规则复杂襻，解襻非常困难，受检者疼痛难忍，危及安全，因此应避免形成此类襻曲。万一形成，应果断退镜至镜身取直，内镜自由感恢复后，改变插入手法或结合腹部压迫、变换体位等辅助手段，重新插入。

善用辅助手段

当结肠镜插入遇到困难时，除调整插入手法外，还应善用一些辅助手段，如腹部压迫、调节结肠镜硬度、改变患者体位以及使用内镜插入形状观测装置（position detecting unit，UPD）辅助。对于有些困难肠镜，可以联合采用多种辅助手段。

1. 腹部压迫　腹部压迫俗称“压肚子”，快捷有效，是我们最常用的辅助手段。压迫手法共分两种：一种是阻挡性压迫，阻止肠管偏离轴线形成襻曲，多用于进镜时易伸展部位，如乙状结肠、横结肠；另一种是钝化性压迫，钝化角度暴露视野，多用于角度锐利的弯曲部，如SD交界部、脾曲。

当术者感觉进镜阻力增大，前端前进不明显甚至不进反退矛盾运动，内镜自由感减弱时，提示襻曲正在形成，应该退镜至镜身取直，内镜自由感恢复后，让助手压迫受检者腹部，追求无襻进镜。

找准压迫部位对于实施有效压迫非常重要，助手要听从术者指示，同时也要结合自身手感及受检者主要痛点。助手感觉手下有镜身顶出、受检者主要疼痛部位往往是有效压迫点。压迫后，若肠腔移向镜头，进镜感觉有所支撑，进镜顺利，提示压迫有效；若肠腔远离镜头，进镜阻力仍然较大，前端前进不明显甚至不进反退矛盾运动，提示压迫无效，需要调整压迫部位。注意腹部压迫力量不要过大，避免影响患者呼吸、心率及造成黏膜损伤。常用的压迫手法如下。

（1）轻压脐下2 cm（图3-16a）：此压迫点最常用，用于阻挡乙状结肠尤其是S-Top被伸展抬高偏离轴线，乙状结肠较长时可调整至受检者右下腹（图3-16b）。操作方法：进镜约20 cm到达S-Top时，若进镜阻力增大，前端前进不明显甚至不进反退矛盾运动，应稍退镜至镜身取直，助手指尖轻压脐下2 cm或右下腹附近试探寻找，若肠腔移向镜头，提示为有效压迫点，轻轻压住此处，然后慢慢进镜。

（2）搂压左上腹（图3-16c）：进镜至脾曲及以上深度时，若脾曲弯曲较锐，进镜阻力增大，前端前进不明显甚至不进反退矛盾运动，可左右手交叠放于患者左上腹，并搂压向自己，钝化脾曲角度，防止成襻。

（3）自脐下向头侧压迫（图3-16d）：用于阻挡横结肠下垂偏离轴线形成M襻。进镜至横结肠及以上深度时，若横结肠中段肠腔走向弯曲明显，进镜阻力增大，前端前进不明显甚至不进反退矛盾运动，应稍退镜至镜身取直，助手在脐下握成拳状或整个手掌推向头侧，然后慢慢进镜。

（4）平压肚脐（图3-16e）：进镜至横结肠及以上深度时，若进镜阻力增大，前端前进不明显甚至不进反退矛盾运动，其他压迫点无明显效果时，可以整个甚至两个手掌平压肚脐，占领中心，阻止乙状结肠抬高和横结肠下垂，使肠管回归轴线，便于插入。

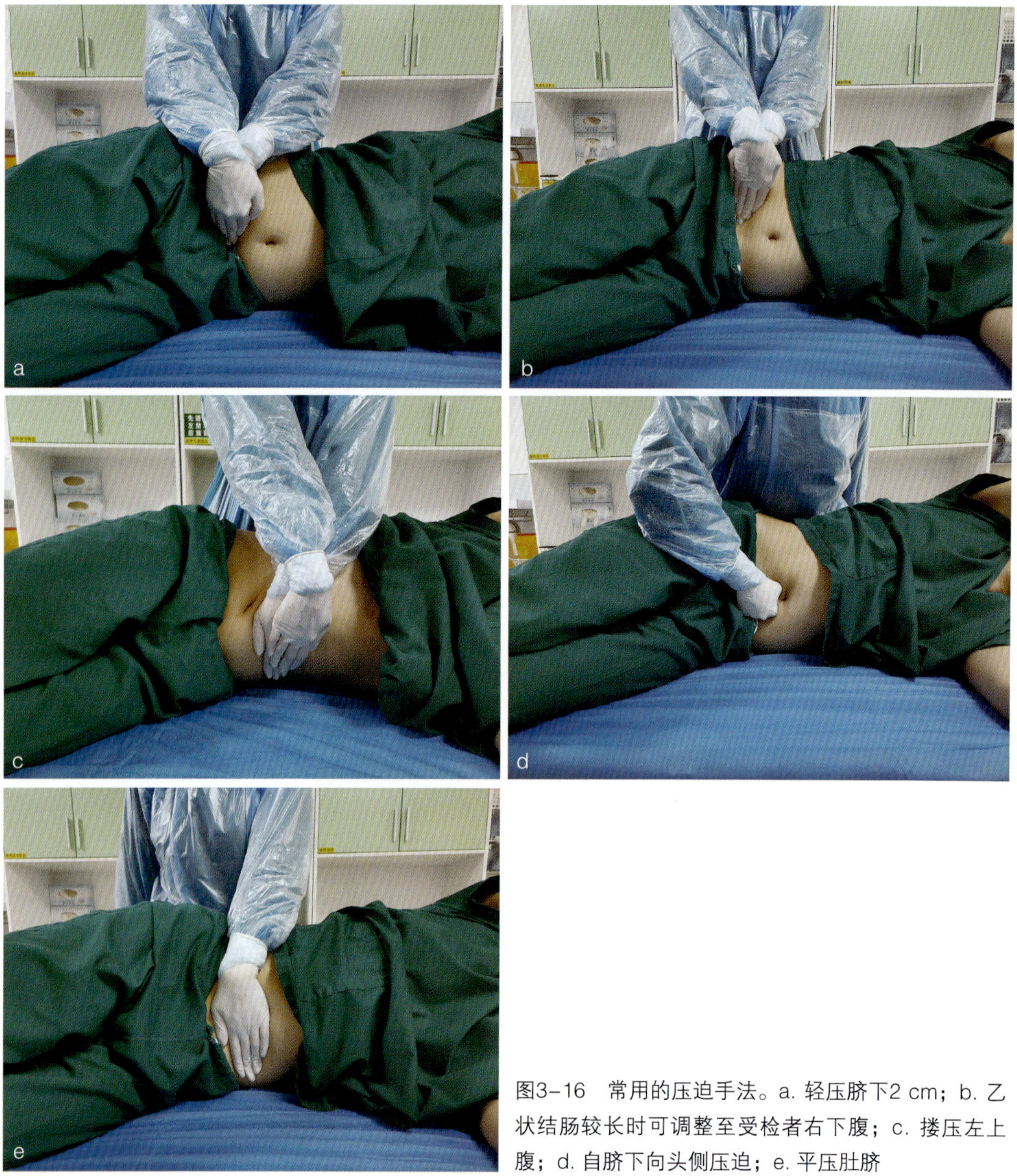

图3-16　常用的压迫手法。a. 轻压脐下2 cm；b. 乙状结肠较长时可调整至受检者右下腹；c. 搂压左上腹；d. 自脐下向头侧压迫；e. 平压肚脐

2. 调节结肠镜硬度　通常情况下，一般在内镜0级最软状态下进行插入。但若患者体型肥胖，进镜至横结肠及以上深度时，常常出现进镜阻力增大，前端前进不明显甚至不进反退矛盾运动，此时除压迫腹部外，可将硬度调高至2~3级再行插入，有利于保持镜身直线状态，顺利插入。退镜观察时，为了便于诊疗，一般将内镜恢复至0级最软状态。

3. 改变患者体位（图3-17）　多数情况下，可在左侧卧位下顺利完成肠镜插入。但是，对于少数冗长曲折肠管，经过腹部压迫、调节硬度后仍然无法顺利插入时，需要改变体位使气体移动，改善视野，

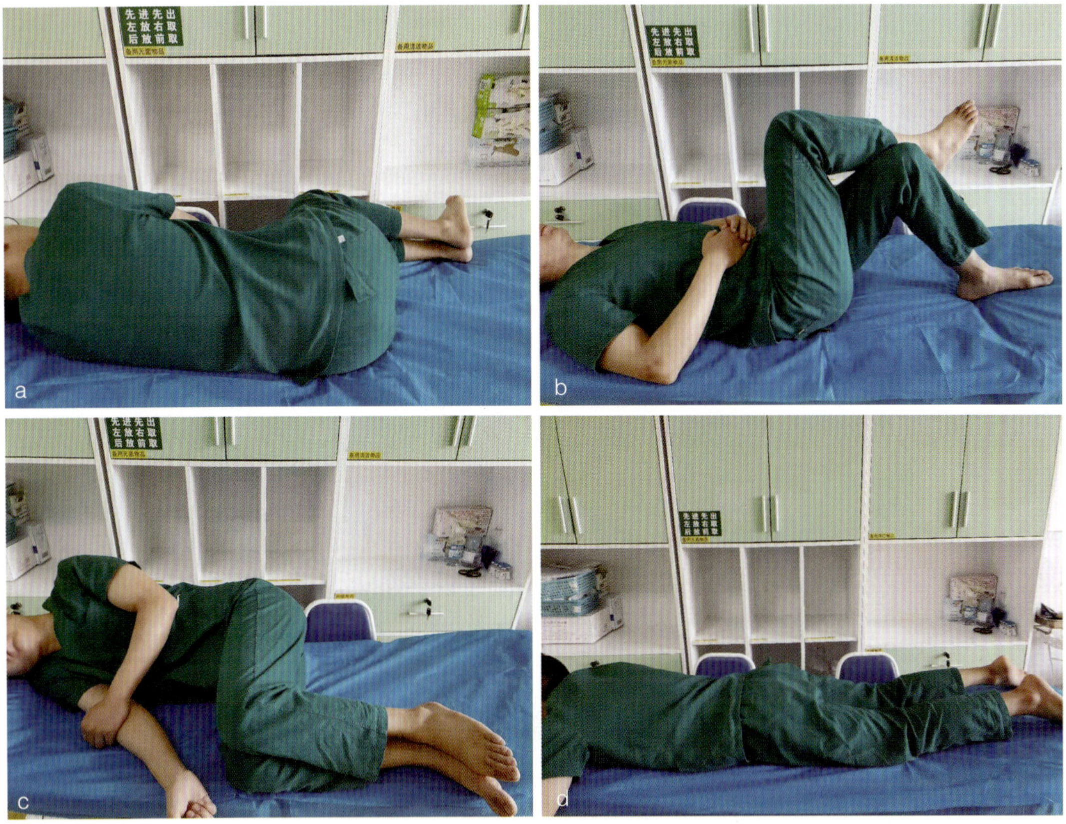

图3-17　a. 左侧卧位；b. 仰卧位；c. 右侧卧位；d. 俯卧位

依靠肠管自身重力改变肠管走向，钝化角度，最终降低难度，顺利插入。

S-Top之前一般采用左侧卧位即可，S-Top至降结肠可采用仰卧位，脾曲至横结肠中段可采用右侧卧位，横结肠中段、肝曲至升结肠可采用左侧卧位，盲肠可采用仰卧位。极少数肥胖受检者也可采用俯卧位。

现今无痛肠镜的开展越来越普遍，改变体位在很大程度上受到限制，但对于少数困难肠镜，通过改变插入手法、腹部压迫、调节硬度后仍然无法顺利完成插入时，可以停用麻醉药待受检者苏醒后，改变体位，往往会大有帮助。

4. UPD辅助　后面有章节专门讲述。

适时移交给高水平医生

初学者如果10分钟内不能无襻进入降结肠，应及时移交给高水平医生，因为继续操作往往会导致术者心情急躁，动作变形，同时受检者肠腔内气体越来越多，肠管痉挛，痛觉敏感，不利于安全进镜。接替者面临这种困难局面，应沉着冷静，严格遵守沿轴线缩短肠管原则，充分吸除过多气体，必要时可改变体位反复吸引，退至镜身取直，自由感恢复，结合腹部压迫、改变体位等辅助手段，谨慎进镜。若仍然进镜困难，或受检者疼痛明显，不能冒险操作，而应理智放弃，嘱受检者择日复查，并做好记录，复查时直接由高水平医生进行检查。也可选择下消化道造影等其他替代检查。

各肠段的插入方法

直肠、RS

充分润滑肛门部和镜身，右手持内镜操作，先端插入肛门后，右手移至镜身距肛门30~40 cm处（并在操作中始终保持此距离），镜身呈“U”形放于床板支撑，保证镜身免受干扰。“点式”少量注气，准确预判肠腔走向，慢慢循腔进镜，越过中Houston瓣后可见较锐弯曲，即为RS。此弯曲由直肠从肛侧的腹侧向口侧的背侧顺时针旋转半周与乙状结肠相连所形成。因此，肠镜操作通过循腔轻压大钮，轻度左旋镜身，稍进镜，配合轻轻吸引（缩短肠管），然后轻度右旋镜身复原，以直而低的状态进入乙状结肠（图3-18），为无襻通过乙状结肠创造条件。进镜困难时，

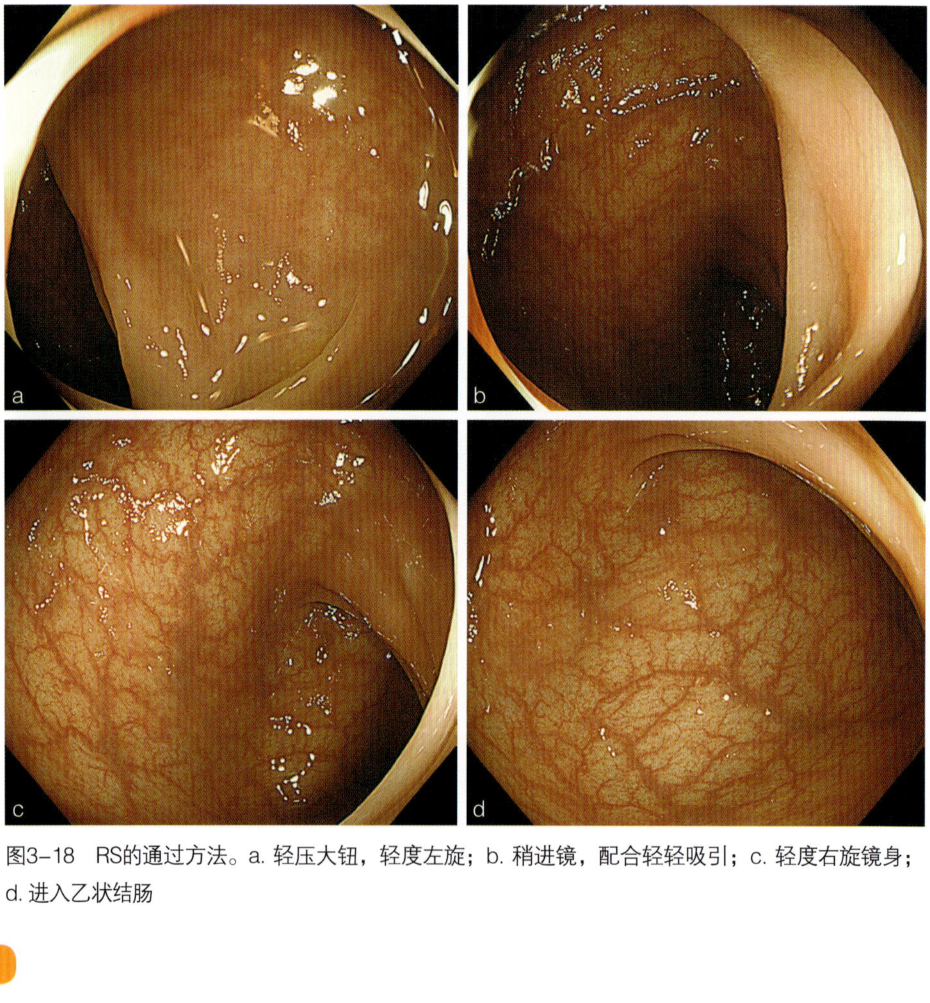

图3-18 RS的通过方法。a. 轻压大钮，轻度左旋；b. 稍进镜，配合轻轻吸引；c. 轻度右旋镜身；d. 进入乙状结肠

可压迫脐下2 cm附近或改变体位至仰卧位，使向背侧右旋弯曲肠管缩短变钝而无襻进镜。避免单纯推进，造成肠管过度伸展，偏离轴线，不利于后续插入。也就是说，从直肠开始，就要严格遵循沿轴线缩短肠管原则。

■ 乙状结肠、SD、降结肠

乙状结肠弯曲游离，长度及走行变异很大，最易形成襻曲，偏离轴线，是肠镜插入最困难的部位。尤其是S-Top距离理想轴线较远时，插入过程中要在不推高S-Top的基础上将其向盆腔方向尽量拉低，回归轴线，无襻通过乙状结肠，可大大降低后续肠段的插入难度。若单纯推进，很容易将S-Top大幅度推高，肠管伸展，襻曲形成。因此，S-Top是能否无襻进镜的关键点，是整个肠镜插入的关键点。我们要舍得在乙状结肠，尤其是在S-Top多花时间细致处理。

乙状结肠较短时，走行简单，一般越过RS后即到达乙状结肠S-Top（图3-19）。可见肠道走行向画面右侧不断延伸，调整大钮，可以通过吸引相对插入或稍进镜至刚刚越过弯曲内侧弧形皱襞中点，轻度右旋压住弧形皱襞，轻度回拉缩短肠管。然后再次调整大钮，通过吸引相对插入或稍进镜至刚刚越过下一个弧形皱襞中点，不断重复上述右旋、回拉操作，逐渐降低S-Top，套叠缩短乙状结肠，使其回归轴线。在几乎无明显SD弯曲的情况下，无襻进入降结肠（图3-20）。整个过程中，进镜幅度很小甚至净进镜幅度为零，需要精准控镜，恰当拿捏好进退旋转的细微幅度。若进镜旋转过多，则会抵住肠壁，失去视野，甚至伸展肠管，形成襻曲；若回拉过多，则会造成前端滑脱，无法压住皱襞。

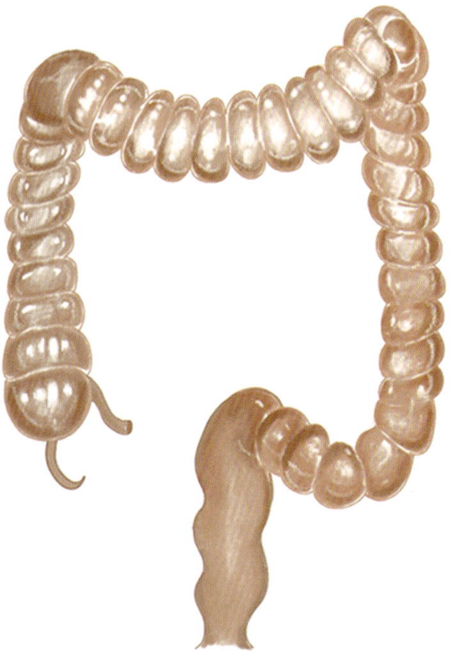

图3-19　乙状结肠较短时示意图

乙状结肠较长时，走行弯曲，S-Top位置较高，容易游离移动，可形成前/后α、前/后反α、N形等多种形状的襻曲（图3-21）。插镜越过RS后一般需要循腔向左或向右继续进镜至20 cm左右，见肠道走行明显弯曲处即为S-Top。此时进镜及按压手法同上，此类患者S-Top更易抬高，肠管伸展，因此应嘱助手在脐下2 cm附近试探寻找有效压迫点，轻轻压住此处，调整大钮，稍进镜至刚刚越过S-Top弯曲，反复进行右旋、回拉、吸气，降低S-Top，直线化乙状结肠，把肠

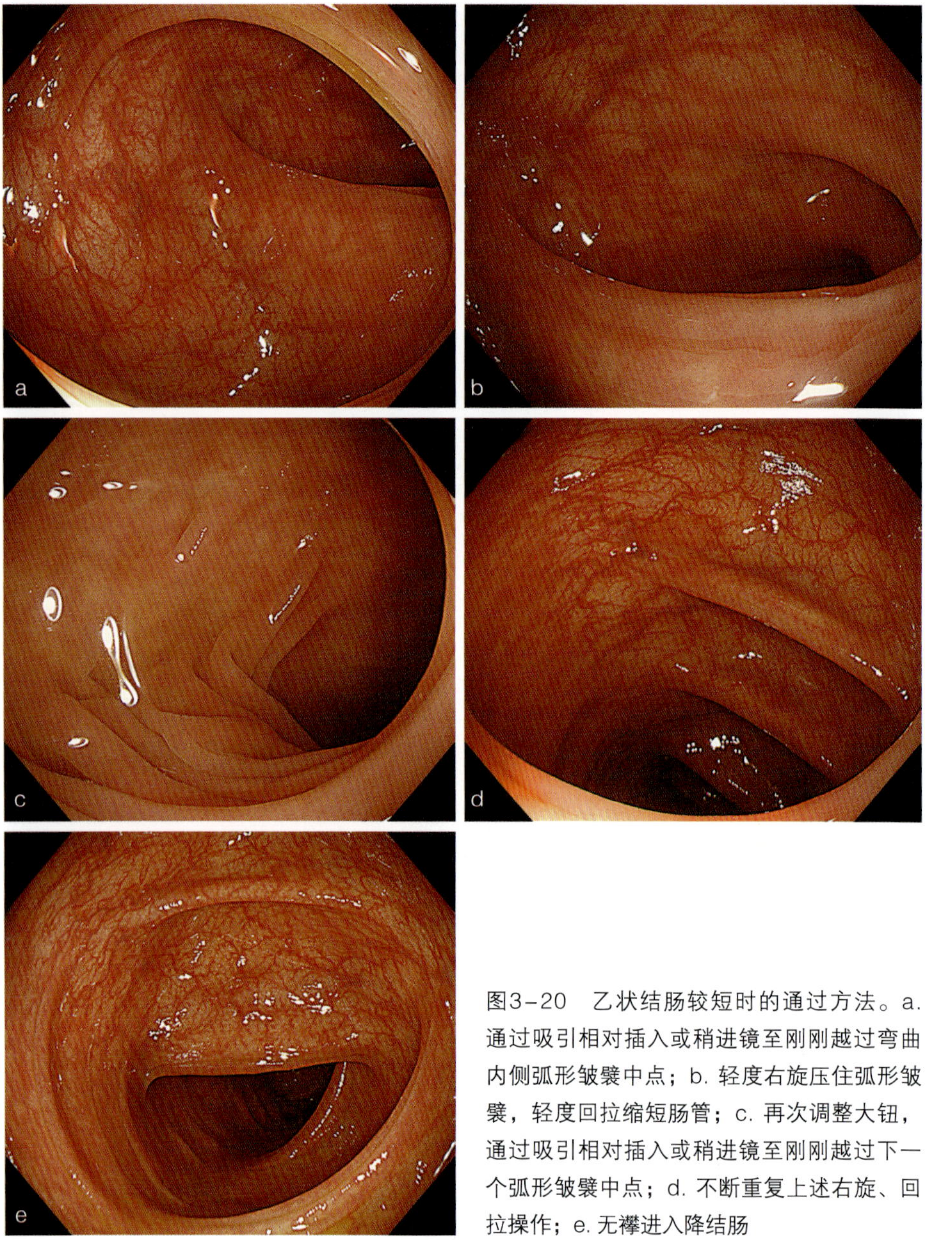

图3-20 乙状结肠较短时的通过方法。a. 通过吸引相对插入或稍进镜至刚刚越过弯曲内侧弧形皱襞中点；b. 轻度右旋压住弧形皱襞，轻度回拉缩短肠管；c. 再次调整大钮，通过吸引相对插入或稍进镜至刚刚越过下一个弧形皱襞中点；d. 不断重复上述右旋、回拉操作；e. 无襻进入降结肠

腔走向修正至画面右下方，套叠缩短乙状结肠，回归轴线，无襻通过SD，进入降结肠（图3-22）。操作过程中，助手压迫脐下2 cm非常重要，可有效阻挡S-Top抬高，避免乙状结肠伸展成襻。若仍有困难，可改变体位至仰卧位，钝化角度，便于压迫，降低插入难度。

进入降结肠后，需要左旋镜身复位。当然，如果在乙状结肠连续右旋前已经进行了预左旋，则正好回到自然位，无须再左旋复位。左侧卧位时降结肠内可见较多粪水，应予以吸除。若插入长度在30~40 cm，内镜自由感良好，提示乙状结肠无明显襻曲，可前后抖镜消除较小弯曲，

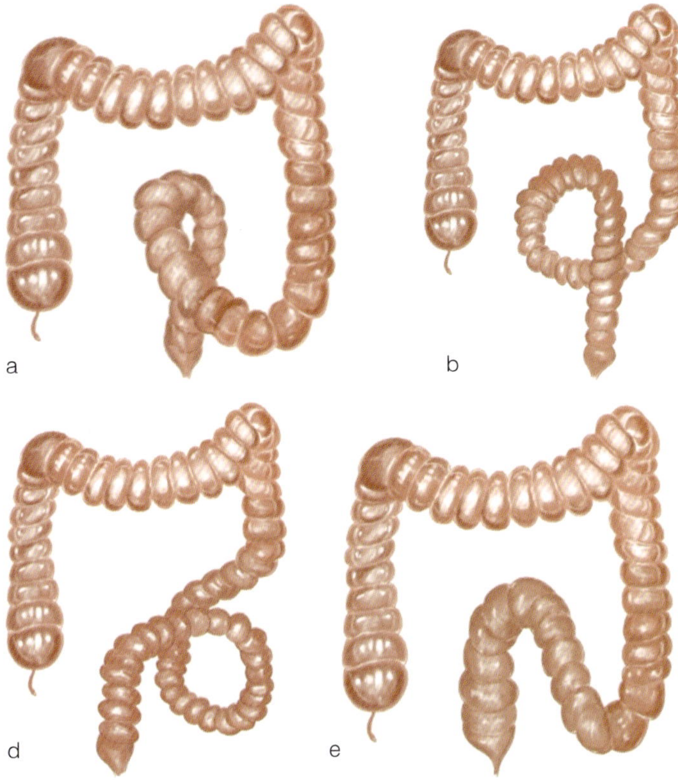

图3-21　乙状结肠各种襻曲形状示意图。a. 前α形，走行呈α形，口侧在肛侧前方；b. 后α形，走行呈α形，口侧在肛侧后方；c. 前反α形，走行呈反α形，口侧在肛侧前方；d. 后反α形，走行呈反α形，口侧在肛侧后方；e. N形，走行呈N形

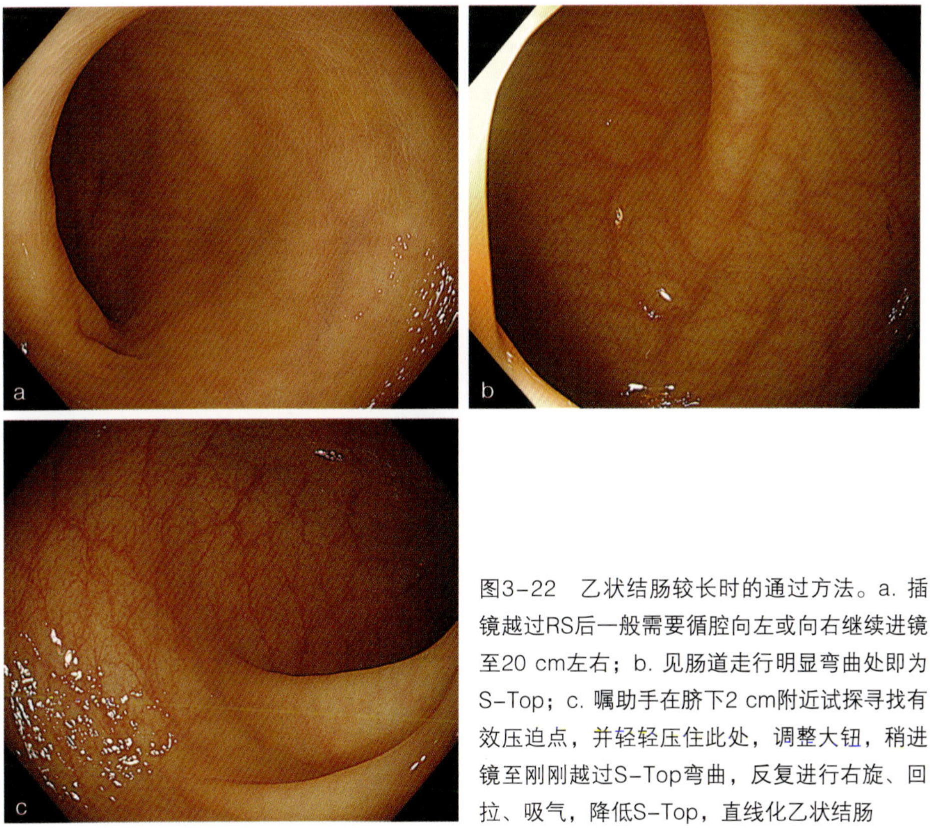

图3-22　乙状结肠较长时的通过方法。a. 插镜越过RS后一般需要循腔向左或向右继续进镜至20 cm左右；b. 见肠道走行明显弯曲处即为S-Top；c. 嘱助手在脐下2 cm附近试探寻找有效压迫点，并轻轻压住此处，调整大钮，稍进镜至刚刚越过S-Top弯曲，反复进行右旋、回拉、吸气，降低S-Top，直线化乙状结肠

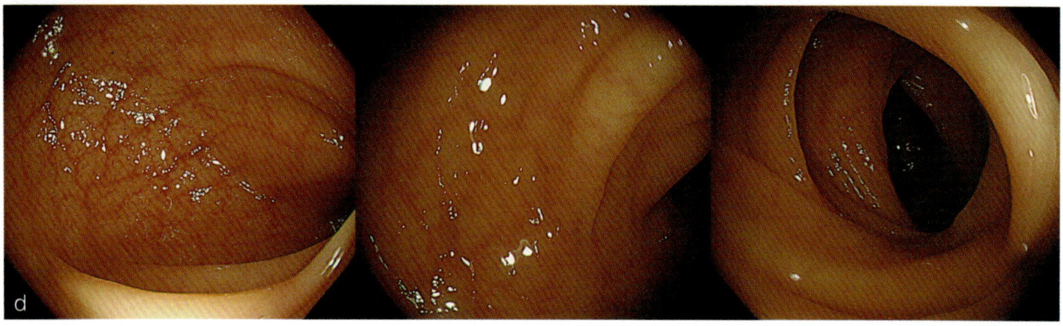

图3-22（续） d. 无襻通过SD，进入降结肠

使镜身上的肠管套叠得更加服帖紧致，然后吸气、进镜通过降结肠。若插入长度达到50~60 cm或以上，继续进镜阻力较大，先端前进不明显或出现不进反退的矛盾运动，内镜自由感消失，提示乙状结肠已经形成明显襻曲。此时不宜继续强行进镜，而应尽快消除襻曲，回归轴线。可以退镜至乙状结肠甚至直肠，按照前述方法，优化插入手法或结合腹部压迫、变换体位等辅助手段，重新插镜，争取无襻插入降结肠。也可以尝试解襻，具体解襻方法如前所述。必要时移交给高水平医生。

■ 脾曲

无襻进镜约40 cm时可见一较锐弯曲即为脾曲，轻度吸气，钝化角度，轻度右旋进镜进入脾曲后立刻左旋压住弯曲内侧弧形皱襞后慢慢回拉，当看到横结肠内腔后，吸气同时慢慢进镜至横结肠（图3-23）。若脾曲角度较锐，寻腔困难，可嘱助手左右手交叠放于患者左上腹偏后，搂压向自己，钝化脾曲角度，也可改变体位至右侧卧位。

■ 横结肠

通过脾曲进入横结肠后，可见三角形管腔向画面左侧延伸，不断左旋，吸气，小幅进镜一般可轻松到达下垂的横结肠中段，可见一明显弯曲，此时继续进镜至越过横结肠中段弯曲，左旋回拉镜身直线化缩短横结肠，同时配合吸气相对插入，接近肝曲（图3-24）。若受检者较肥胖，横结肠冗长，中段下垂明显，通过横结肠中段弯曲时可能出现内镜不进反退的矛盾运动，继续勉强推进容易形成M形襻，此时可稍退镜至镜身取直，调高硬度至2~3级，嘱助手在脐下向患者头侧按压，或手掌平压肚脐，慢慢进镜至越过横结肠中段弯曲，然后进行左旋回拉吸气。

■ 肝曲

通过左旋回拉，不断吸气充分接近肝曲后，插入长度约60 cm，肠道走行一般位于画面右下方，此时右旋镜身，调整大钮，保持先端位于肠腔中央，不断吸气或小幅进镜通过肝曲进入升结肠（图

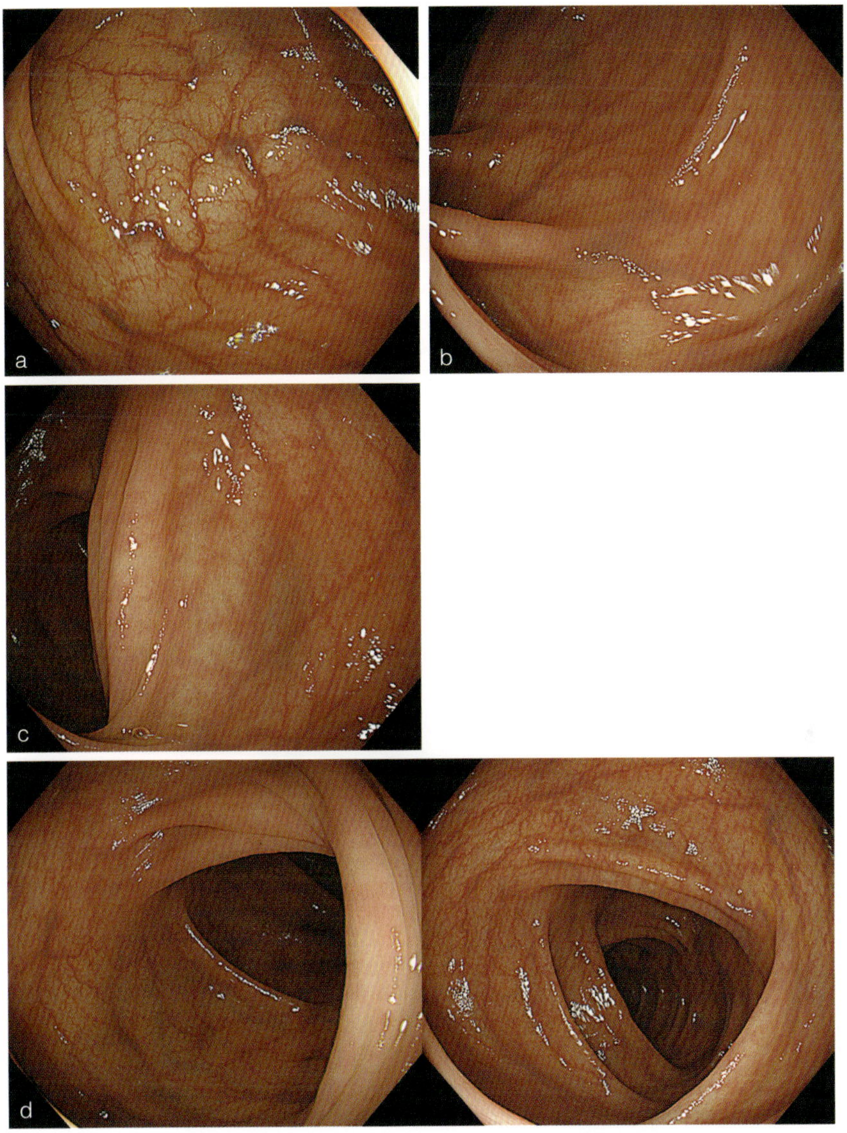

图3-23 脾曲的通过方法。a. 轻度右旋进镜进入脾曲；b. 左旋压住弯曲内侧弧形皱襞后慢慢回拉；c. 看到横结肠内腔；d. 吸气同时慢慢进镜至横结肠

3-25）。若进镜困难，可调高硬度，嘱助手在脐下推向患者头侧或手掌平压肚脐，或嘱受检者深吸气后屏气，降低肝曲。

升结肠、盲肠

如果严格遵循沿轴线缩短肠管原则，进入升结肠后一般通过保持右旋状态，充分吸气相对插入或小幅进镜可轻松通过升结肠，到达盲肠，此时插镜长度约70 cm（图3-26）。若右旋幅度较大、身体扭曲明显，可采用左侧持镜法。若在升结肠进镜阻力增加，先端无明显前进或不进反

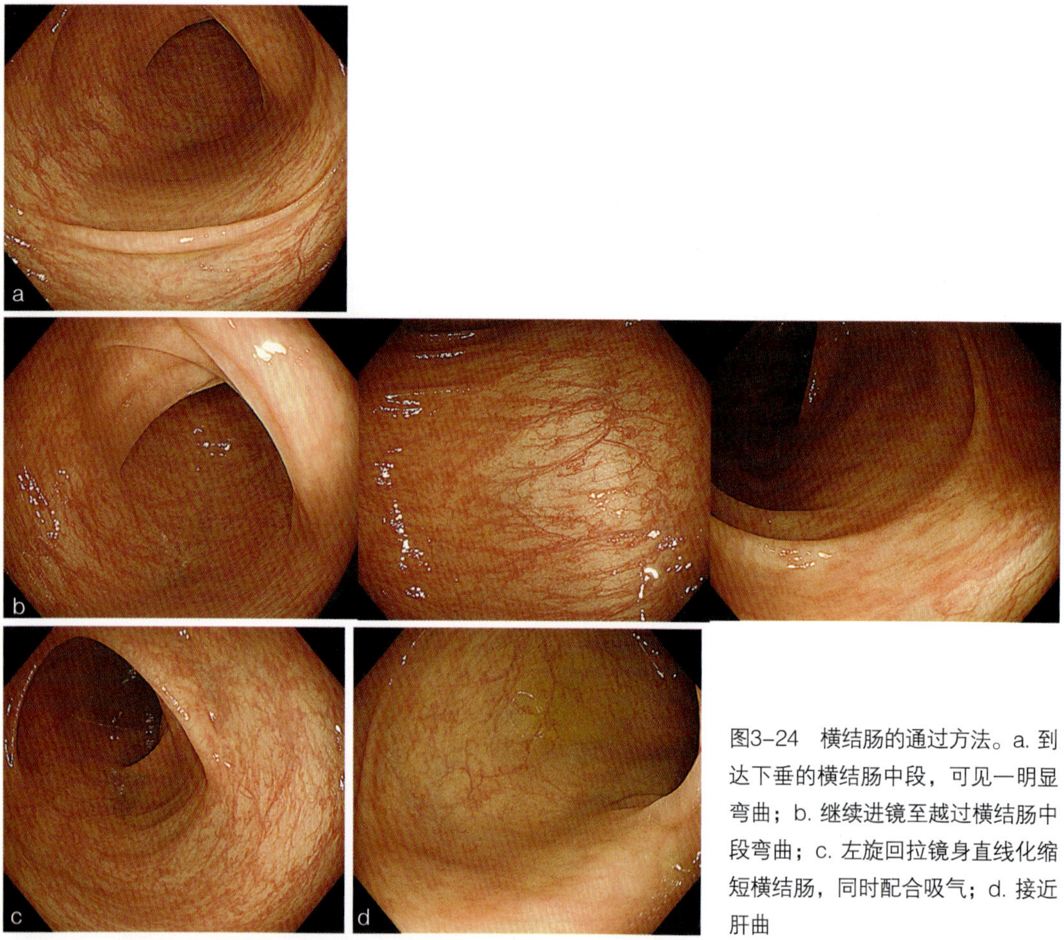

图3-24　横结肠的通过方法。a. 到达下垂的横结肠中段，可见一明显弯曲；b. 继续进镜至越过横结肠中段弯曲；c. 左旋回拉镜身直线化缩短横结肠，同时配合吸气；d. 接近肝曲

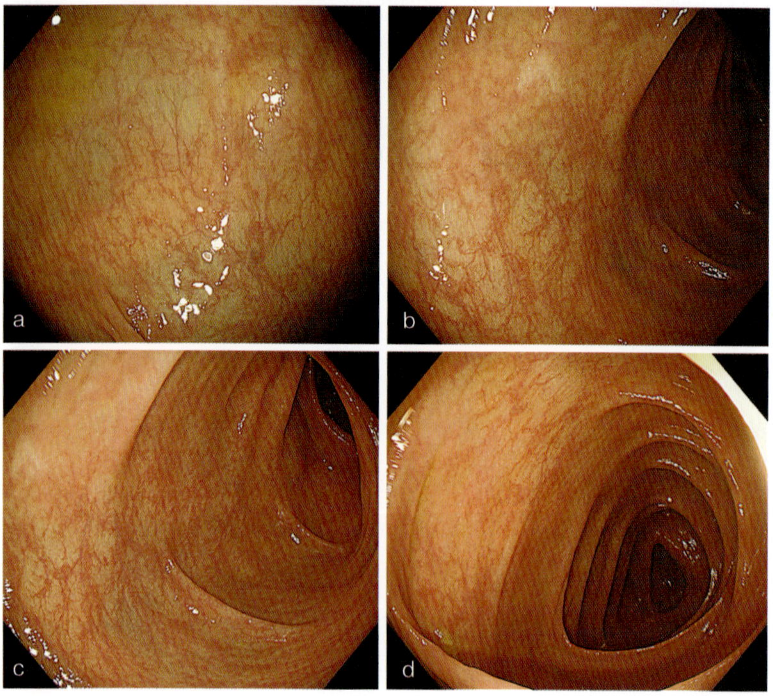

图3-25　肝曲的通过方法。a. 通过左旋回拉，不断吸气充分接近肝曲；b. 肠道走行一般位于画面右下方，此时右旋镜身；c. 保持先端位于肠腔中央；d. 不断吸气或小幅进镜通过肝曲进入升结肠

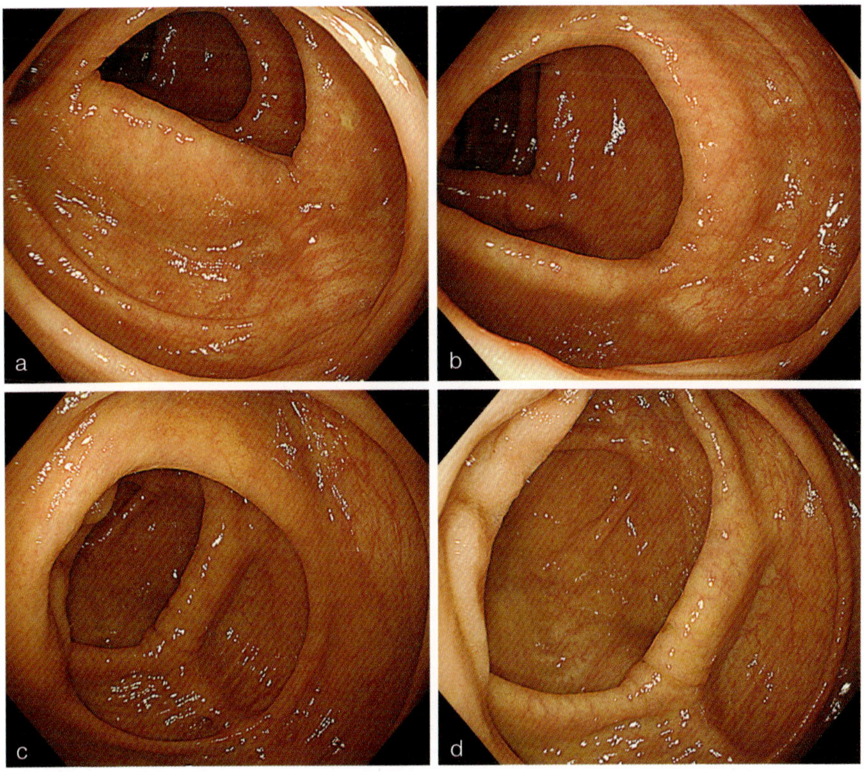

图3-26　升结肠的通过方法。a. 保持右旋状态；b. 充分吸气相对插入或小幅进镜通过升结肠；c. 到达盲肠，可见阑尾开口、回盲瓣；d. 此时插镜长度约70 cm

退，提示襻曲正在形成，可采用仰卧位，嘱助手在脐下推向患者头侧、手掌平压肚脐，或嘱受检者深吸气后屏气，从而顺利到达盲肠。

回盲瓣、回肠末端

无襻进入盲肠后，充分吸除潴留粪水，清晰暴露阑尾瓣，将回盲瓣置于画面9~11点钟方向，肠镜贴近两唇之间潜在缝隙中点，轻压大钮慢慢左旋，可“点式”少量注气，密切观察寻找肠腔位置，瞄准后小幅进镜，稍稍注气可见小肠绒毛，确认到达回肠末端。若回盲瓣处于完全切线位，暴露困难，难以进入，可少量吸气，降低肠壁张力后再次尝试（图3-27）。

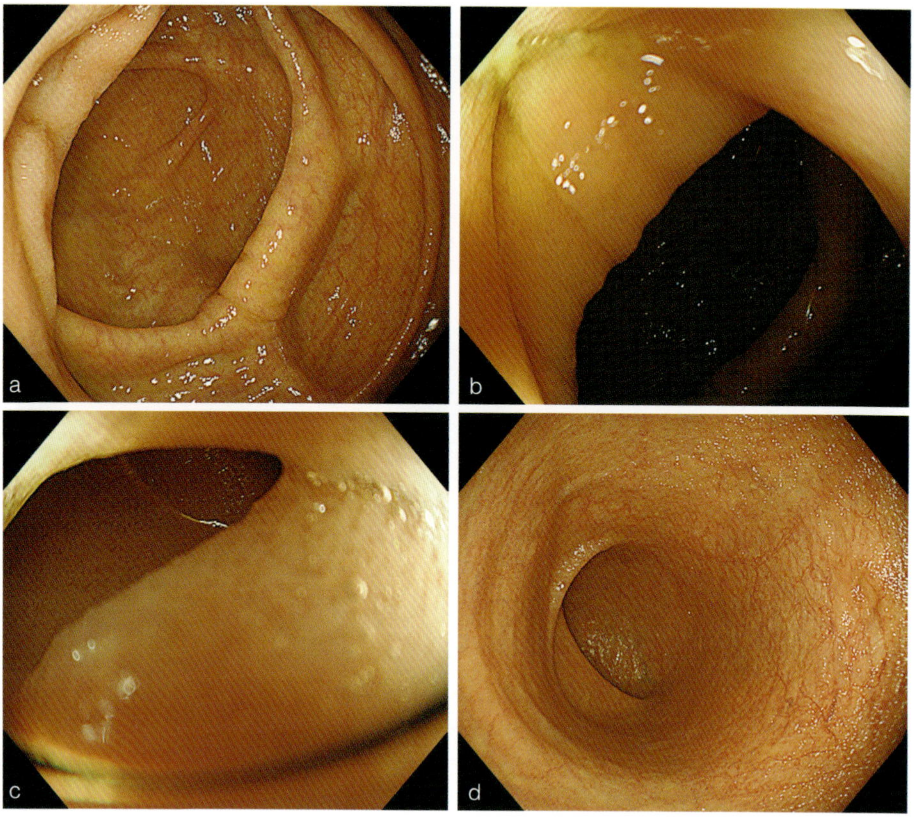

图3-27 回盲瓣的通过方法。a. 清晰暴露阑尾瓣，将回盲瓣置于画面9~11点钟方向；b. 贴近两唇之间潜在缝隙中点，轻压大钮慢慢左旋；c. 可“点式”少量注气，密切观察寻找肠腔位置，瞄准后小幅进镜；d. 稍稍注气可见小肠绒毛，确认到达回肠末端

退镜观察及发现病变后的处理方法

■ 各肠段观察方法

结肠镜检查一般分两步走：第一，将结肠镜插入盲肠；第二，退镜观察。后者才是检查重点，是发现病变、明确病变性质的过程。观察前，首先要保证肠道准备清洁干净，没有泡沫，这是不漏诊的前提。

不同肠段观察方法

1. 回肠末端　进入回肠末端，观察有无溃疡、糜烂、充血水肿、隆起性病变等。回肠末端是许多疾病的好发部位，包括克罗恩病、白塞综合征、淋巴瘤、肠结核、阿弗他溃疡、淋巴滤泡增生、息肉等。

2. 盲肠　自回肠末端退出，即观察回盲瓣开口形态及有无明显隆起。盲肠容易存有粪渣，尽量冲洗吸引干净。观察黏膜是否光滑，血管纹理是否清晰，有无憩室，阑尾开口有无肿胀及分泌物。需要注意的是，回盲瓣偏阑尾侧病变容易漏诊，必要时用镜身或器械辅助挤压回盲瓣仔细观察。

3. 升结肠　升结肠皱襞一般较发达，结肠袋比较深，因此升结肠需要螺旋式退镜观察，即不断调整肠镜先端，使之顺时针或逆时针旋转贴壁观察；或者利用器械（如活检钳等）压迫皱襞观察皱襞后黏膜。也有学者提倡升结肠常规倒镜观察。但这需要根据受检查肠腔直径、所使用结肠镜的硬度、先端弯曲的最小半径、操作者的熟练程度等综合决定。部分结肠镜使用久了容易出现弯曲角度达不到要求、弯曲半径增大等情况，这时候不要勉强倒镜。需要注意的是，如果使用的是可调节硬度的肠镜，倒镜前要将硬度旋钮调至最低档，即肠镜最软状态。

4. 肝曲　继续退镜观察结肠肝曲，肝曲可见较明显的蓝斑，为肝实质压迫肠壁的表现。肝曲转弯较急，容易导致部分区域观察不良（如升结肠近肝曲系膜侧），需反复进退观察，同时还要充分注气。蓝斑对侧黏膜也不易显露，需要拉直镜身或带襻进镜才能充分暴露。

5. 横结肠、脾曲　观察横结肠也需要螺旋式退镜，仔细观察每个皱襞及皱襞后黏膜。结肠脾曲也容易有盲区，观察方式同肝曲。

6. 降结肠　当患者处于左侧卧位时，降结肠位于低位，粪水聚集此处，需要充分吸引才能清楚显示。

观察完降结肠，部分医生会习惯性再次进镜至升结肠或结肠肝曲。主要目的有二：一是通过退镜、进镜两种方式观察有无微小病变遗漏；二是吸尽肠腔气体，减轻患者术后不适。然后退镜至降乙交界继续观察。

7. 乙状结肠　乙状结肠皱襞相互堆叠，容易遗漏病变，因此需要缓慢退镜，通过镜身压平皱襞反复观察。也可以在肠镜头端安装黑色先端帽，利用先端帽拨开皱襞观察黏膜。

8. 直肠　直肠肠腔较大，容易观察，肛管周围黏膜可以通过倒镜来观察。倒镜前先判断直肠壶腹大小，了解肠镜弯曲角度，并调节肠镜处于最软状态，然后通过压大旋钮、进镜、左右旋转镜身或调节小旋钮的方式实现倒镜。若肠镜及技术条件允许，倒镜可以作为直肠肛门的常规观察方法，利于判断有无内痔等肛周病变。观察完直肠可以进镜至S-Top处吸气，然后退镜，结束观察。根据指南，退镜过程不少于6分钟。

结肠镜检查的观察法

1. 螺旋观察法　通过左手按顺序调节大小旋扭，与右手旋镜相结合，使内镜头端在肠管内螺旋式观察肠壁黏膜。

2. 推拉观察法　某些部位常规观察方法暴露困难，可采用推镜或拉镜动作主动成襻或改变角度，从而更好显露黏膜或病变。

3. 倒镜观察法　在升结肠、横结肠、降结肠、直肠等肠管相对宽敞的肠道，通过倒镜方法，用来观察皱襞口侧黏膜。要注意，倒镜前先评估肠管直径及内镜U形翻转角度，确保操作安全，部分肠镜（如奥林巴斯公司具有硬度调节功能的肠镜）还要调节至最软的状态。基本方法是边前推肠镜，边压大钮（UP）并配合旋镜或调节小钮。

4. 二次观察法　是指在清洁度较差肠段或易漏诊部位进行反复进退镜观察的方法，可以降低漏诊率。

5. 体位改变法　对一些特殊部位的病变，需要改变体位才能暴露得更好，不仅是为了观察、留图，更多的是方便治疗。

6. 先端帽辅助法　结肠镜戴先端帽可以拨开皱襞、展平黏膜，是寻找息肉、发现病变的有效辅助手段。

7. 染色观察法　通过电子染色或喷洒染色剂的方法明确病变范围及性质。例如，右半结肠一些锯齿状息肉表面没有明显血管呈半透明状，与周围黏膜色泽相近，如果不仔细观察，容易漏诊，通过电子染色或喷洒染色剂，可以有效发现病变、判断边界。

8. 人工智能（AI）辅助法　近些年，随着AI技术迅速发展，市场上出现了AI辅助设备或软件，如内镜精灵等。既能控制退镜速度，还能及时提醒发现可疑病变，是目前内镜发展的一大热点。

不同模式下拍照方法

结肠镜检查的首要目的是发现病变，所以退镜观察与插入是同等重要的。保证充足的退镜时间、螺旋式退镜是减少漏诊的前提，而检查过程中照片的留取则是对整个检查过程的记录。养成良好的拍照习惯，留取高质量的内镜图片，不仅仅是一种认真的工作态度，而且对后期资料收集、内镜病理复原、参会交流、文章发表都是极为重要的。

结肠镜进镜检查所需留取的图片数量，目前没有共识，包括一些关于结肠镜操作质量控制的指南中也未做出明确的规定。一般情况下，进镜开始及到达回盲部时均需留取照片，方便记录插镜时间；另外，在回肠末端、回盲部、阑尾开口、升结肠、结肠肝曲、横结肠、结肠脾曲、降结肠、乙状结肠、直肠、齿状线，每个部位一般需要留取1~3张照片，升结肠和直肠还需酌情留取倒镜观察的照片。

若检查过程中发现病变，需要对病变进行仔细观察，并留取多个角度（远景、近景、局部特写）4~6张照片。拍照前应冲洗镜头及病变表面的黏液、粪便、气泡（根据情况冲洗液中可加入西甲硅油、链酶蛋白酶），保证视野清晰。拍照时应注意调整焦距，将病变置于内镜视野的中央，并使病变处于内镜的景深范围之内（景深是指拍照时该景物及其前后景物成像清晰的范围），只有内镜与病变的距离在此范围内才能拍出清晰的照片（图3-28）；尽量使病变表面结构能够全部可见，必要时可以内镜器械辅助（活检钳、注射针等，图3-29）改变病变位置以便观察隐匿部位，留取不少于4张的白光及NBI照片。拍照时尽量保持镜身稳定，避免抖动导致的视野模糊。拍照时注意应用内镜器械作为参照以评估病变的大小，并做好记录。

对于平坦型或是边界不清晰的病变可应用靛胭脂染色观察其轮廓及表面凹凸结构，若发现可疑癌变，可更换放大内镜观察腺管开口。对病变进行放大时推荐水中放大，避免反光影响，图像更加清晰。另

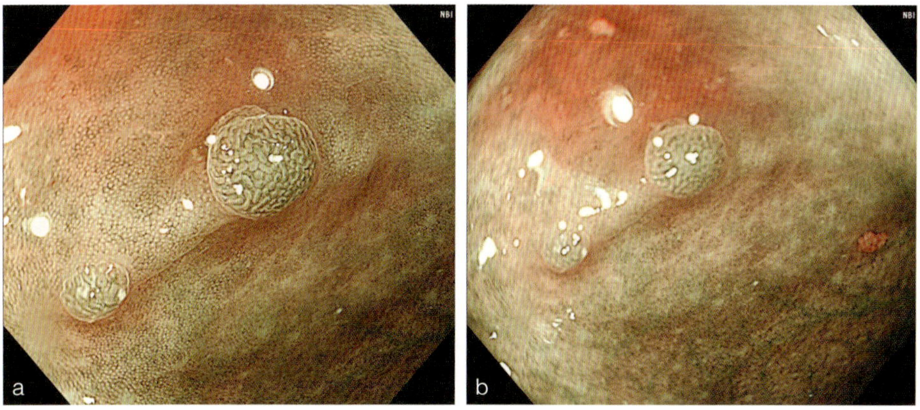

图3-28 调整景深的重要性。a. 景深范围内拍照，图像清晰；b. 未在景深范围内拍照，图像模糊

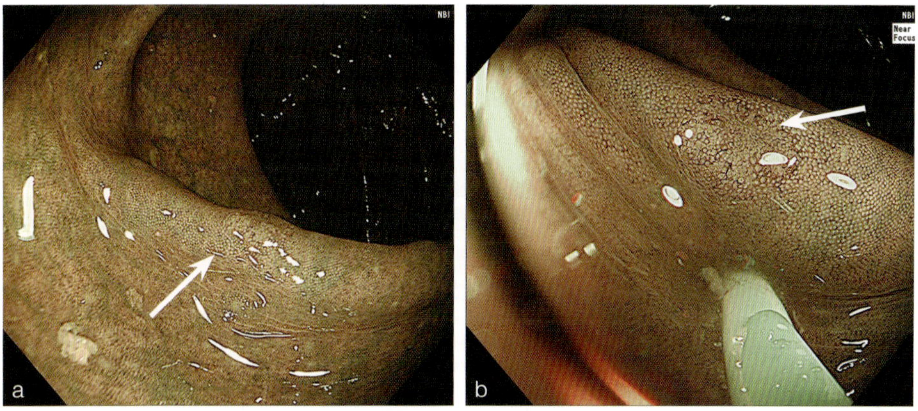

图3-29 器械辅助拍照。a. 病变横跨结肠皱襞，病变口侧无法显示；b. 应用圈套器外鞘辅助可清晰显示病变全貌

外，还需要充分利用设备强调功能，以奥林巴斯内镜为例，其构造强调功能有A和B两种模式，A模式以相对较粗的形态为观察对象，B模式以相对较细的形态为观察对象，每种模式分8档，不同强调模式对于微血管和微结构的显示作用不同，强调模式级别越高，其对微结构、微血管显示的对比度越高，高级别的A强调模式有类似“线条加粗”的功能，建议肠道内非放大或低倍放大NBI观察病变时选用A8模式（如图3-30，31）。

活检方法

在消化内镜目前的诊断体系中，活检病理对于诸多疾病是至关重要的，是疾病诊断的金标准，所以发现可疑病变后除了留取图片外，部分病变还需要进一步活检证实。活检的准确度最能反映内镜医生的基本功和控镜能力。活检操作的关键有两点：一是能够判断最佳的活检部位，即阳性率最高的部位；二是能够做到精准的靶向活检。而精准活检的训练可以为后期行结

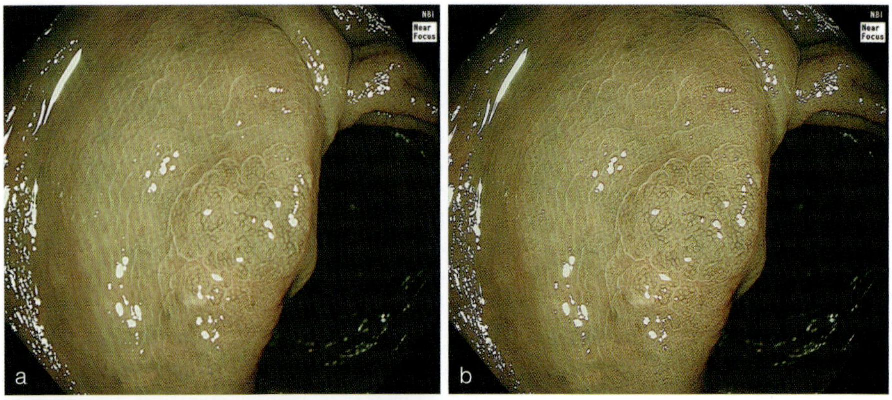

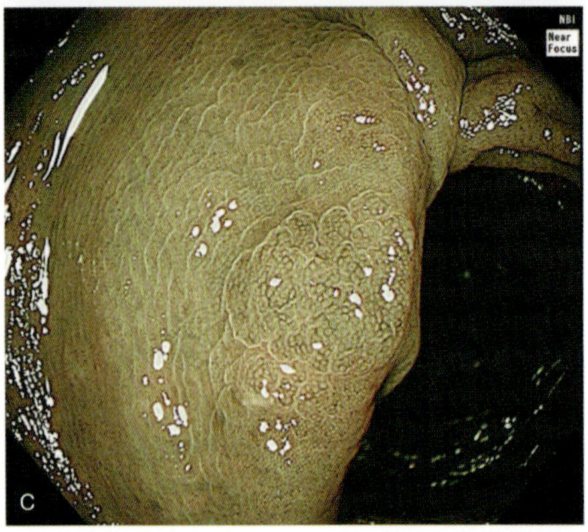

图3-30　平坦病变不同强调模式观察。a. A3模式表面腺管及微血管均较模糊；b. B8模式腺管显示相对清晰，微血管显示模糊；c. A8模式微血管显示清晰，腺管显示较B8模糊

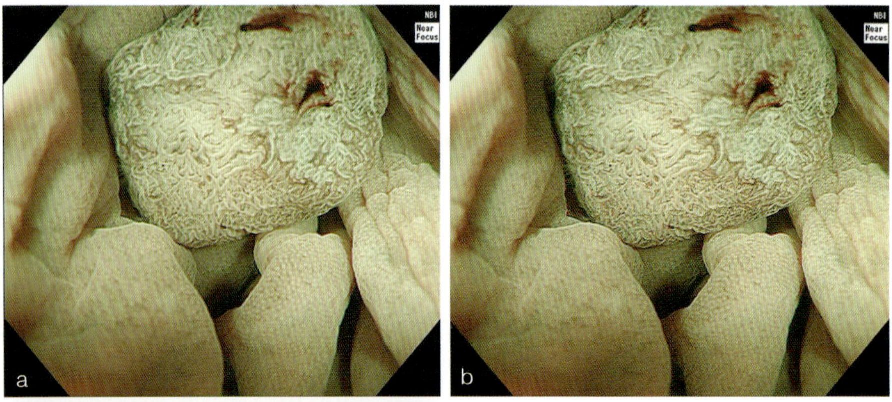

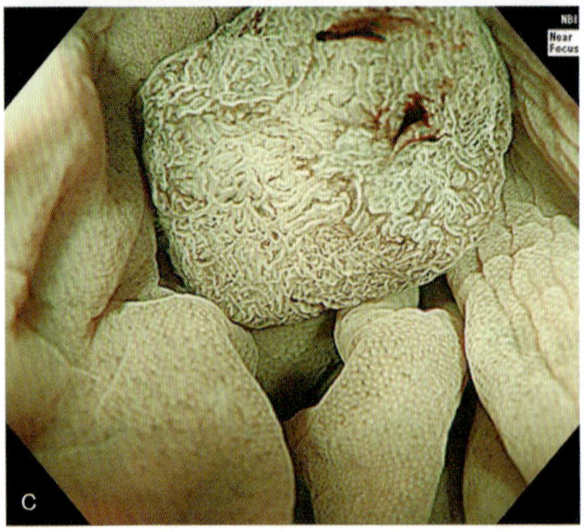

图3-31　隆起病变不同强调模式观察。a. A3模式腺管及微血管相对模糊；b. B8模式腺管及微血管与A3模式相比图像锐度增加，腺管显示相对清晰，微血管显示模糊；c. A8模式微血管及腺管显示清晰，立体感更强

肠镜下治疗打下良好的基础。从我们中心的经验看，内镜医生若能做到精准活检，后续结肠镜下治疗的学习曲线将极大缩短。

肠道溃疡性病变一般活检的部位为溃疡的边缘。结直肠癌活检时一般也需要在癌性溃疡的边缘取检，但90%以上结直肠癌为息肉恶变而来，取检时既要避开肿瘤坏死组织，又要避免取检于腺瘤未癌变的区域，故需要找到癌与腺瘤移行的边界，此为活检最佳的部位（图3-32）。取活检时活检钳伸出钳道的距离以2~3 cm为宜，距离太近内镜观察视野小，不利于病变全貌的显示，距离太远时内镜视野的小幅度调整可引起活检钳远端位置较大的变动，控制的精确度下降；活检钳送到既定位置后需要调整钳口的方向，尽量垂直病变移行的边界线，此时可适当吸气，使病变表面张力减小，黏膜层及黏膜下层维持适当的厚度，助手缓慢闭合活检钳，利于夹取足够量的标本。避免过度充气或用力推活检钳，导致病变表面张力增高、夹取的组织量偏少的情况。

另外，部分肿瘤来源并非结肠上皮，比如神经内分泌癌、结肠转移癌，表面可

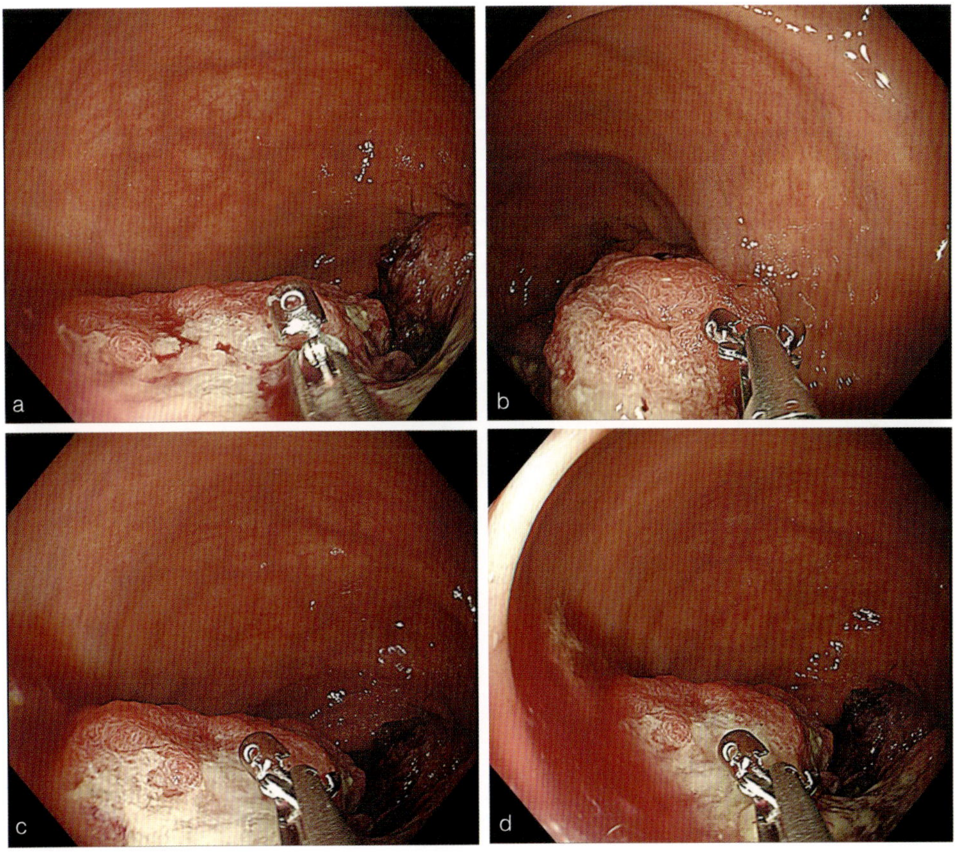

图3-32　活检部位的选择。a. 正确的取检方法，活检钳骑跨癌性溃疡与腺瘤移行边界，垂直移行边界线；b. 错误的活检方法，病变取检于腺瘤未癌变区域，阳性率低；c. 错误的活检方法，病变虽取检于癌性溃疡边缘，但平行于移行边界线，阳性率低；d. 错误的活检方法，病变取检于溃疡内部，多为坏死组织，阳性率低

以存在正常的上皮，此时取活检应首先找到肿瘤“露脸”的部位，即上皮结构破坏处，活检的深度一般要取到黏膜下层，此时阳性率可显著提高。

结肠活检除了考虑如何提高阳性率外，还需要考虑活检对于后期治疗的影响，有蒂的息肉如果怀疑癌变的部位位于息肉头端，活检一般不会对治疗造成影响，但对于扁平的侧向发育型息肉，活检时需要考虑会不会引起组织粘连，增加内镜下切除手术的风险，若内镜下无可疑癌变或癌变无黏膜下深层浸润征象，建议内镜下切除后整瘤送检，不建议常规活检；可疑黏膜下深层浸润的病变，可联合超声内镜综合判断，超出内镜切除适应证的需要多块活检。

结肠镜注水插入法

结肠镜检查最基本的原则是循腔进镜，但自然状态下的肠腔内仅有少量液体和气体，肠腔处于“瘪”的状态，加上肠道皱襞的堆叠，肠腔是不可见的，所以结肠镜检查过程中需要注入介质将肠腔打开，根据注入介质的不同大体上分为两种方法：注气法和注水法。

传统的结肠镜检查主要是通过注入空气或二氧化碳使肠腔扩张，便于内镜下识别肠腔走行，即注气法，具体的插入方法见前面章节。注气法结肠镜最大的弊端就是过度注气会引起肠管膨胀、拉伸，造成近端肠管成角（或者角度变锐），导致插镜困难。因肠道对撑胀、牵拉刺激非常敏感，过度注气及肠镜襻曲造成的肠管、肠系膜牵拉可引起剧烈的腹痛，导致肠镜检查的终止；重者甚至造成肠管穿孔、肠系膜损伤等并发症。提高结肠镜插镜成功率，减少患者的不适感及并发症一直是单人结肠镜不断改良的方向。

注水结肠镜检查就是在此基础上出现的。注水结肠镜根据注水的方法分为：浸水法（进镜时或进镜前向肠腔内注水以显露肠腔走行，退镜过程中注入空气，同时将水吸除）和水交换法（进镜时注水撑起肠腔，肠腔显示清楚就吸掉多余的水，退镜过程中注入空气，同时吸掉粪水）。注水法的优势在于以下方面。①不会使肠壁过度牵拉、延长；降低成角、成襻的概率；加上水有润滑肠镜的作用，可使进镜更加容易，减轻患者腹胀、腹痛。②患者左侧卧位行结肠镜检查时，S-Top位于左半结肠最高位，当完全清除直肠乙状结肠中的空气并注水后，在重力的作用下，注入的水会通过折叠的管腔直接流入降结肠，拉直乙状结肠（图3-33），有助于肠镜无襻通过乙状结肠。③在受检者的肠腔内注水，可冲洗其肠道，能够获取更加清晰的观察视野。另外，水中观察消除了反光的影响，加上水的放大作用和浮力作用，可以提高结肠息肉的检出率，尤其是扁平息肉的检出率。

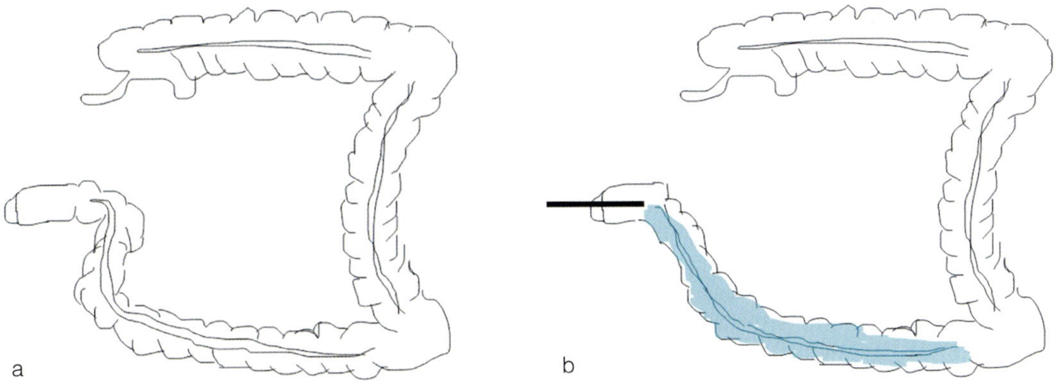

图3-33　a. 正常情况肠腔示意图；b. 注水后乙状结肠被拉直

注水结肠镜的注水温度分别为温水（35~38℃）和室温水（20~23℃）。已有文献证实，注入温水可明显减少肠道痉挛，改善患者体验，降低腹部按压需求；但插镜成功率、腺瘤检出率、插镜时间等与室温水无明显差异。研究表明，全结肠注水的方法在盲肠插镜成功率、腺瘤检出率、减少腹部按压、降低患者腹痛、提高再检意愿等方面都优于注气法，但插镜时间一般长于注气法。尤其是当患者肠道准备欠佳时，注水后肠腔内视野混浊，需要反复将液体吸出，相当于对肠道进行二次清洁，故所需时间较长。众所周知，在结肠镜插镜过程中最关键、最难处理的部分是乙状结肠，只要内镜能够在没有襻曲的情况下通过乙状结肠，大多数情况下可以在1分钟内插镜到回盲部。所以部分学者对注水法进行改良，由全结肠注水改为左半结肠注水，即当内镜直线到达降结肠后改为注气法。改良的注水法既能减轻患者的疼痛，又能够缩短盲肠插入的时间。笔者所在中心即采用此种方法。

注水结肠镜的插镜方法、进镜原则与注气法是相同的。具体步骤如下：①进镜时不注气；②通过附送水孔道或活检孔道注水（有条件者建议应用恒温箱加热的温水），暴露肠腔，循腔进镜；③肠腔存在空气时，吸出残余空气，因肠道准备不佳导致视野不清时，进行水交换（图3-34），清洁肠道；④进镜过程中适当吸取多余水量，避免肠腔过度延伸；⑤内镜无襻到达降结肠后适量注气，后续的操作同注气法；⑥进镜困难时，可通过改仰卧位、辅助按压、改变内镜硬度等方法，与注气法相同。其与注气法最大的区别在于进镜时肠腔走行的判断，尤其是采用微量注水法时。注水量较多时肠腔一般清晰可见，吸引后光线变暗的区域一般是腔的方向（图3-35）。但注水量较少时，肠腔一般很难完全展开，可见许多小皱襞向某点聚集，聚集的中心即是肠管的走向（图3-36a）。另外，在弯曲处内镜下常可见弧形皱襞，肠腔的走向为弧形皱襞中心的前方（图3-36b）。

注水结肠镜检查过程中多少注水量最利于肠镜的操作仍不清楚。浸水法一般

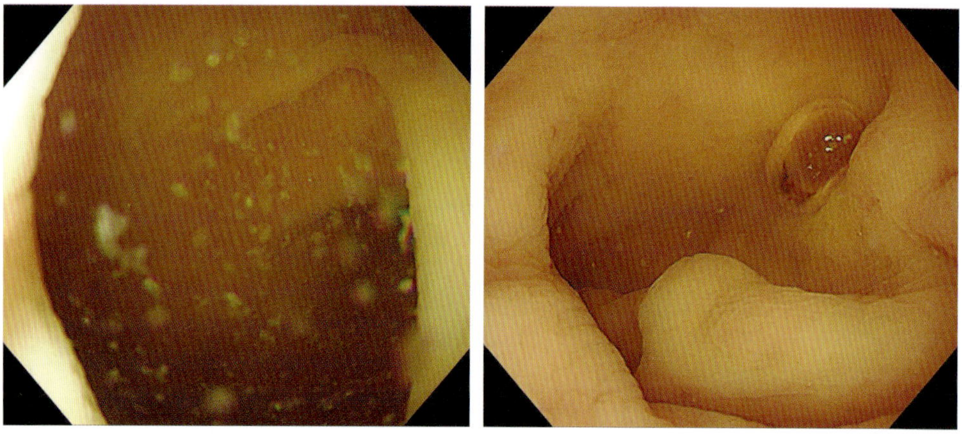

图3-34　肠道准备欠佳时注水影响视野，水交换后视野清晰

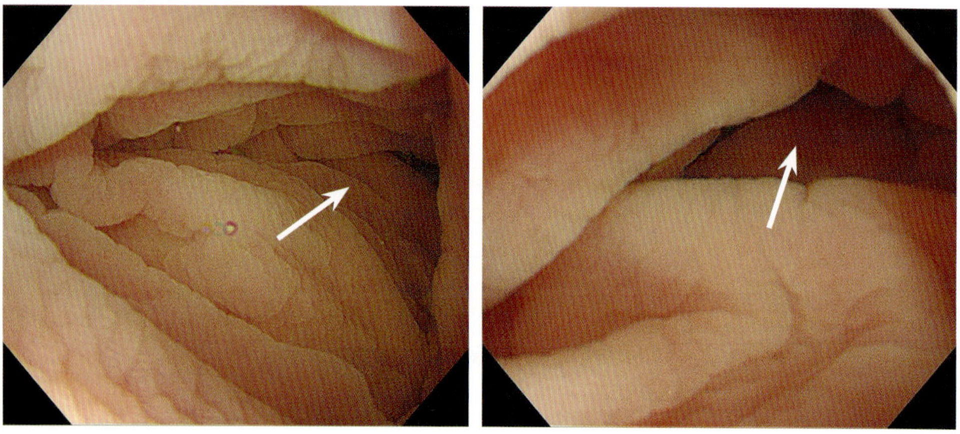

图3-35　注水量较多时，箭头所指为肠腔走向

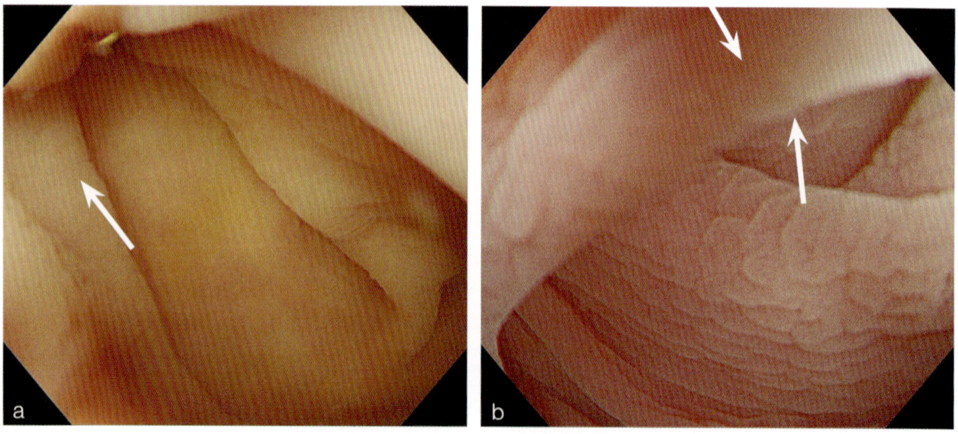

图3-36　a. 注水量少时皱襞集中处为肠腔走行；b. 弯曲部弧形皱襞中心前方为肠腔走向

注水量为100~ 1 000 mL不等，但是水交换法完成肠镜操作可按需注水。没有附送水功能的结肠镜，可以经活检孔道注水或采用微量注水的方法，即通过持续按压注气注水阀，微量注入注水瓶内的水，以帮助寻找肠腔走行，完成进镜。

对于普通患者，笔者所在中心经验丰富的内镜医生无论采用何种方法，插镜成功率、插镜时间无明显差异。但对于存在困难肠镜危险因素（极高或极低BMI患者、有腹部或盆腔手术史、既往结肠镜插镜失败、腹腔肿瘤）或者注气法无法完成插镜的患者，注水法是一个比较好的选择。对于此类患者，注水法的盲肠插镜成功率更高，且患者的疼痛评分更低，操作过程中患者变换体位的次数明显减少，接受重复检查的意愿更高。

注水结肠镜检查过程中需要注水、吸水，而且注水过程中对于肠腔走行的判断与注气不同。习惯性应用注气法的医生，当其改用注水法时，刚开始会觉得注水法非常麻烦、不适应。然而实践表明，经验丰富的内镜医生仅需要操作100例左右就能够掌握这项技术。故建议内镜医生尽量掌握这门技术，对于注气法操作困难的患者可尝试注水法，提高结肠镜插镜成功率，降低操作风险及患者痛苦。

参考文献

1. 工藤进英. 结肠镜插入法: 保持轴线短缩法. 2版. 唐秀芬, 孙晓梅, 柏愚, 等译. 上海: 第二军医大学出版社, 2006.
2. 陈星.结肠镜单人操作与技巧. 2版. 上海: 上海科学技术出版社, 2015.
3. 刘婉薇, 张晓光, 张泽锋, 等. 水交换结肠镜的临床应用价值. 中华消化内镜杂志, 2016, 33(12): 860−862.
4. 何飞云, 叶斌, 刘双亮, 等. 注水辅助结肠镜检查的应用价值研究. 浙江医学, 2019, 41(10): 1057−1058.
5. 李锐强, 袁帅, 沈洁. 改良注水单人结肠镜检查术的临床应用. 中国内镜杂志, 2018, 24(2): 48−51
6. 孟令君, 杨幼林. 注水式结肠镜检查的优势. 胃肠病学和肝病学杂志, 2017, 26(10): 1183−1185.

4

Scope Guide的使用

Scope Guide基础知识简介

Scope Guide（内镜向导）是通过实时3D视图显示内镜方位与形态的设备，可以帮助医生识别内镜结襻或襻曲形状，以便采取恰当的解决方法。也可精确定位实施腹部按压的位置，缓解患者检查中的不适。

Scope Guide不仅包括主体—内镜插入形状观测装置（UPD），还包括所有相关的内镜插入形状观测探头、手持线圈和基准板等附件。UPD是主要部件的名称，也是本系统的核心部分。即Scope Guide代表整个系统，UPD代表主体设备。因此常用UPD代表Scope Guide。

Scope Guide工作原理

Scope Guide实时显现人体内结肠镜的位置与轮廓的三维视图。专用肠镜或探头内置传输线圈，能产生低倍磁场。这些电磁线圈集成在整个肠镜镜身或插入形状观测探头上，由Scope Guide接收器线圈接收，并产生脉冲低强度磁场。磁脉冲用于计算镜身的精确位置和方向。由UPD分析数据点，并产生肠镜的三维图像。实时的肠镜图像被发送到监视器上，内镜医生可以通过监视器观察三维图像。

UPD的作用

识别肠襻、指导解襻

结肠镜进镜时能感觉到成襻，但哪个部位成襻、成什么样的襻却很难判断。而UPD可以帮助我们识别结襻的部位及襻的形状，同时可以指导解襻。

指导腹部按压

若某一部位反复成襻，就需要按压腹部预防成襻或者将锐角钝化，UPD可显示结肠成襻位置或易成襻位置，准确指导按压。

对冗长结肠的判断和操作指导

乙状结肠、横结肠冗长，易结襻，特别是横结肠成襻更难判断与处理。UPD使结肠形状直视化，便于采取相对应的方式处理。

便于教学

UPD最重要的一个用途是教学。初学者

对于什么是成襻以及成什么样的襻较难有形象的认识。而UPD使之变得直观，便于理解和学习。

提高技能

对于操作熟练的医生而言，UPD对于手感的理解及困难肠镜的处理都是很有帮助的，有利于肠镜手技的进一步提高。

■ UPD应用实例图解

如何在UPD图像上认识肠镜走行及位置

如图4-1所示，UPD在屏幕上显示的2个图像，从相互垂直的2个方向上示踪肠镜走行及位置，便于观察者在脑中形成一幅立体图案，判断是否结襻及成何种类型襻。患者体位为左侧卧位，左侧的图是从患者右侧向左侧观察到的肠镜走行和位置，右侧的图是从腹侧向背侧观察到的肠镜走行和位置。

常见襻型

依据从肠管口侧向肛侧描绘所形成的形状，常见襻型有α襻、反α襻、N襻等。依据口侧肠管和肛侧肠管的前后关系，又细分为前α襻、后α襻、前反α襻、后反α襻（图4-2）。

常见襻型解襻方法

1. 前α襻　解襻需右旋后拉镜身（图4-3）。

2. 后α襻　解襻需左旋回拉（图4-4）。

3. 前反α襻　解襻需左旋后拉镜身（图4-5）。

4. 后反α襻　解襻需要右旋回拉（图4-6）。

5. N襻　是未形成α或反α襻的另一类襻型，表现为乙状结肠形成“n”襻，降乙交界形成“u”襻，合在一起称为“N”襻，也可以理解为正反α襻之间的中间状态。解襻需要后拉，轻度右旋

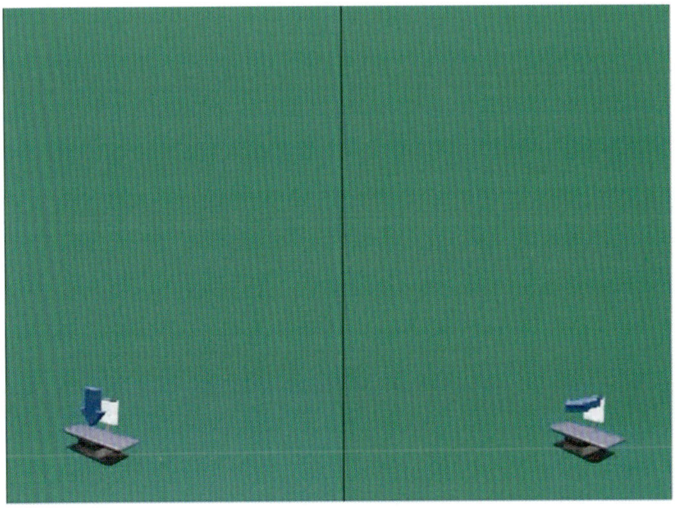

图4-1　UPD图像

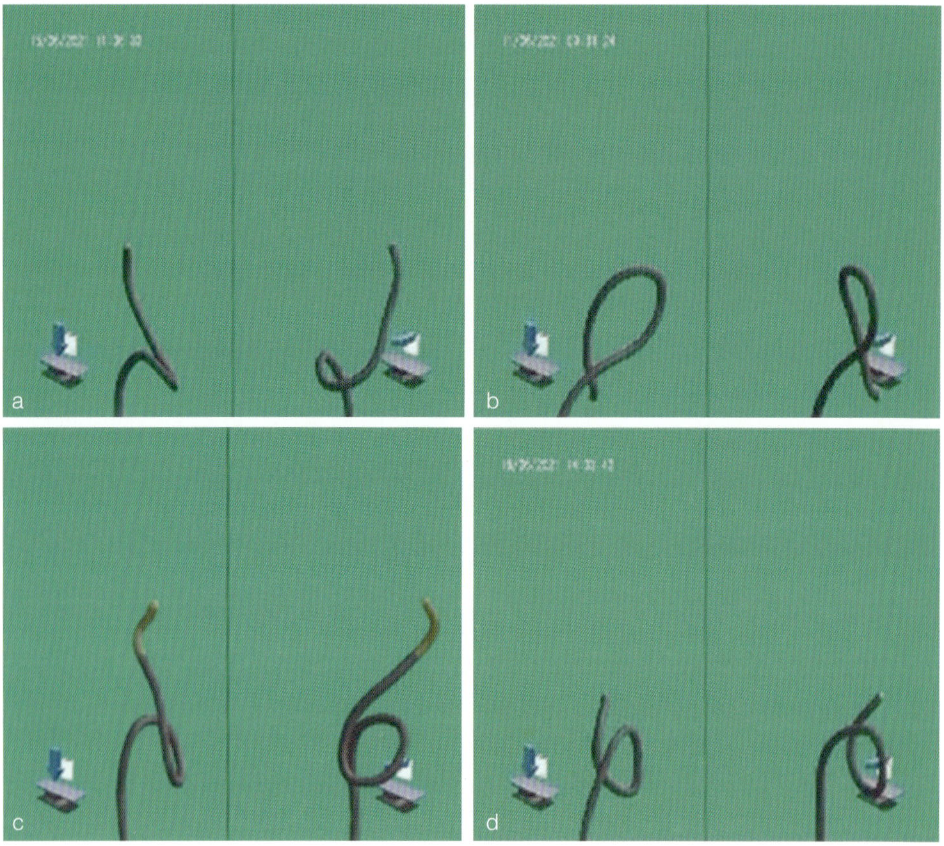

图4-2　常见襻型。a. 前α襻；b. 后α襻；c. 前反α襻；d. 后反α襻

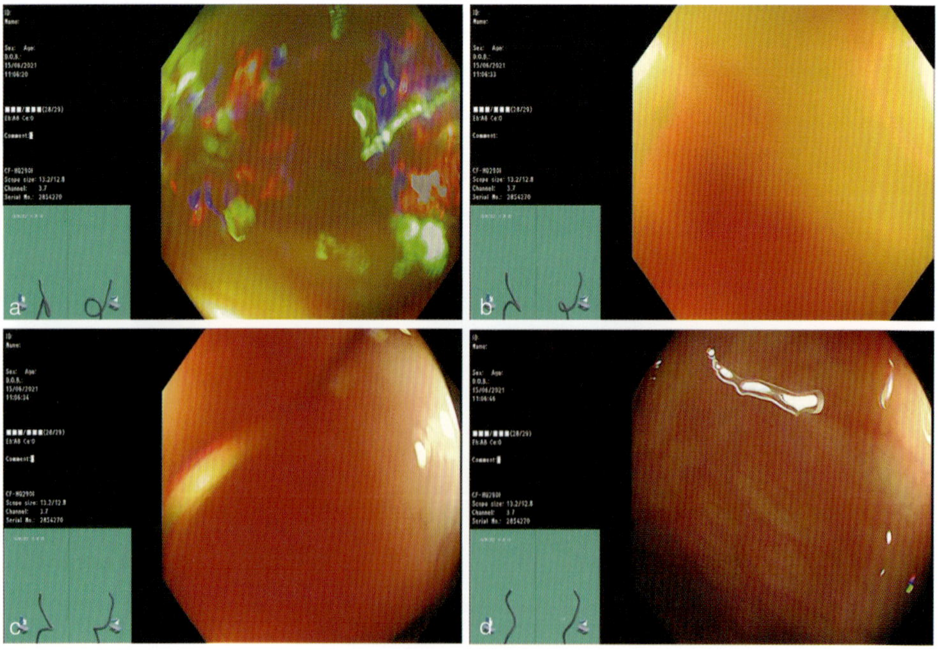

图4-3　前α襻解襻方法

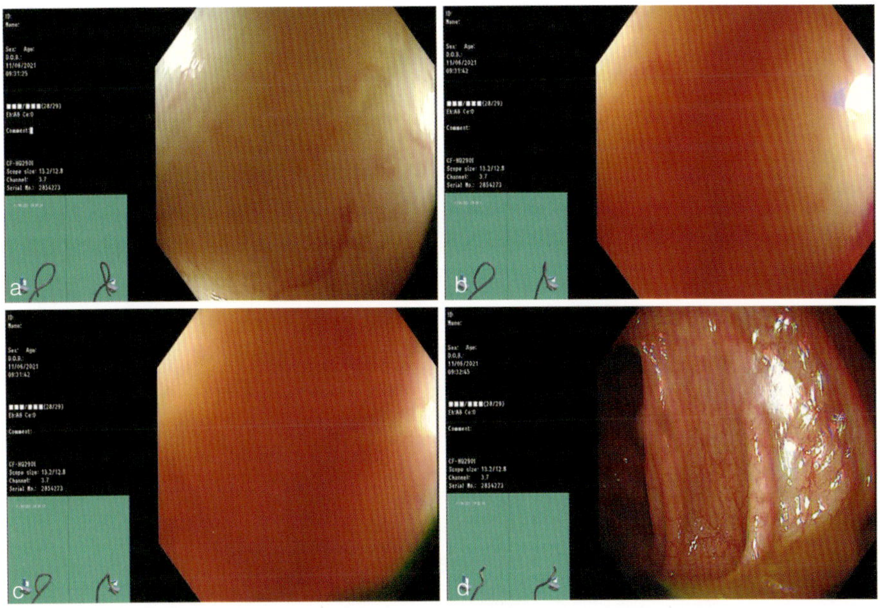

图4-4　后α襻解襻方法

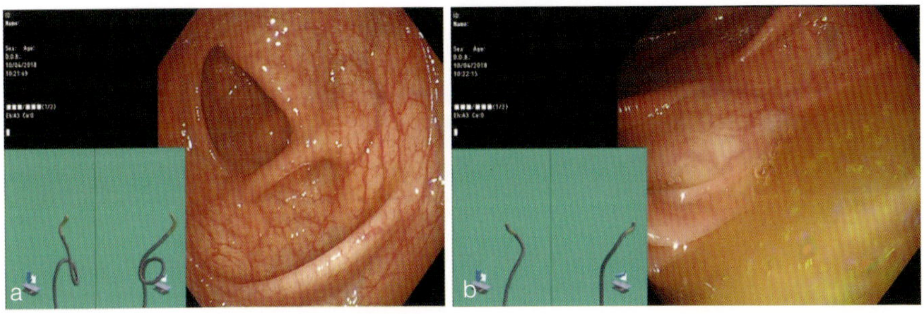

图4-5　前反α襻解襻方法。a. 解襻前；b. 解襻后

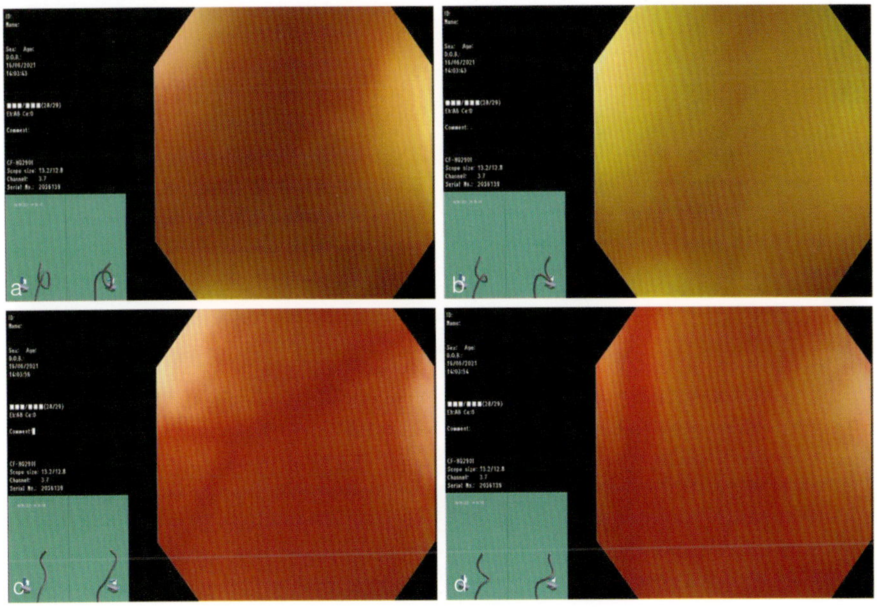

图4-6　后反α襻解襻方法

（图4-7）。

6. 其他襻型　横结肠最容易成的襻型是“y”形，类似乙状结肠的“N”襻，解襻一般为轻度左旋后拉（图4-8）。若横结肠冗长，也会成α襻，且一旦成襻进镜会很困难，而且比乙状结肠解襻更困难，但如果能识别成襻襻型，也是可以顺利解襻的（图4-9）。

图4-9为带襻进镜至回肠末端，但横结肠明显成α襻。如果仅是检查还可以，若要做治疗，如ESD等，就需要充分解襻后再进行。

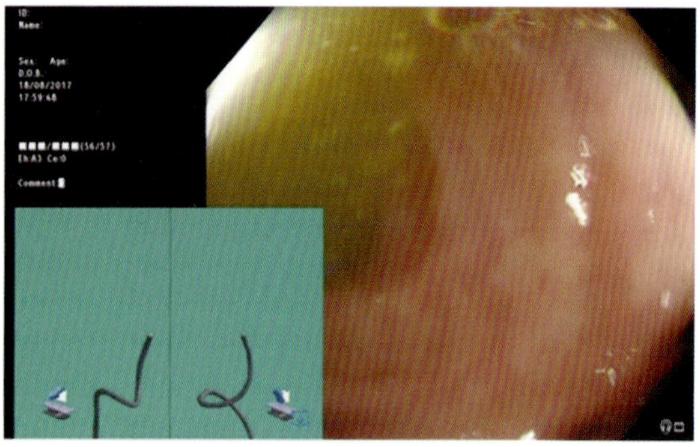

图4-7　乙状结肠N襻

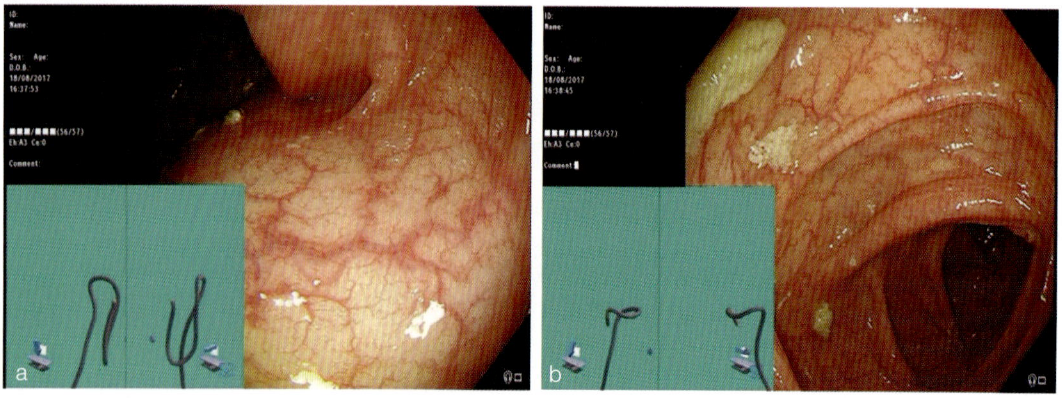

图4-8　横结肠“y”襻

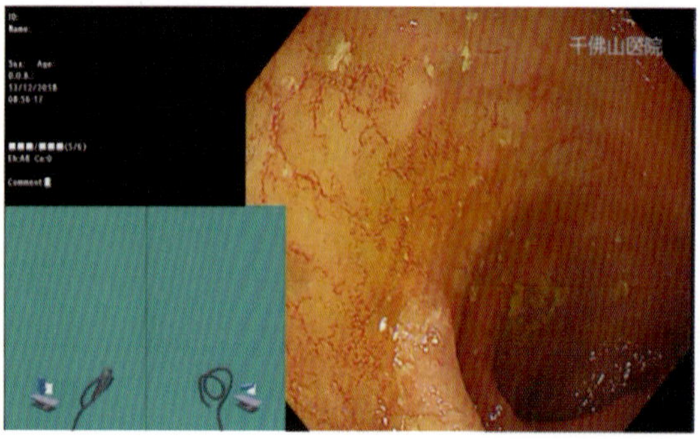

图4-9　横结肠“α”襻

5

结直肠息肉内镜下诊断与治疗

结直肠息肉概述

结直肠息肉定义、分类及流行病学

广义上黏膜面的任何隆起都可以称为息肉，包括上皮发生的增生性病变和上皮下的结缔组织增生所导致的局部黏膜隆起，但一般不包括黏膜下层病变导致的隆起。根据息肉大小分为微小息肉（≤5 mm）、小息肉（6~9 mm）、大息肉（≥10 mm）、巨大息肉（≥20 mm）。

结直肠息肉按其病理性质分为肿瘤性和非肿瘤性（一般认为癌变概率低）。其中肿瘤性息肉包括管状腺瘤（管状腺瘤成分＞75%，癌变率约5%）、绒毛状腺瘤（绒毛状腺瘤成分＞75%，癌变率约40%）、管状绒毛状腺瘤（管状、绒毛状腺瘤成分均不足75%，癌变率约20%）、传统锯齿状腺瘤及无蒂锯齿状病变。非肿瘤性息肉包括炎性息肉、增生性息肉、淋巴增生性息肉、错构瘤息肉等。

约2/3的结直肠息肉为腺瘤性息肉，其检出率随年龄增加而升高。结直肠癌筛查研究显示，50岁人群的腺瘤检出率为25%~30%；尸检研究显示，70岁人群腺瘤检出率高达50%，而20~39岁人群检出率仅为1%~4%。

结直肠息肉的自然病程及与结直肠癌的关系

结直肠癌根据遗传因素在发病中的作用分为遗传性（约占5%）和散发性结直肠癌，其中散发性结直肠癌发生的途径大致分为腺瘤—腺癌途径（含锯齿状病变引起的锯齿状途径，占全部结直肠癌癌前疾病的85%~90%，甚至更高）、炎—癌途径（炎症性肠病癌变途径）和De Novo途径（正常黏膜直接癌变，为Ⅱc型结直肠癌的发病模式）3种。其中腺瘤—腺癌途径最多见，所以结直肠癌的主要癌前疾病是腺瘤性息肉。

结直肠息肉大多没有症状，常在结肠癌筛查或各种原因行肠镜检查时发现。大部分息肉生长缓慢，但是腺瘤性息肉不会自行消失，经过10年左右的时间部分腺瘤性息肉会发展为癌，特别是进展期腺瘤

（大于10 mm、伴有高级别异型增生或有绒毛成分）发展为癌的风险更高。因此，内镜筛查并切除结直肠息肉将大大降低结直肠癌的发生率。研究显示，内镜下切除腺瘤可预防75%的结直肠癌，这也是我们做结肠镜筛查的最重要意义。

结直肠息肉内镜下治疗

既往临床经验认为，小息肉的癌变风险较低。但有研究表明，直径<10 mm的小息肉发生进展性腺瘤的比例高达6.7%~8.75%。所以即使是小的腺瘤，也应积极切除。但对于某些癌变概率极低的息肉，如乙状结肠、直肠小于5 mm的增生性息肉，可以选择随访。

结直肠息肉的治疗首选内镜下切除。内镜下切除方法非常多，包括氩离子凝固术（argon plasma coagulation，APC）、冷活检钳息肉切除术（cold forcep biopsy polypectomy，CFP）、热活检钳息肉切除术（hot forcep biopsy polypectomy，HFP）、圈套器息肉冷切除术（cold snare polypectomy，CSP）、圈套器息肉热切除术（hot snare polypectomy，HSP）、内镜下黏膜切除术（endoscopic mucosal resection，EMR）、内镜分片黏膜切除术（endoscopic piecemeal mucosal resection，EPMR）、水中EMR（underwater EMR）、内镜黏膜下剥离术（endoscopic submucosal dissection，ESD）等。

临床问题解答

息肉的大小如何测量

结直肠息肉的大小判断主要靠内镜医生的镜下目测，具有较大的主观性，准确性差。为克服内镜下主观预估测量的不可靠性，近年来，研究人员尝试开发出了多种用于评估息肉大小的技术和方法，但都有一定的局限性，无法广泛地应用于临床实践。常用的方法包括使用活检钳（图5-1）、注射针或圈套器管鞘（图5-2）作为参照（具体大小参考器械包装说明），或者使用带有刻度的活检钳、内镜专用测量尺等直接测量。但即使利用工具辅助测量，仍不能做到完全客观，尤其是当刻度标尺和病变的位置大多处于与观察者视线平行的位置时，内镜医生并不能直视观察刻度大小，在本身就存在光线折射的内镜下观察极易产生视觉偏差，造成测量结果的误差。

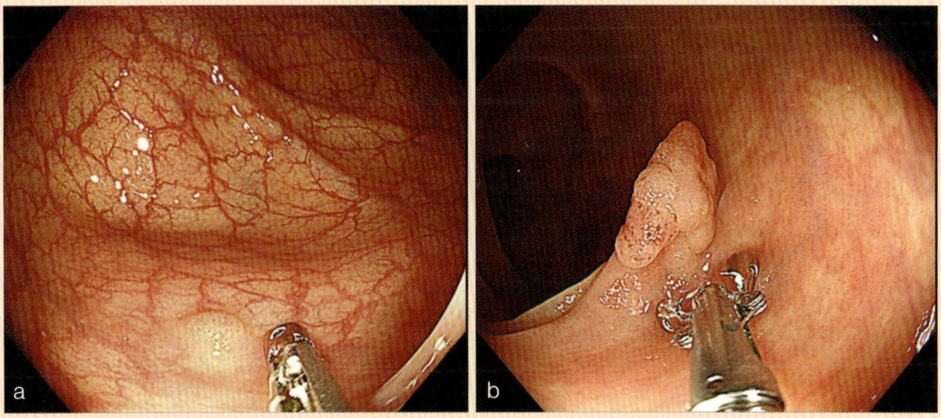

图5-1 活检钳测量息肉。笔者所在中心活检钳关闭时钳头直径为2.3 mm，图a估测息肉约3 mm，钳口张开时距离为6 mm，图b估测息肉直径约10 mm

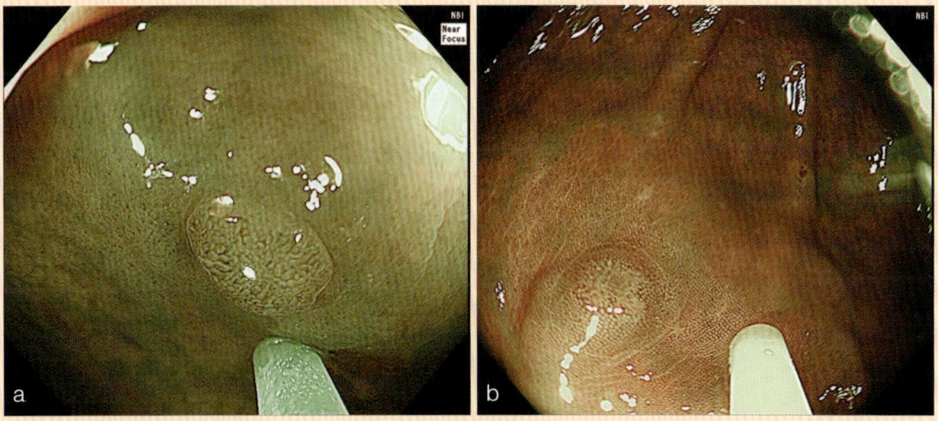

图5-2 注射针外鞘测量息肉，笔者所在中心注射针外鞘直径为2.5 mm，图a估测直径约5 mm，图b估测直径约3 mm

结直肠息肉内镜下诊断

结直肠息肉的内镜下诊断主要包括两个方面：息肉的内镜形态分型及病理性质。

■ 结直肠息肉的发育形态分型

结直肠息肉根据内镜下的形态，按照巴黎分型可分为隆起型（Ⅰ型）、平坦型（Ⅱ型）和浅表凹陷型（与上消化道分型不同）（图5-3）。

隆起型

病变明显隆起于肠腔（高度大于2.5 mm）。可分为3个亚型：①Ⅰp型，即

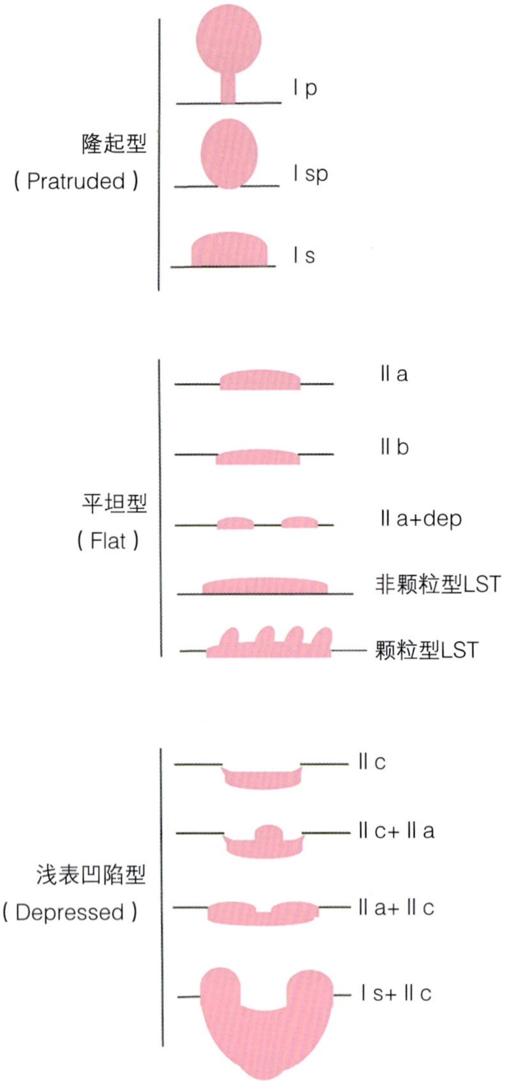

图5-3　结肠息肉发育形态分型（巴黎分型）

有蒂型，病变基底部有明显的蒂与肠壁相连；②Ⅰsp型，即亚蒂型，病变基底部有亚蒂与肠壁相连；③Ⅰs型，病变明显隆起于黏膜面，但病变基底无明显蒂的结构。

平坦型

病变低平或者平坦隆起型者统称平坦型，可分为4个亚型：①Ⅱa型，直径小于10 mm，与周围黏膜相比略高者；②Ⅱb型，病变与周围黏膜几乎无高低差；③Ⅱa+dep型，在Ⅱa型病变上有浅凹陷；④侧向发育型肿瘤（laterally spreading tumor，LST），为侧向发育为主的肿瘤群的统称，一般直径＞10 mm；根据表面是否有结节分为颗粒型和非颗粒型，非颗粒型LST表面没有颗粒及结节，又可进一步分为平坦隆起型和伪凹陷型；颗粒型LST，根据结节大小是否一致分为颗粒均一型和结节混合型（图5-4）。

浅表凹陷型

病变与周围黏膜相比明显凹陷，可分为如下 4 型：①Ⅱc：病变略凹陷于周围正常黏膜；②Ⅱc+Ⅱa，凹陷病变中有隆起区域；③Ⅱa+Ⅱc，隆起型病变中有凹陷区域，但是隆起相对平坦；④Ⅰs+Ⅱc，隆起型病变中有凹陷区域，但是隆起相对较高，应该引起关注的是该类型病变都属于黏膜下层高度浸润，目前不属于内镜下治疗的适应证。

而如何判断Ⅰs与Ⅱa，可根据闭合活检钳的直径（约为2.5 mm），高于活检钳的即可称为Is型，而低于活检钳的为Ⅱa型（图5-5）。

■结直肠息肉病理性质的内镜推断

目前，基于色素内镜及放大内镜对息肉的病理类型进行诊断的理论已经非常成熟，形成了非常多的分型，且病理符合度均较高，包括Pit Pattern分型（工藤分型、

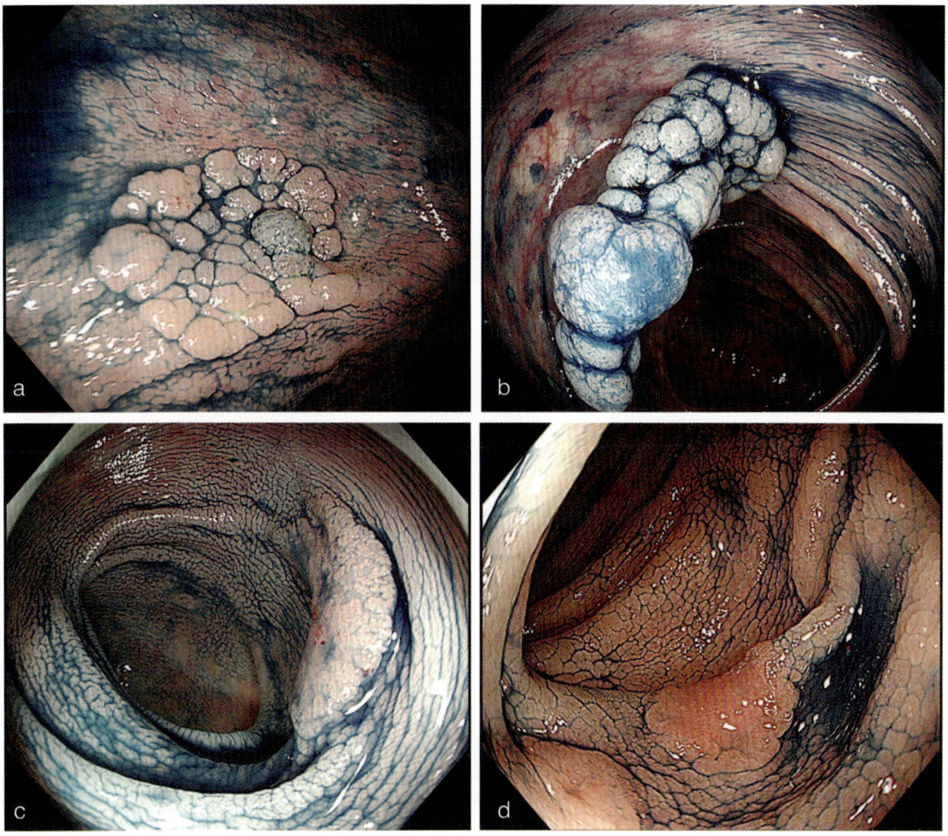

图5-4　LST分型。a. 颗粒均一型；b. 结节混合型；c. 平坦隆起型；d. 伪凹陷型

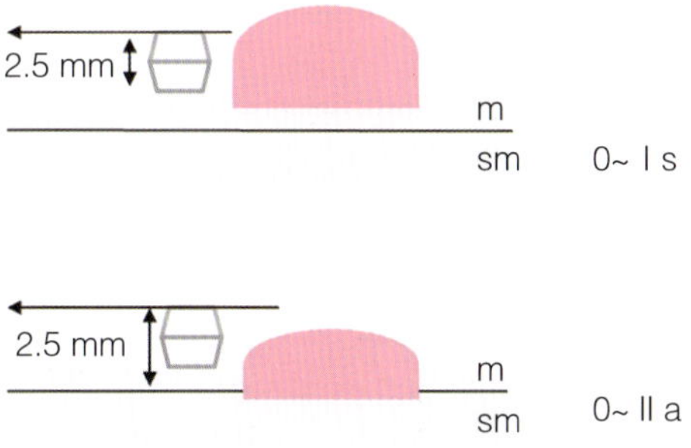

图5-5　判断结直肠息肉高度示意图

PP分型）、CP分型（Sano分型）、广岛分型、昭和分型、慈惠分型等。其中最早出现的，也是公认最经典的是工藤教授的PP分型，通过放大内镜结合色素内镜对腺管开口形态进行分类。此分型稍显复杂，但对病变判断的准确率较高（表5-1）。而佐野教授的CP分型（表5-2）是按照毛细血管形态进行分类，简单实用，应用较为广泛。但其CP Ⅲ型以上则需结合PP分型更为准确。以上分型均由日本学者提出并应用于临床，均需结合放大内镜。后来日本及欧美学者提出NICE国际分型

（NBI international colorectal endoscopic classification，NICE），其优点是可通过NBI观察而无须放大即可初步判断病变性质（表5-3）。2014年日本内镜窄带光成像技术专家小组（Japan NBI expert team，JNET）分型被正式提出成为日本统一通用的ME-NBI诊断标准，是目前内镜下比较全面的分型（表5-4）。

表5-1　结直肠黏膜腺管开口Pit Pattern分型及临床意义

腺管类型	形态特点	示意图	内镜图片	病理性质
Ⅰ型	圆形	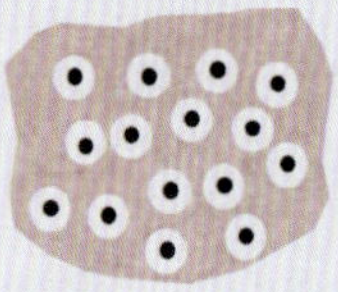	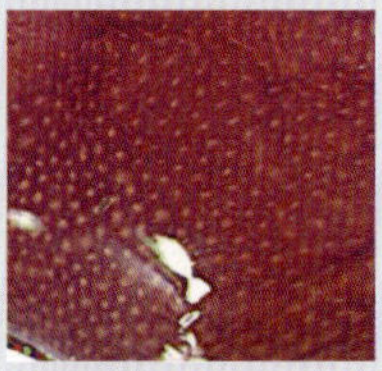	正常黏膜及炎性病变
Ⅱ型	星芒状	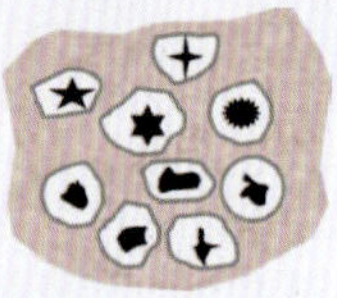	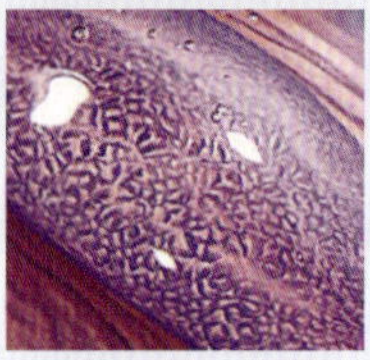	增生性病变
ⅢL型	管状pit为主，但比正常pit大	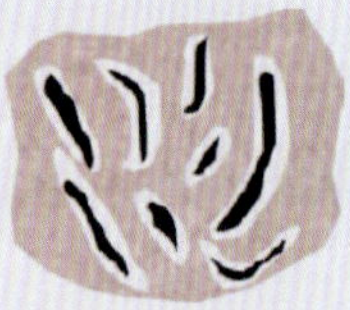	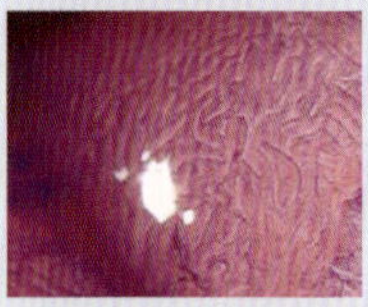	管状腺瘤
Ⅲs型	小型类圆形，比正常pit小	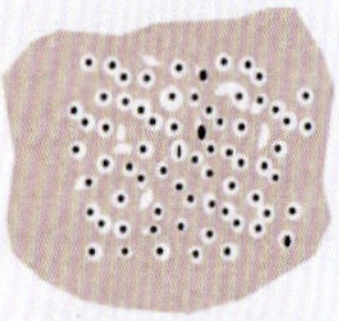	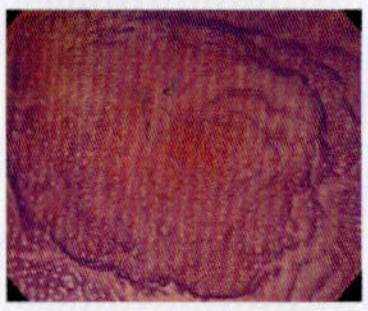	腺瘤或Ⅱc型结直肠癌
Ⅳ型	树枝状（ⅣB型）或脑回状（ⅣV型）	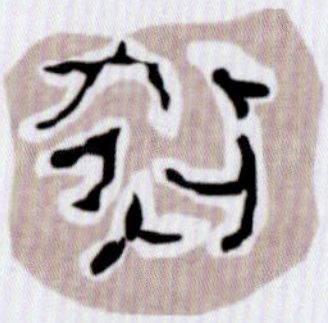	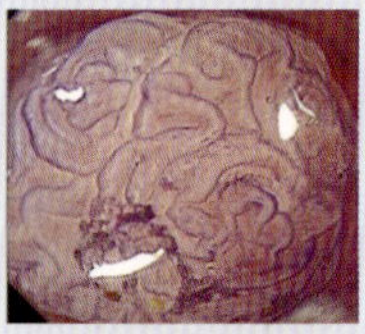	绒毛状腺瘤
Ⅴ型 Vi型	不规则的Pit Pattern（Vi型）	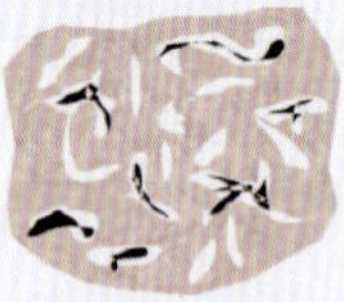	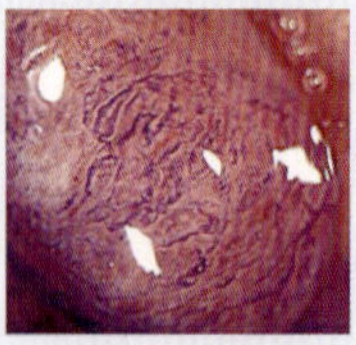	黏膜内癌或黏膜下浅层浸润癌
Ⅴ型 VN型	无结构（VN型）	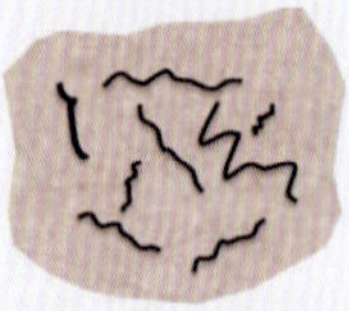	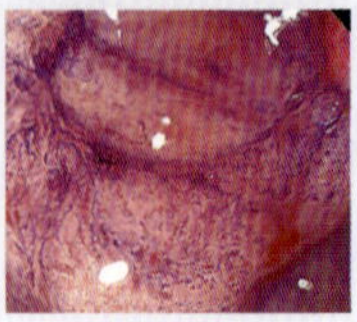	高度可疑黏膜下层癌及进展期癌

表5-2 结直肠黏膜毛细血管分型（Sano分型/CP分型）

分型要点	Ⅰ型	Ⅱ型	ⅢA型	ⅢB型
示意图	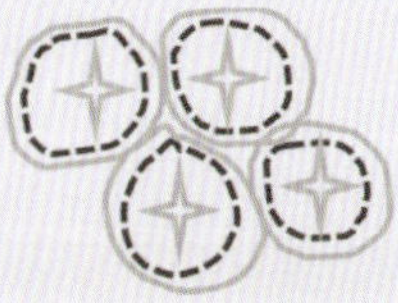	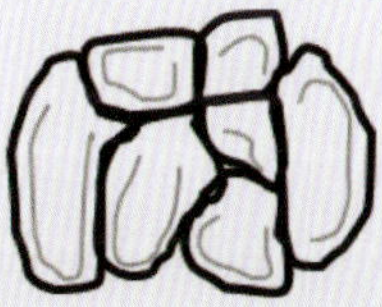	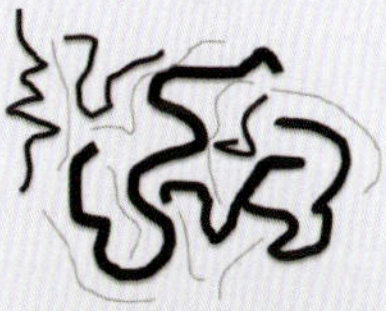	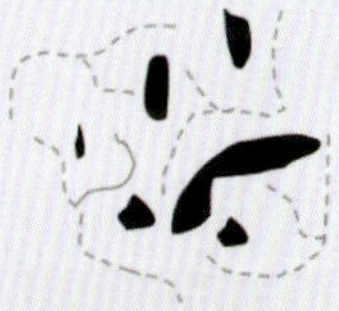
内镜图	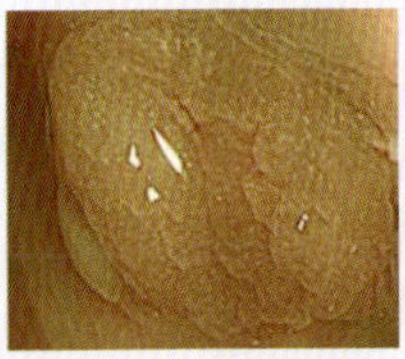	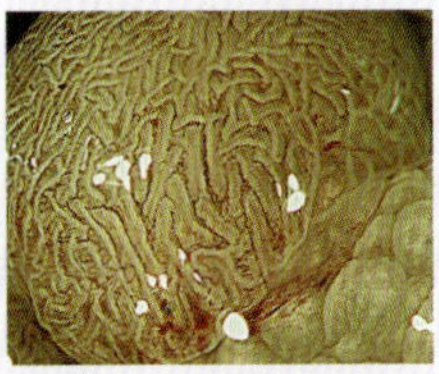	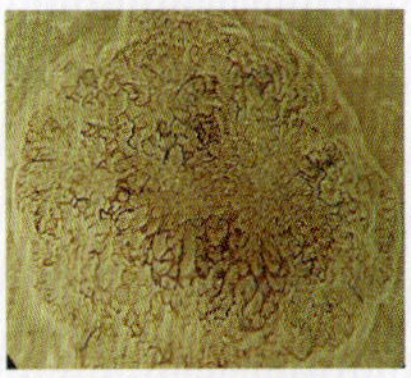	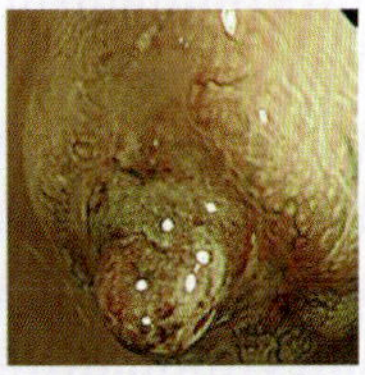
镜下特征	网状毛细血管不可见	可见规则的网格状血管或腺管周围直径均一的毛细血管	具有不规则分支、稀疏和中断的网状毛细血管 不规则的高密度毛细血管	无血管或松散的微小血管
息肉性质	正常黏膜及增生性息肉	腺瘤、黏膜内或黏膜下浅层浸润癌		黏膜下深层浸润癌
治疗策略	不需要治疗	内镜下切除		外科手术

表5-3 结直肠病变的NICE分型

分型要点	1型	2型	3型
颜色	与周围黏膜颜色相近或更亮	较周围黏膜更显棕色（证实由血管引起的颜色改变）	相对背景黏膜呈深棕色；有时伴不规则白色区
血管结构	表面缺乏血管结构，或者仅有孤立的条状血管	可见增粗的棕色血管围绕白色结构	部分区域血管明显扭曲或缺失
表面结构	可见均匀一致白色或深色点状结构，或没有明显结构	棕色血管包绕的卵圆形、管状或分枝状白色区域	结构扭曲或缺失
病理类型	增生性息肉	腺瘤（包括黏膜内癌和黏膜下浅层浸润癌）	黏膜下深层浸润癌
内镜图片	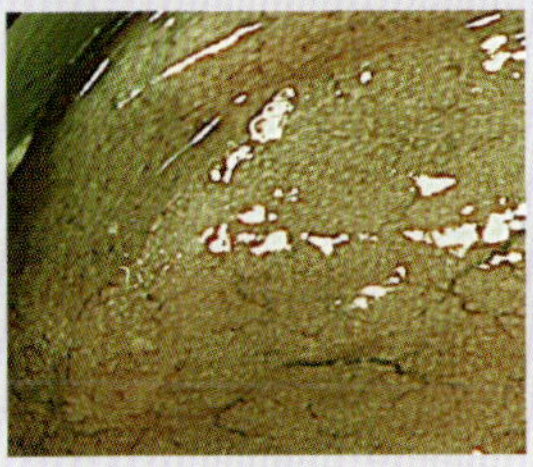	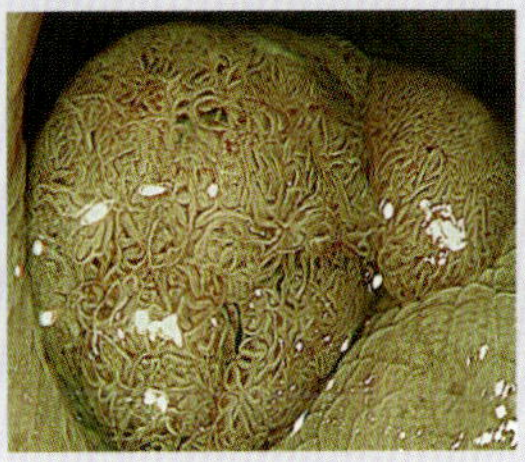	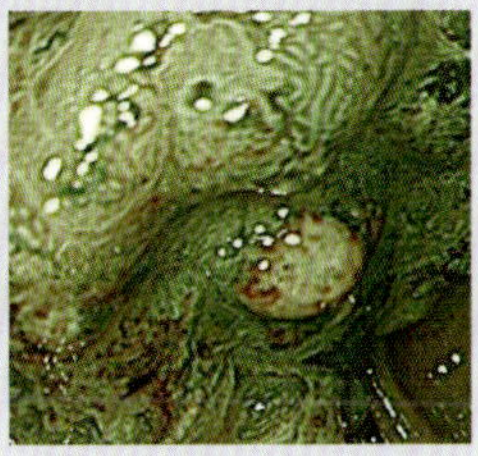

表5-4 日本内镜窄带光成像技术专家小组（Japan NBI expert team，JNET）分型

分型要点	Ⅰ型	2A型	2B型	3型
血管结构	不能识别	口径规整 分布均匀（网络样，螺旋状）	口径不同 分布不均匀	稀疏的血管区域； 增粗血管中断
表面结构	规则的黑色或白点和周围正常黏膜类似	规整（管状、树枝状、乳头状）	不规整或者不明了	无结构区域
预测组织学类型	增生性息肉；SSA/P	低级别腺瘤或低级别上皮内瘤变	高级别上皮内瘤变或黏膜下浅层浸润癌	黏膜下层深度浸润癌
内镜图像	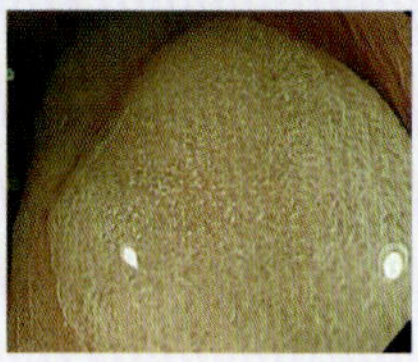	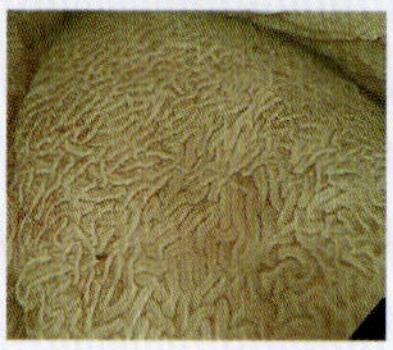	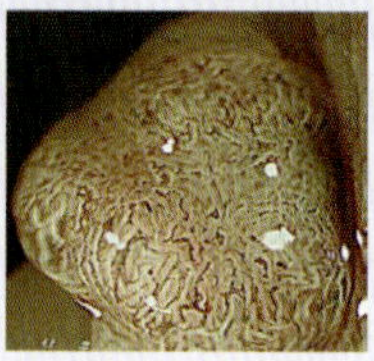	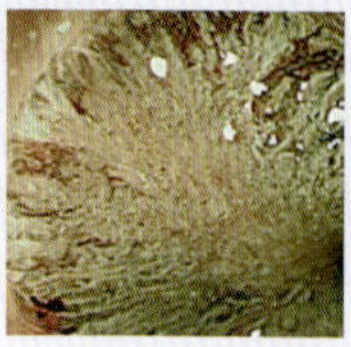

临床问题解答

结肠息肉表面腺管及血管的观察，是否必须用放大肠镜?

在结直肠病变内镜下诊断的诸多分型中，除了NICE分型，其余均需借助放大内镜。放大内镜操作相对烦琐费时，技术要求较高，加之费用昂贵，故很多医院未配备。而奥林巴斯新型窄带光成像双焦距（NBI−Near Focus）内镜可克服上述缺点，通过一键切换即可实现窄带光成像及45~90倍放大近焦观察，清晰显示结直肠病变表面微血管及微腺管结构（图5−6）。对于绝大部分息肉可以准确判断息肉性质（图5−7~14）。但对于部分Vi型腺管的鉴别还是需要高倍放大。

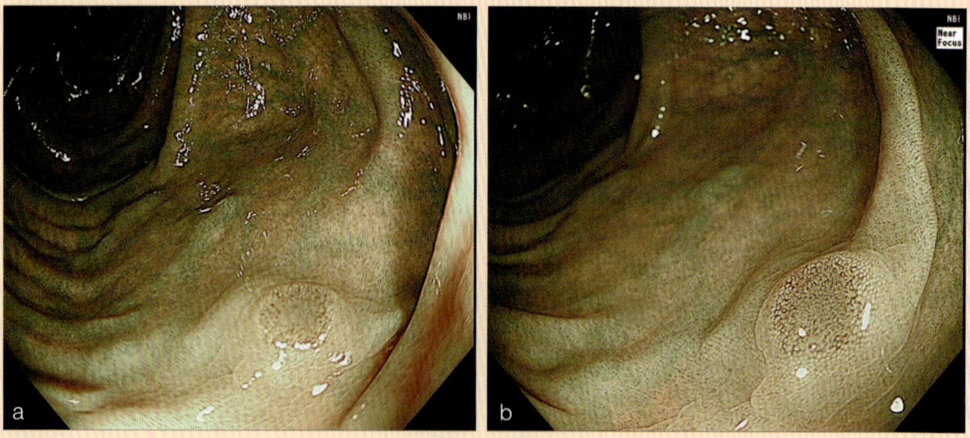

图5−6 NBI−Near Focus观察。a. 普通NBI照片，表面腺管及微血管显示不清；b. Near Focus照片，无可见密集网状分布的微血管

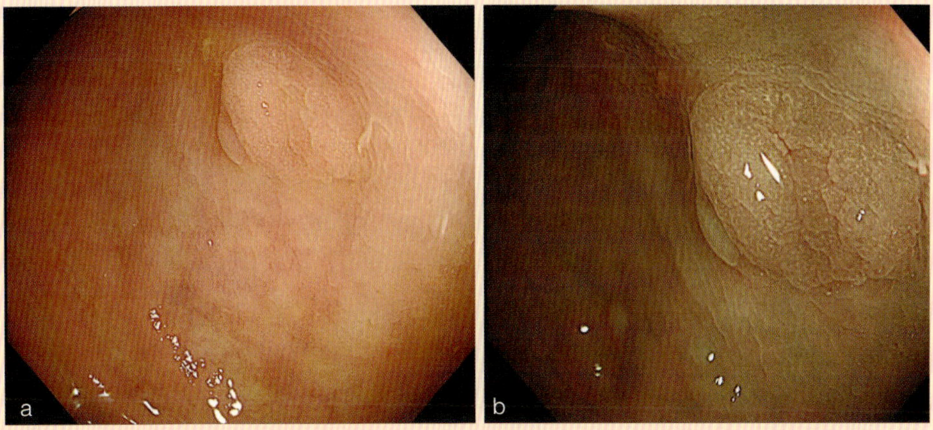

图5-7　a. 息肉白光表现；b. NBI-Near Focus观察网状毛细血管不可见。CP分型Ⅰ型，内镜下切除后病理为增生性息肉

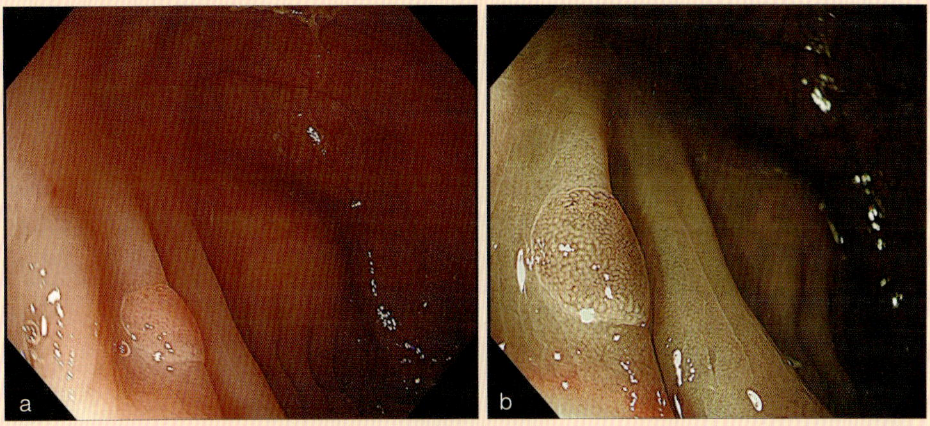

图5-8　a. 白光表现；b. NBI-Near Focus观察可见腺管周围直径均一的毛细血管。CP分型Ⅱ型，内镜下切除后病理为低级别腺管状腺瘤

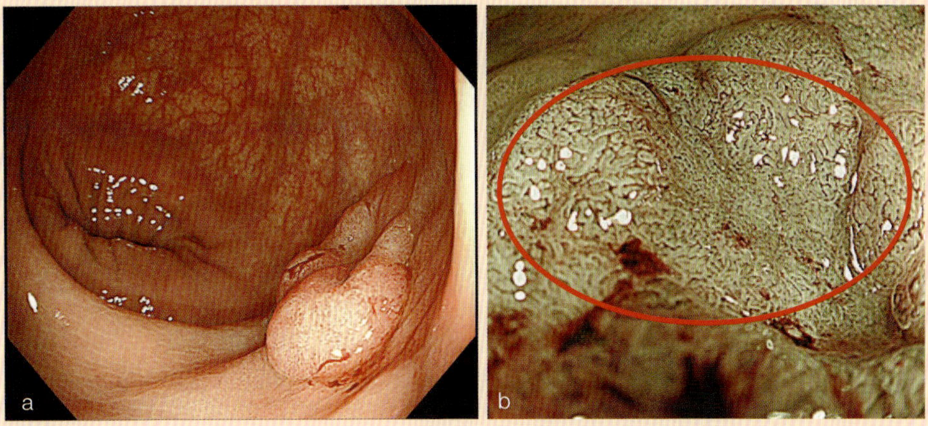

图5-9　a. 白光表现；b. NBI-Near Focus观察，蓝圈内可见不规则的高密度毛细血管。CP分型ⅢA型，内镜下切除后病理为黏膜内癌

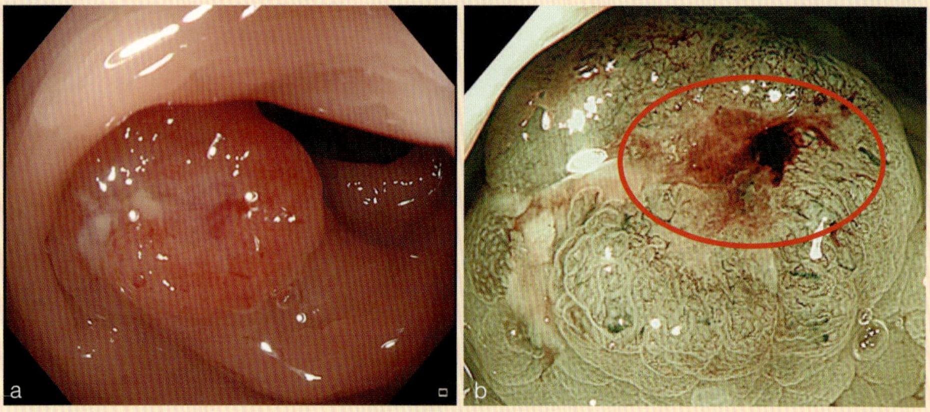

图5-10　a. 白光表现；b. NBI-Near Focus观察，蓝圈内可见无血管区域或松散的微小血管。CP分型ⅢB型，外科手术后病理为低分化腺癌，侵达黏膜下深层

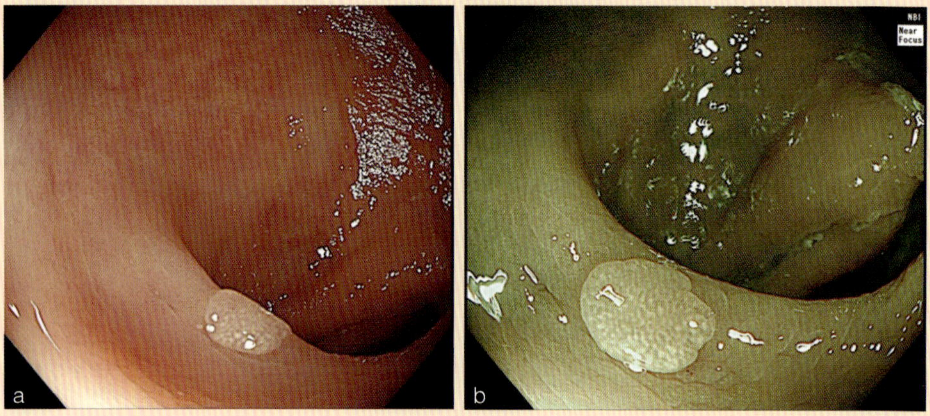

图5-11　a. 白光表现；b. NBI-Near Focus观察，表面血管不能完全识别，表面结构为相对规整的白点。JNET分型Ⅰ型，内镜下切除术后病理示增生性息肉

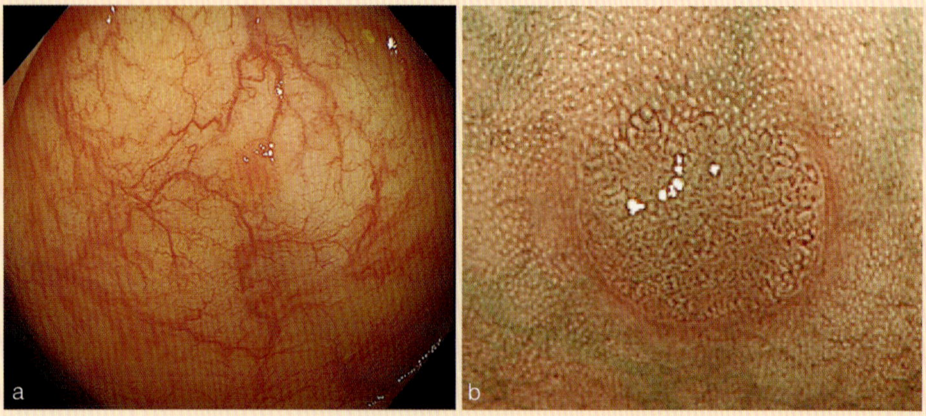

图5-12　a. 白光表现；b. NBI-Near Focus观察，表面血管口径及分布均匀（网络样），表面结构相对规整。JNET分型ⅡA型，内镜下切除术后病理示低级别腺管状腺瘤

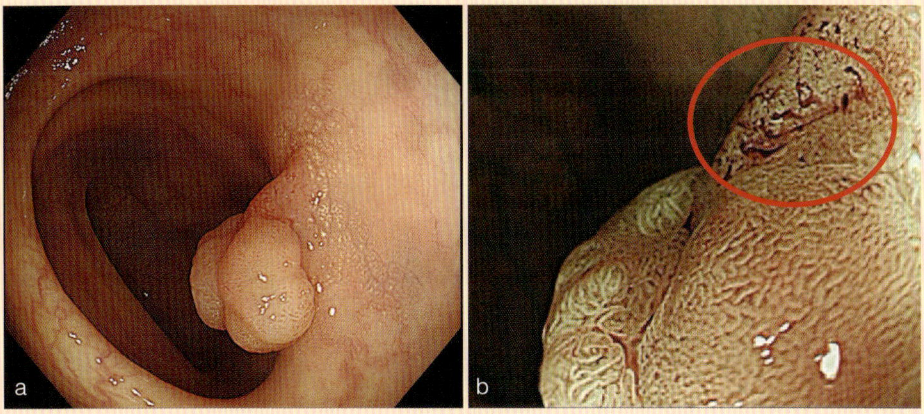

图5-13　a. 白光表现；b. NBI-Near Focus观察，蓝圈内表面血管口径及分布不均匀，表面结构不规则，显示不清。JNET分型ⅡB型，内镜下切除术后病理示黏膜内癌

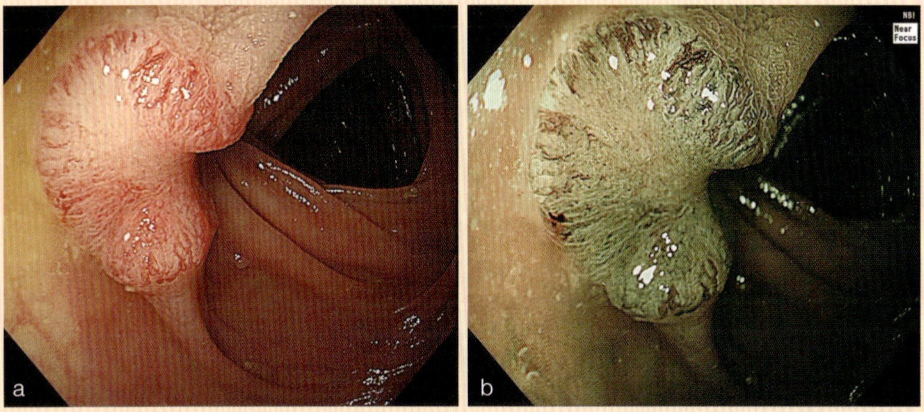

图5-14　a. 白光表现；b. NBI-Near Focus观察，中央表面血管稀疏，边缘可见增粗中断的血管，表面结构中央区域缺乏。JNET分型Ⅲ型，外科手术切除术后病理示腺癌，侵达固有肌层

结直肠息肉切除的原则及治疗方案选择流程

结肠息肉切除需要遵循3个原则：安全、完整切除、简便和经济。做到上述三点的前提是术前准确判断和术中规范的操作。息肉切除的方案选择，我们需要结合3个方面综合考虑，即息肉的大小、发育形态、内镜下性质判断。如果术前没有仔细判断，选择了错误的切除策略，有时可能会给患者带来灾难性的后果（病例1~4）。结肠息肉治疗原则的选择建议参照下方的流程图（图5-15）。

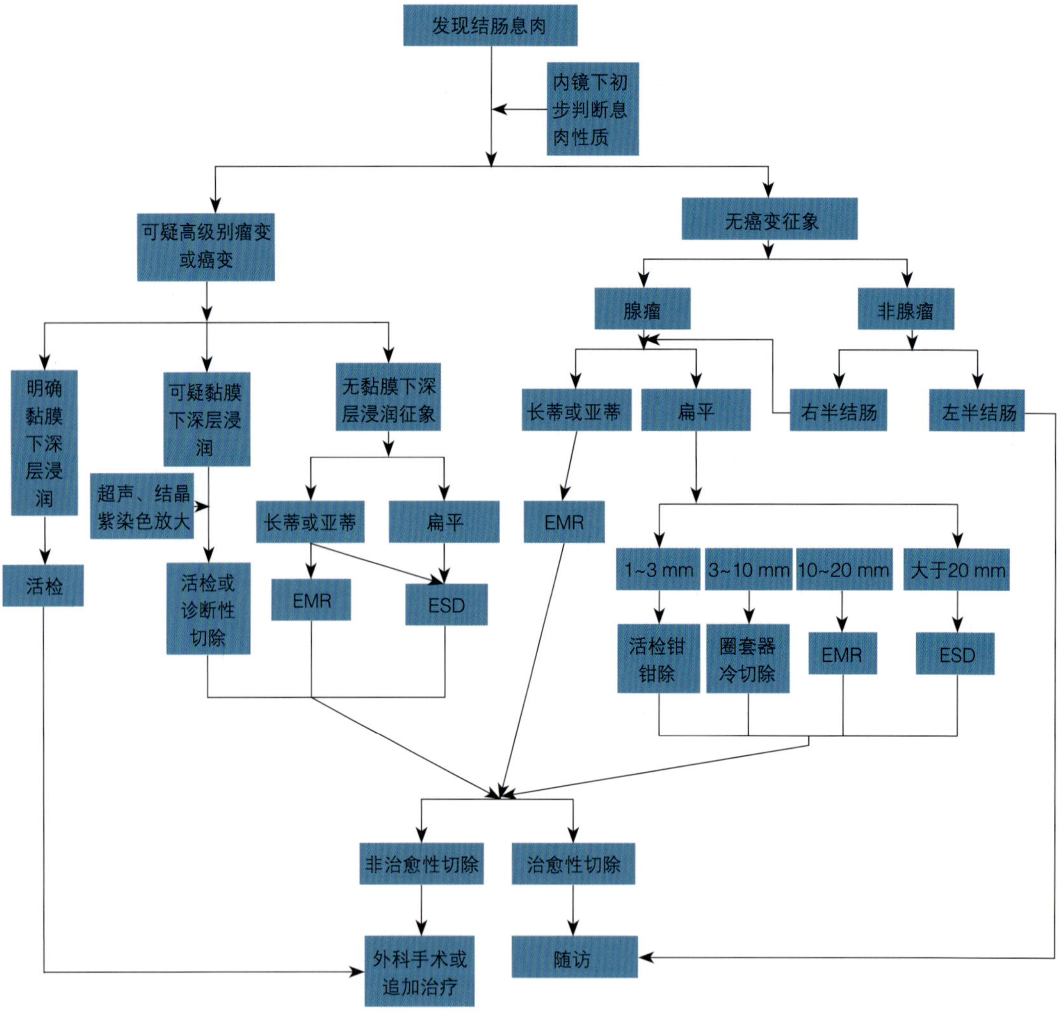

图5-15　结肠息肉诊治推荐流程图

典型病例

病例1

57岁中年男性，于外院行结肠镜检查发现结肠多发息肉，EMR切除，术后病理示降结肠息肉高级别上皮内瘤变，累及切缘。为进一步诊治就诊我院。镜下所见及治疗如图5-16。

ESD术后病理：（降结肠）黏膜充血、水肿，中度慢性发炎，局部肉芽组织增生，瘢痕形成，瘢痕周围查见少许腺体呈高级别上皮内瘤变，黏膜下血管扩张、充血，淋巴组织增生，未累及切除面。

反思：患者为早期结肠癌，由于外院采用的EMR切除方式未能完整切除病变，需要追加治疗。如果患者进行第一次结肠检查时，医生能准确判断降结肠息肉可疑癌变，并采用规范的EMR治疗可以达到治愈性切除，具体操作方法见相关章节。

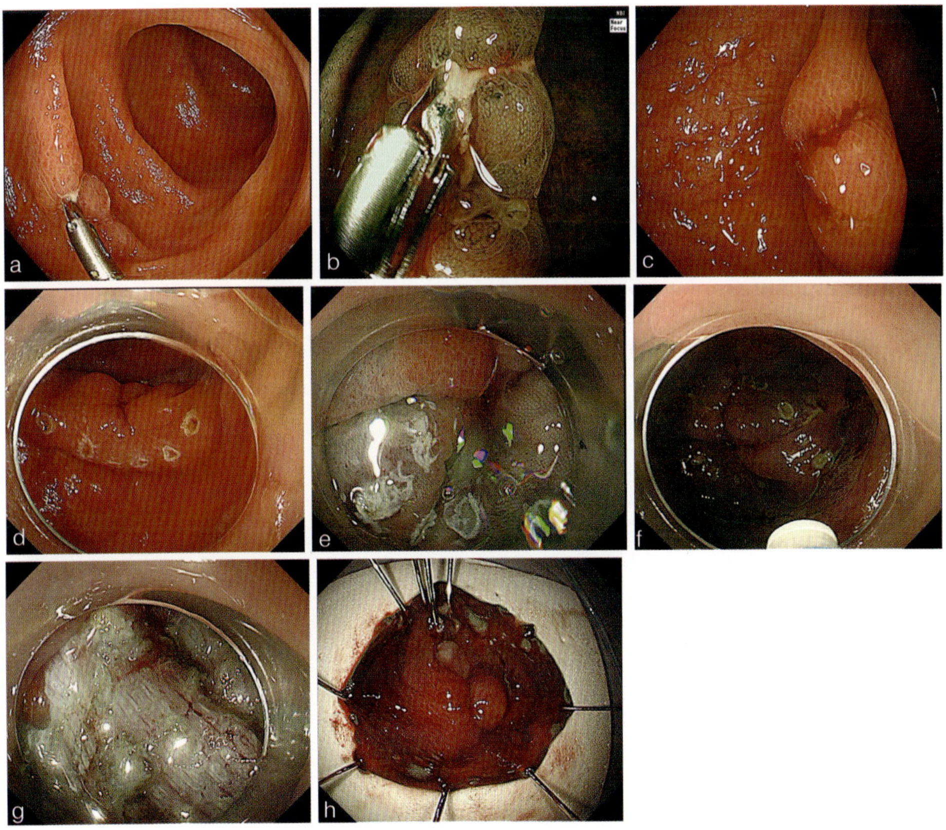

图5-16　复查镜下所见及治疗。a. 降结肠见一溃疡瘢痕，表面见一止血夹；b. 周围黏膜增生水肿，影响对病变的观察与诊断；c. 拔除止血夹；d. 因病变边界不清晰，进行环周标记；e. 基底部黏膜下注射后，瘢痕处抬举征（－）；f. dual刀沿病变外缘切开黏膜层，并进行黏膜下剥离，见中间粘连明显；g. 切除过程发生穿孔，直径约0.5 cm；h. 止血夹封闭切面后标本取出固定

病例2

51岁中年男性，2个月前因大便带血就诊某医院，期间行直肠病变分片切除手术，送检直肠息肉样组织10块，最大者体积2.4 cm × 2.2 cm × 1.2 cm，余者长径0.7~2.0 cm，病理诊断：（直肠）低级别管状绒毛状腺瘤，局部呈高级别上皮内瘤变。为复查及进一步诊治就诊我院。镜下所见如图5-17。

反思：该患者直肠为一早期癌变的巨大侧向发育型息肉，外院诊治过程中未能准确评估病变的边界和大小，将病变的局部行分片切除，导致广泛瘢痕形成。使本来可以通过内镜下ESD完整切除的病变无法通过内镜微创切除，患者最终的结局是在无法保肛的情况下行外科手术切除，生活质量受到严重影响。

病例3

75岁老年男性，外院肠镜检查发现结肠多发息肉，行内镜下切除，术中切除息肉18枚：升结肠近回盲部4枚（直径4~8 mm），降结肠距肛50 cm 1枚（直径约10 mm），另见微小息肉4枚（直径约3 mm），乙状结肠距肛45 cm见3枚息肉

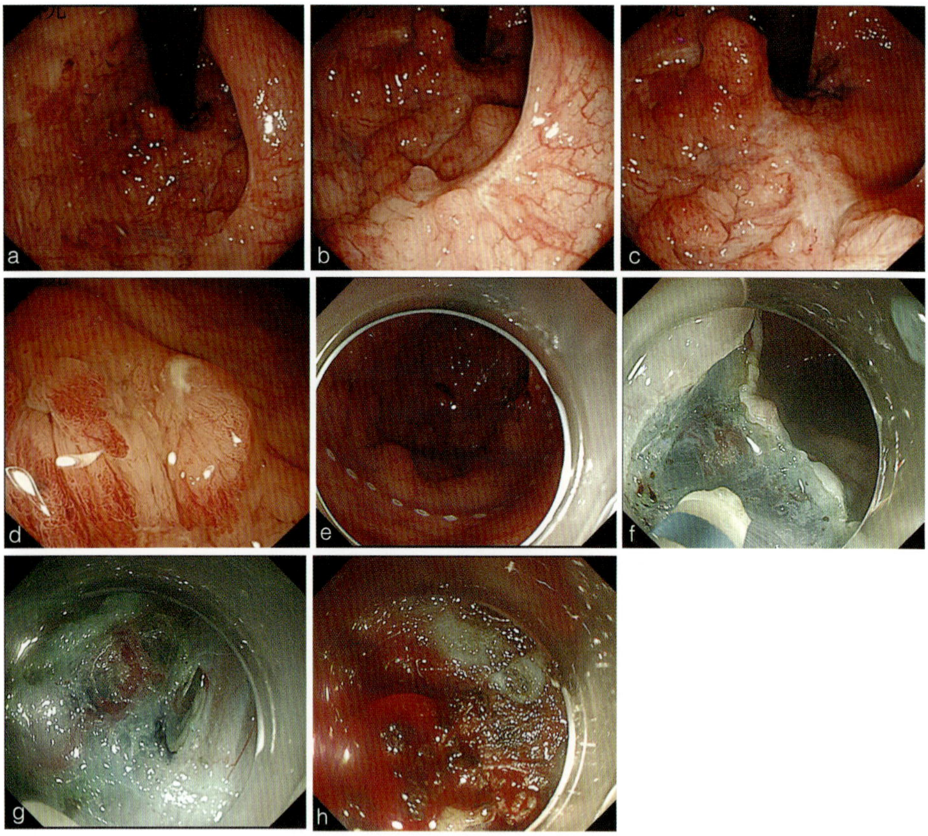

图5-17　a. 自齿状线起至距肛10 cm见巨大侧向生长型息肉，环肠腔约4/5周；b. 肛侧见大片白色瘢痕；c. 局部见直径约1.5 cm大结节；d. 表面观察为绒毛状结构；e. 病变环周标记；f. 自肛侧剥离；g. 瘢痕处明显粘连；h. 剥离困难，出血多，遂终止切除，转外科手术

（直径约5 mm、8 mm、15 mm），乙状结肠距肛25 cm见3枚息肉（直径约10 mm、15 mm、25 mm）、乙状结肠距肛15 cm见2枚息肉（直径约6 mm），直肠距肛10 cm见1枚息肉（直径约30 mm）。术后送检息肉7枚（放置于4个标本瓶中）。术后病理：乙状结肠（距肛25 cm），黏膜内癌累及侧切缘，余为管状腺瘤伴低级别上皮内瘤变。为进一步诊治就诊我院。行结肠镜检查所见如图5-18。

该患者入院后再次行肠镜检查，升结肠、横结肠各见1枚直径0.8~1.0 cm扁平或亚蒂息肉，EMR切除。升结肠、降结肠、乙状结肠、直肠散在多处瘢痕，周围黏膜结节样增生，部分表面见止血夹，距肛45 cm结肠脾曲见一处瘢痕，表面腺管规整，距肛25~30 cm处见多处瘢痕，表面充血水肿，乙状结肠距肛16~18 cm处见3处瘢痕，表面结节样改变，其中1处表面微血管及腺管排列紊乱，可疑肿瘤残留，对照当地医院报告，与其描述位置差异较大，与患者及家属充分交流后，患者及家属拒绝追加ESD，选择外科手术。遂分别于距肛17 cm瘢痕肛侧、距肛45 cm瘢痕口侧应用纳米碳注射液做标记后第二天行腹腔镜下左半结肠癌根治术。

术后病理：左半结肠，黏膜充血水肿，中度慢性发炎，局部黏膜呈高级别

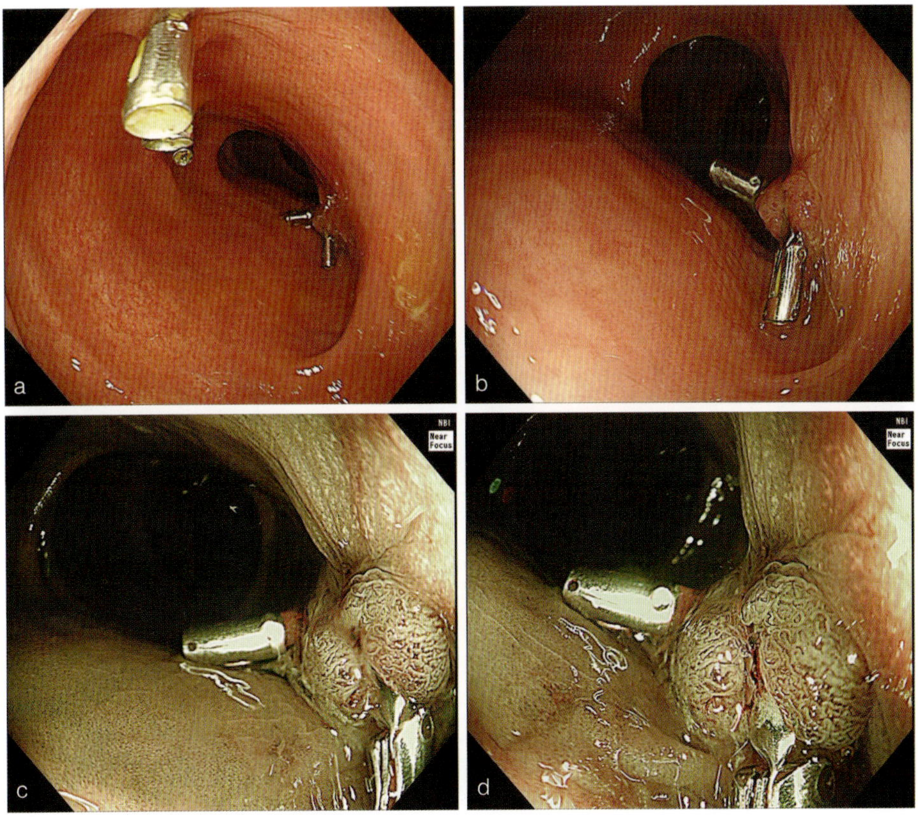

图5-18 a. 乙状结肠见多发瘢痕，表面见和谐夹滞留；b. 瘢痕表面呈结节样改变；c，d. NBI弱放大观察见ⅢL型腺管开口

上皮内瘤变，局部可见低级别腺管状腺瘤（1个），未累及两段切线。淋巴结，肠壁一站（20个）、肠壁二站（6个）、肠壁三站（3个）、中间组（6个）未查见癌。

反思：该患者息肉切除过程中有4个问题：第一，切除前没有细致、规范观察，判断息肉的性质；第二，未全部收集、分别放置、标记切除标本；第三，息肉距离标记不准确，可能的原因是镜身未取直；第四，选择的切除方法未能达到治愈性切除标准。若患者术前判断息肉可疑恶变，按照规范操作扩大切除病变后，充分病理评估，手术是可以避免的。

病例4

56岁中年女性，外院查体行肠镜检查，发现直肠息肉样隆起，直径约0.3 cm，取活检1块，术后病理：神经内分泌肿瘤（G1）。为进一步诊治就诊我院。行结肠镜检查如图5-19。

患者ESD术后病理：（直肠）ESD切除标本，神经内分泌细胞瘤样增生，位于黏膜内及黏膜下层，未累及周边及底部切除面。免疫组化：CgA（+）、CD56（+）、Syn（+）、Ki-67（约1%）。

反思：对于结直肠小的神经内分泌肿瘤，很多医生将其作为息肉行内镜下切除，且因病变很小，表面腺管接近正常，误以为炎性或增生性息肉而未行规范的治愈性切除，造成病变残留。内镜医生应提高对结直肠黏膜下病变的认识，并选择合适的切除方法。

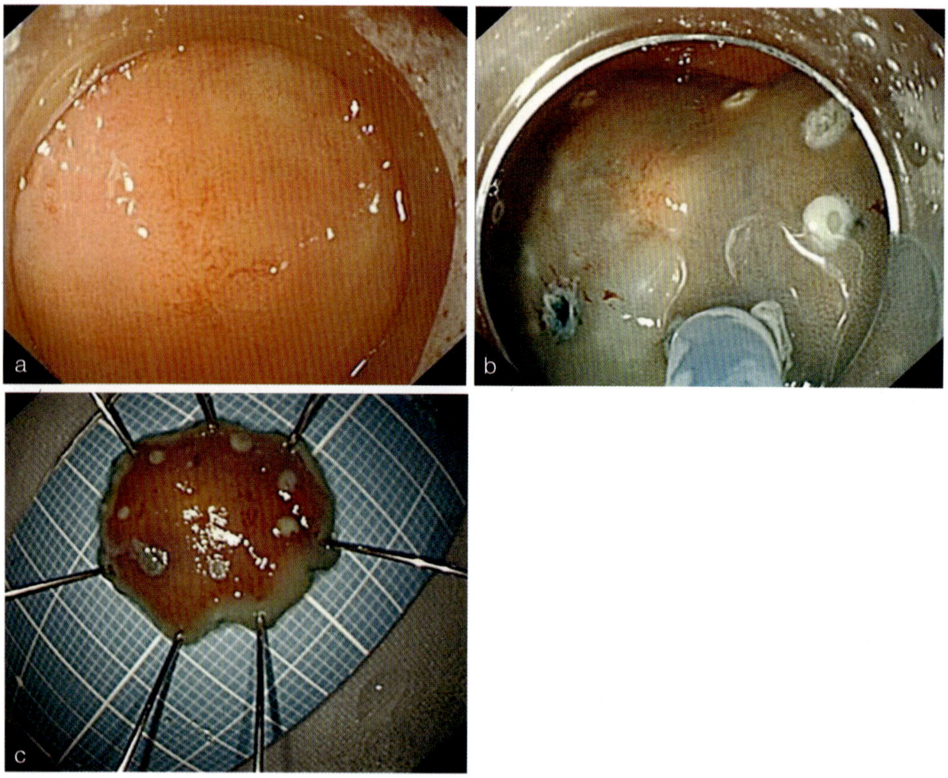

图5-19 a. 直肠距肛约5 cm处见一直径0.3 cm隆起，淡黄色，表面见瘢痕；b. 黏膜下注射后抬举征（+）；c. 剥离后标本

临床问题解答

结肠息肉是否需要活检?

绝大部分息肉内镜下足以判断其性质，对于可内镜下完整切除者不建议常规活检，活检不能改变治疗策略且可能造成局部粘连，增加内镜下切除困难及风险，部分腺瘤性小息肉活检后大小及形态改变，再次内镜下检查时不易检出。而且由于活检取材小且浅，活检病理不能代表病变整体最终病理诊断。对于内镜下高度确信黏膜下深浸润癌者可常规活检，可疑黏膜下浅浸润者可先活检明确性质或与患者家属充分沟通后行诊断性切除。

不需要切除的息肉

关于哪些息肉需要切除，哪些息肉可以随访，目前国内没有相关指南或共识明确推荐，2017年欧洲胃肠道内镜学会发布的《结肠息肉切除术和内镜黏膜下剥离术指南》中建议切除所有息肉（乙状结肠、直肠≤5 mm高度确信为增生性息肉的除外）。需要明确的是，结肠息肉切除的目的主要是为了预防结肠癌，延长患者的寿命，对于癌变概率极低的息肉，无须积极切除，如炎症性肠病、菌痢等结肠溃疡性疾病，愈合过程中会形成多发的炎性息肉，这部分息肉通常发生于瘢痕旁，密集多发，若内镜下没有高度怀疑恶变，不建议积极切除。另外，在实际工作中我们需要综合考虑患者的年龄、基础疾病、预期寿命，对于超高龄老人或合并其他基础疾病者，应权衡利弊，选择个体化治疗措施。

■ 增生性息肉

60岁中年男性，查体发现直肠、乙状结肠多发直径1~5 mm白色扁平息肉（图5-20），JNET分型1型，考虑增生性息肉，建议随诊。

■ UC治疗后多发炎性息肉

31岁青年男性，因黏液脓血便1个月入院，行肠镜检查：全结肠黏膜广泛充血水肿，血管纹理消失，密布点片状溃疡，部分溃疡融合成片（图5-21），诊断溃疡性结肠炎。

患者治疗半年后复查时肠镜检查示：升结肠、肝曲、横结肠、脾曲、降结肠、乙状结肠弥漫分布长短不等指状息肉（图5-22），部分顶端发红，广泛黏膜桥形成。此类息肉一般无须内镜下切除，但需要定期检查，当怀疑出现异型增生或早期癌变时需内镜下切除。

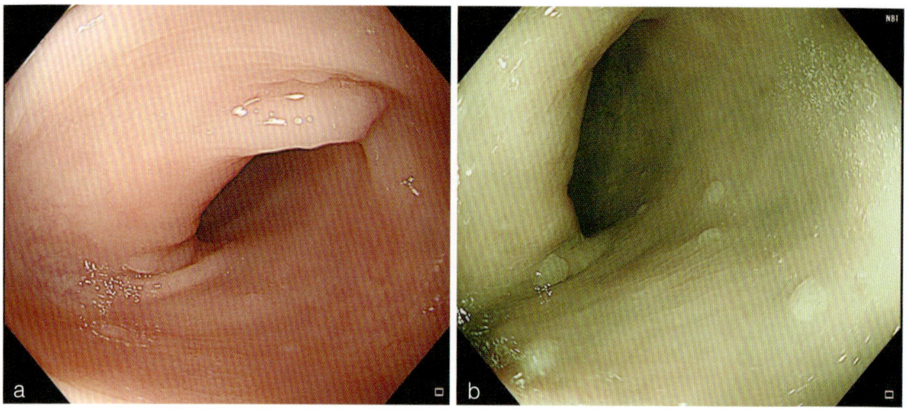

图5-20　a. 白光表现；b. NBI表现

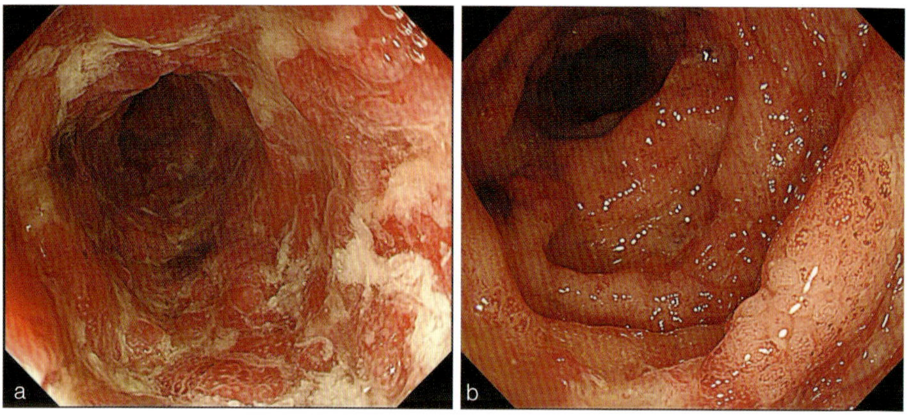

图5-21　a. 多发溃疡融合成片；b. 点状溃疡，黏膜颗粒样改变

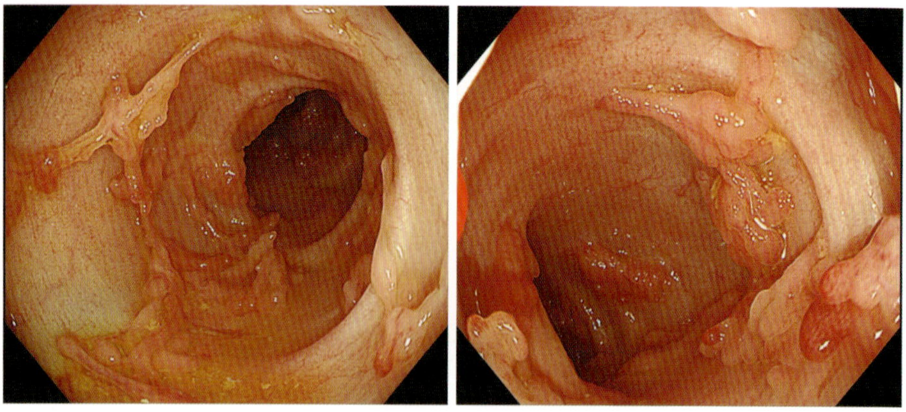

图5-22　UC治疗后多发炎性息肉及黏膜桥

结肠黏膜—黏膜下细长息肉

81岁老年男性，结肠癌术后5年复查，肠道内见多发长条状、蠕虫样息肉，表面光滑，表面腺管与周围黏膜相同（图5-23）。

此为结肠黏膜—黏膜下细长息肉（colonic mucosubmucosal elongated polyp，CMSEP），其与年龄、性别、既往临床病史或主观症状无相关性。CMSEP是一种良性病变，很少引起临床症状，一般无须治疗。也有报道，它与出血、肠套叠和癌变（非常罕见）有关。因此，当息肉表面腺管发生改变，或可疑癌变时，需行内镜下切除。

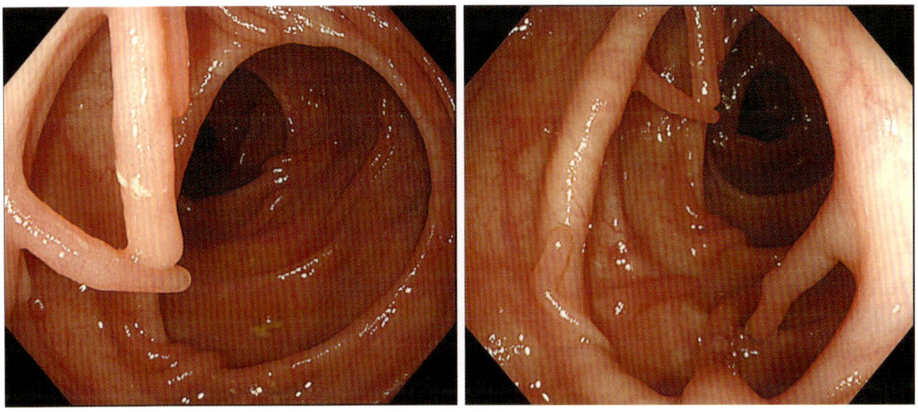

图5-23　横结肠多发条状息肉

内翻性憩室

50岁中年男性，健康查体，乙状结肠见一直径0.5 cm囊状隆起，表面光滑，形态可变，镜下考虑内翻性憩室（图5-24）。

内翻性憩室：系本应向肠壁外疝出的憩室发生翻转，向肠腔内突出形成，人群发病率约0.7%。内翻性憩室常被临床误诊为息肉或腺瘤，其内镜下形态表现多样，相对典型的内镜下表现为：柔软的、中央凹陷的、息肉样隆起，表面与周围黏膜颜色相同，息肉往往会随着活检钳或内镜下空气注入的轻微压力而消失或变为外翻性憩室。一般无须内镜下处理。内镜下息肉切除术可导致肠穿孔。病理诊断依据是息肉内可见平滑肌组织，且固有肌层变薄。

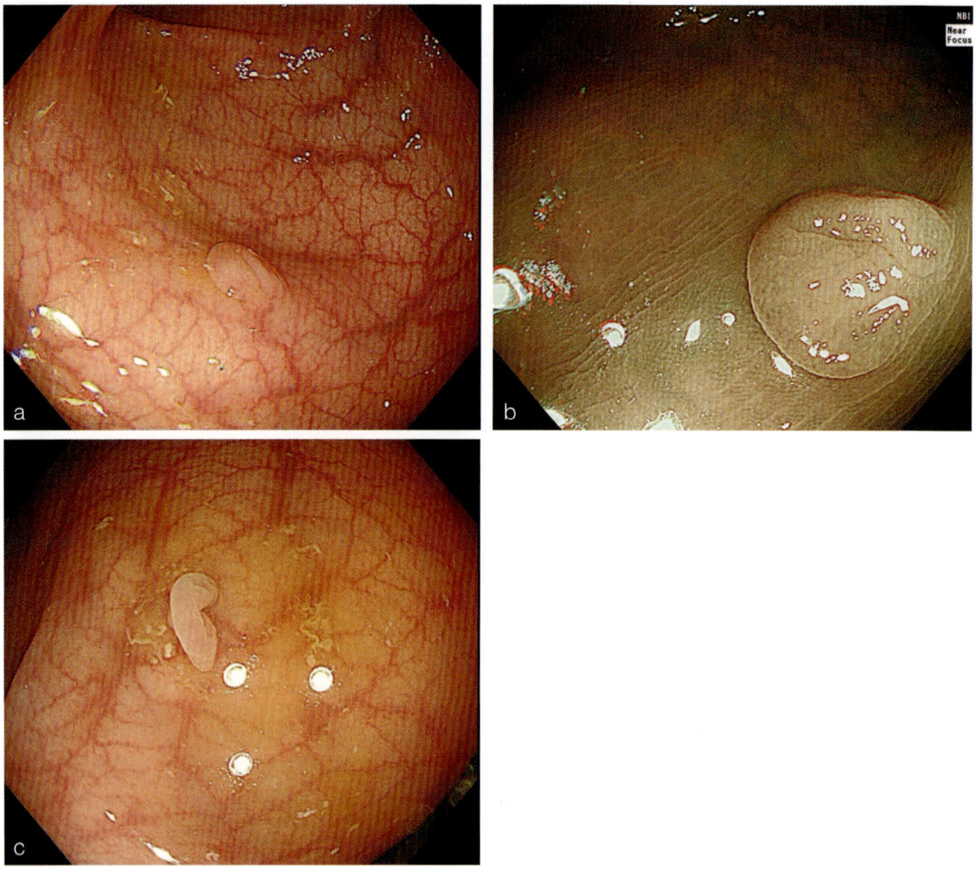

图5-24　a. 白光表现；b. NBI表现；c. 隆起形态变化

临床问题解答

如何区分增生性息肉与SSA/P?

二者均属锯齿状病变，是一组隐窝上皮存在锯齿状形态结构，具有异质性的病变，包括增生性息肉（hyperplastic polyp，HP，图5-25）、无蒂平坦型锯齿状腺瘤/息肉（sessile serrated adenoma/polyp，SSA/P，图5-26）及传统锯齿状腺瘤（traditional serrated adenoma，TSA，图5-27）。在锯齿状病变中，HP是最常见的锯齿状病变类型，占70%~90%，SSA/P次之，占10%~20%，而TSA相对少见，只占约1%。自1975年Muto提出了经典的“腺瘤—腺癌”途径，腺瘤曾被认为是唯一具有恶变潜能的息肉类型。现如今伴随内镜技术的发展、分子遗传学技术的进步及病理学诊断标准的改变，锯齿状病变在大肠癌发病中的重要性得到了越来越多的重视。不同于经典途径，锯齿状病变是通过锯齿状途径发展为大肠癌，相关研究表明锯齿状途径可能存在两种癌变机制，即“SSA/P-锯齿状腺癌”和“TSA-锯齿状腺癌”。其发生过程主要涉及CpG岛甲基化、微卫星不稳定性、BRAF及KRAS基因突变等分子机制，占大肠癌的15%~30%。相比于HP，TSA和SSA/P更具有向恶性转化的细胞学特性，尤其伴细胞异型增生的SSA/P，进展为癌的速度相对较快。Oono等和Omori等分别报道了SSA/P伴有细胞异型增生的2个病例，分别在8个月和11个月内发展成进展期结肠癌。许多学者认为内镜下对SSA/P的认识不足，是当前大肠癌发病率仍居高不下的原因之一。因此，早期识别SSA/P并及时完全切除对预防大肠癌具有重要的意义。HP常小于5 mm，位于乙状结肠及直肠，形态平坦，颜色通常比周围黏膜浅，其表面缺乏血管结构或仅有孤立的条状血管。在颜色和血管分布上，SSA/P和HP相似，但SSA/P通常比HP体积大，常位于近端结肠。Hazewinkel报道，积云样表面、形态不规则、黏液帽和模糊的边界为SSA/P的内镜特点。TSA通常位于远端结肠，形态上大多为隆起型，内镜下的表现较HP及SSA/P明显不同，多呈珊瑚样或者松塔样，较易检出。

通常认为增生性息肉癌变风险低，尤其位于左半结肠者，不需要内镜下切除，而SSA/P为重要的癌前病变，建议内镜下切除，由于部分HP与SSA/P内镜下鉴别困难，故当息肉位于右半结肠时，可不必刻意区分HP还是SSA/P，均建议内镜下切除。

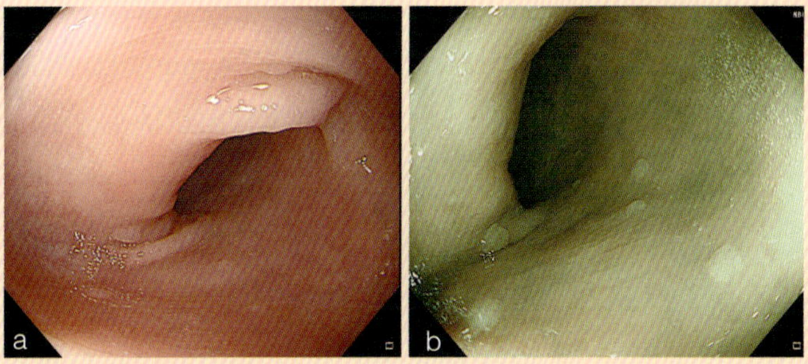

图5-25 a. 白光表现，散在白色扁平直径2~3 mm息肉；b. NBI表现，色白，表面无血管结构

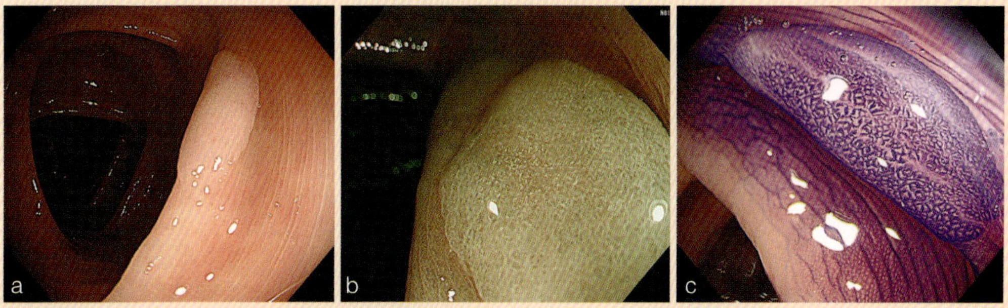

图5-26 a. 白光表现，扁平隆起，颜色较周围黏膜略浅；b. NBI表现，表面缺乏血管结构，可见扩大的腺管开口；c. 结晶紫染色放大可见扩大的星芒状腺管开口

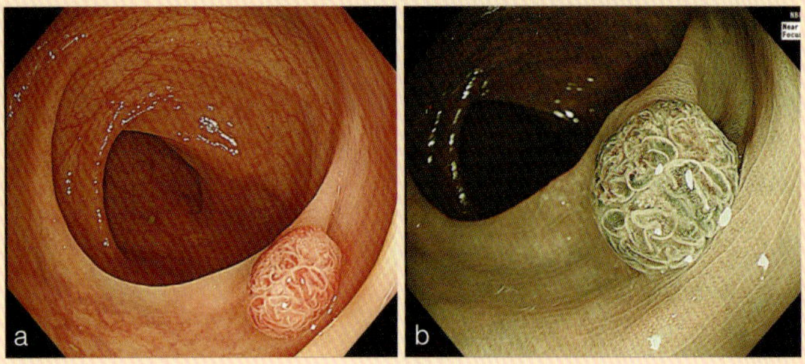

图5–27　a. 白光表现；b. NBI表现，亚蒂隆起，松塔样外观，可见松果样膨大的腺体

微小息肉及小息肉内镜下切除方法选择

研究显示，结肠镜检查过程中发现的结直肠息肉，90%为直径<10 mm的小息肉，在这些小息肉当中，90%为≤5 mm微小息肉，另外10%是6~9 mm息肉。对小于10 mm的息肉切除技术临床实践差异很大，包括：冷/热活检钳钳除、冷/热圈套器切除、APC等，目前国际上尚无统一的共识。欧洲指南中推荐圈套器冷切除作为小于10 mm扁平息肉的首选切除方法；国内没有指南推荐最优选择，息肉冷切除没有广泛开展，也缺乏相关高质量的研究。我们根据现有指南并结合科室多年工作经验，总结出微小息肉及小息肉的切除方法，供大家借鉴。下面以实例介绍各种切除方法的特点。

■ 1~3 mm微小息肉，首选活检钳钳除

52岁中年男性，健康查体，乙状结肠见1枚扁平息肉，活检钳测量大小约2 mm，NBI–Near Focus观察JNET分型2A型，考虑管状腺瘤，活检钳钳除，切面注水观察，病变完整切除（图5–28）。

活检钳钳除：钳除前活检钳测量，仅限于小于3 mm息肉，要点是钳夹准确，确保息肉全部位于钳口内，钳除后冲洗观察切面，一般情况下无须止血夹夹闭。活检钳钳除操作快速、简单、费用低，但息肉较大时残留率高。Efthymiou进行的试验中，在将大于3 mm的息肉钳除后于钳除原位进行EMR，用以评价冷活检钳钳除息肉的有效性，发现冷活检钳息肉钳除技术的完全切除率只有39%，分析其原因可能是息肉较大无法一次性完整钳除及首次钳夹后出血掩盖钳除的切面，进而增加息肉残留的风险。但对于≤3 mm的息肉，可以达到接近100%的完整切除率。

■ 3~10 mm扁平息肉，首选圈套器冷切除

49岁中年男性，健康查体，于横结肠见1枚扁平息肉，圈套器外鞘（2.3 mm）测量息肉直径约5 mm，NBI观察NICE分型2型，考虑管状腺瘤，圈套器圈套病变

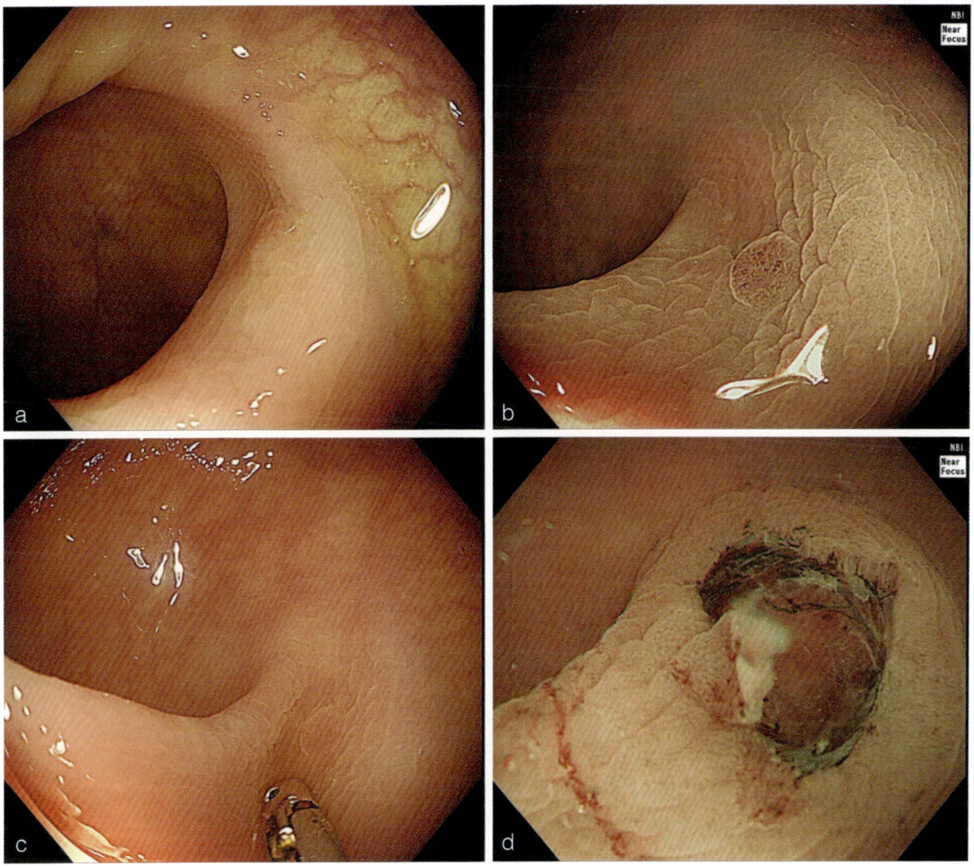

图5-28　a. 息肉白光；b. 息肉NBI；c. 活检钳测量息肉大小；d.钳除后NBI-Near Focus注水观察切缘

及少许周围正常组织，机械冷切除，冲洗观察切面，病变完整切除无残留（图5-29）。

圈套器冷切除：选择3~10 mm扁平息肉，建议选择直径<15 mm的质地偏硬、钢丝偏细的圈套器，尽量将息肉置于视野的5~6点方向，圈套器伸出于外鞘后调整大小，将息肉及周围1~3 mm正常组织套于中间，轻轻外推圈套器鞘管或配合调整内镜旋钮使钢圈尽量贴近肠壁，必要时可嘱患者配合吸气（若所选圈套器质地较硬，通常不需要患者吸气配合），确认息肉完全位于圈套器内后，继续轻推外鞘管同时配合护士缓慢收紧圈套器，保持圈套器尾端与息肉位置相对固定，再次确认息肉完整圈套后护士加压勒除组织，息肉切除后冲洗观察切面，可以配合NBI水中观察，确认切面无息肉残留，根据切面大小及出血情况决定是否放置止血夹。医生和助手配合默契，一次性圈套到位可提高完整切除率。在皱襞上面或凹陷部位的息肉，圈套困难时可注射液体垫辅助圈套冷切除。

圈套器冷切除方法是近年的研究热点，完整切除率高，操作简单，并发症（迟发性出血、穿孔及电凝相关并发症）发生率低。初步研究证据显示，对小于10 mm的息肉，圈套器冷切除方法的确安全性高且疗效好，是欧洲消化内镜协会推荐的小

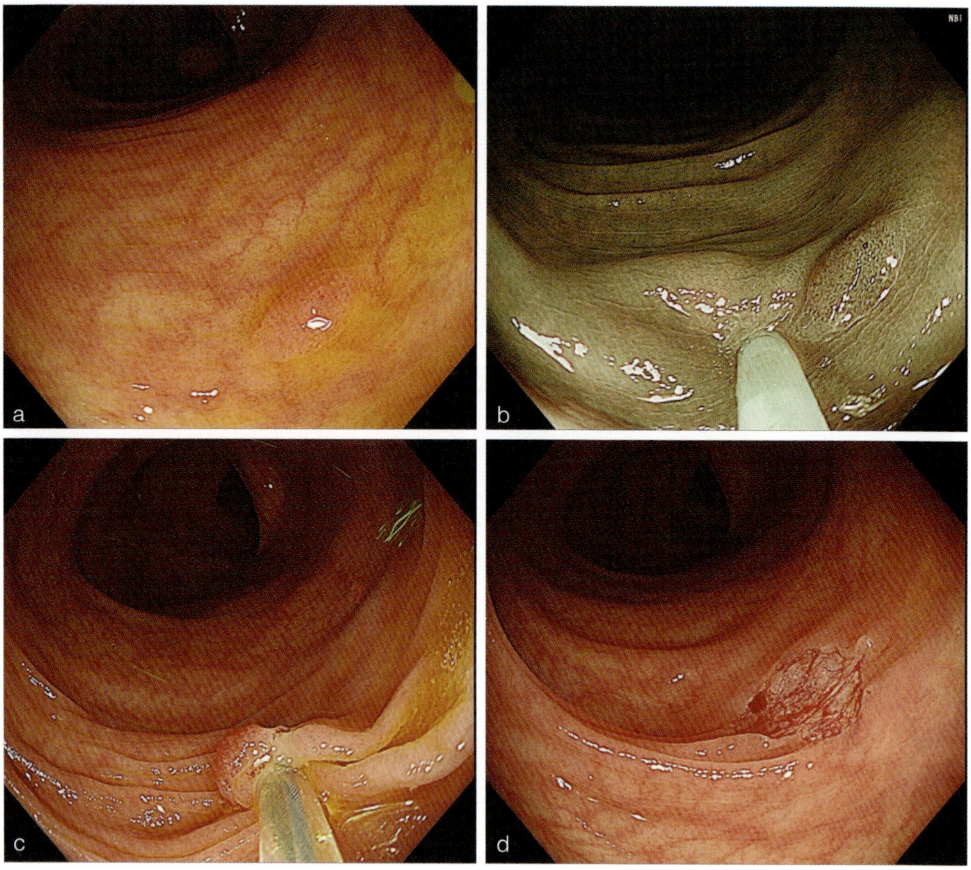

图5-29　a. 息肉白光；b. 息肉NBI；c. 圈套器套扎；d.切面观察

息肉首选切除方法，但国内相关研究较少。因有蒂或亚蒂息肉存在相对粗大的滋养血管，冷切除后出血风险较高，此类息肉不适合行圈套器冷切除。圈套器冷切除的标本深度较浅，不适合怀疑癌变的息肉切除。圈套器冷切除标本回收率略低，尤其是较小息肉。另外，圈套器冷切除息肉后，有时在其切除后切面中可见一白色突出组织（cold snare defect protrusions，CSDPs，图5-30），其活检组织学显示94%存在黏膜下组织，80%存在黏膜肌层，一般无残留息肉组织，因此部分学者认为有CSDPs者其黏膜层可能切除不完全。

圈套器类型的选择：对于大部分息肉，普通的圈套器能够顺利完成冷切除，但首选钢丝细、直径小、质硬的圈套器或冷切专用圈套器。一般来讲，钢丝越细，相对更加锋利，切割效果越好；圈套器钢丝太软者，推压圈套器外鞘贴近黏膜时圈套器头端易上翘导致病变滑脱。另外，圈套器都是记忆塑型的，完全伸出外鞘时恢复记忆形状，但大直径圈套器使用时一般仅部分伸出外鞘，此时其形状多为狭长的裂隙状，不利于套取病变，而直径小于15 mm的圈套器可以直接完全伸出外鞘，恢复记忆形状，利于病变套取（图5-31）。

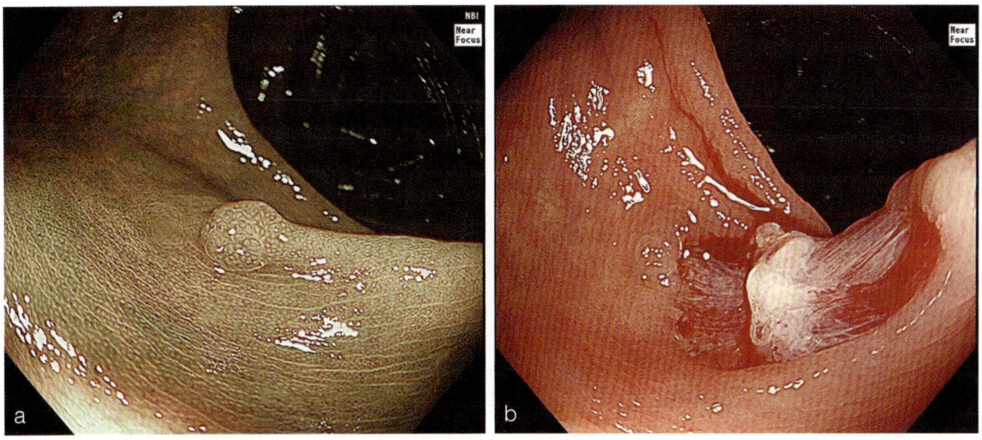

图5-30　a. 直径5 mm扁平息肉；b. 冷切除后表面见CSDPs

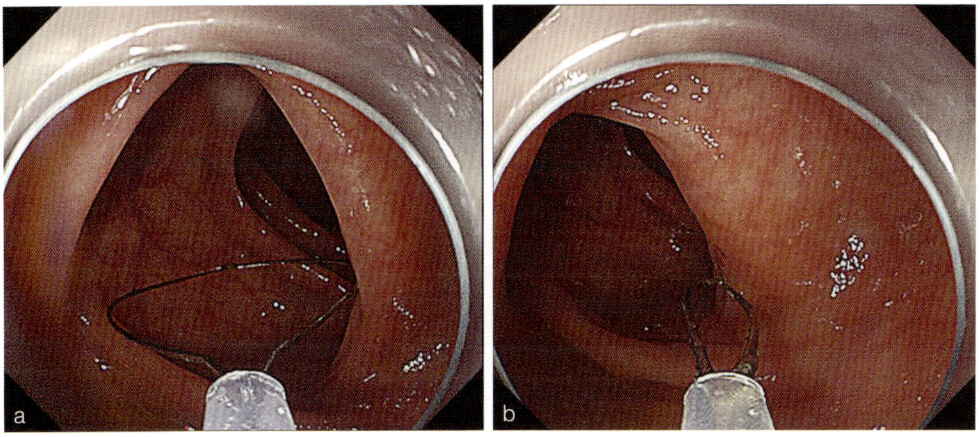

图5-31　a. 圈套器全部伸出时为圆形；b. 圈套器部分伸出时为狭长的裂隙状，不利于套取病变

小于10 mm亚蒂或有蒂息肉，首选EMR

56岁中年男性，健康查体，直肠距肛10 cm见一直径约10 mm亚蒂息肉，形态饱满，表面不平整，色调不均一，NBI-Near Focus观察中央有腺管显示不清区域，部分微血管增粗、开环，内镜下诊断JNET-2B，结肠息肉癌变达黏膜下浅层，行内镜下黏膜切除术（EMR）扩大切除（图5-32）。术后病理：（直肠）高级别管状绒毛状腺瘤，局部癌变—高分化腺癌，侵达黏膜下层（800 μm），未累及切除面。

EMR：首先行黏膜下注射，形成液体垫，液体垫增加息肉切除的安全性，还可以改变息肉的位置，使其暴露得更好。一般从息肉的口侧注射，使息肉迎向术者，反过来讲，若黏膜下注射位置不恰当，可能会使息肉暴露更差，切除难度更大。黏膜下注射液体垫后，将圈套器伸出外鞘后调整大小，将息肉及周围3~5 mm正常组织套于中间，吸气同时调整内镜角钮或外推圈套器使钢圈尽量贴近肠壁，确认息肉完全位于圈套器内后，配合护士收紧圈套

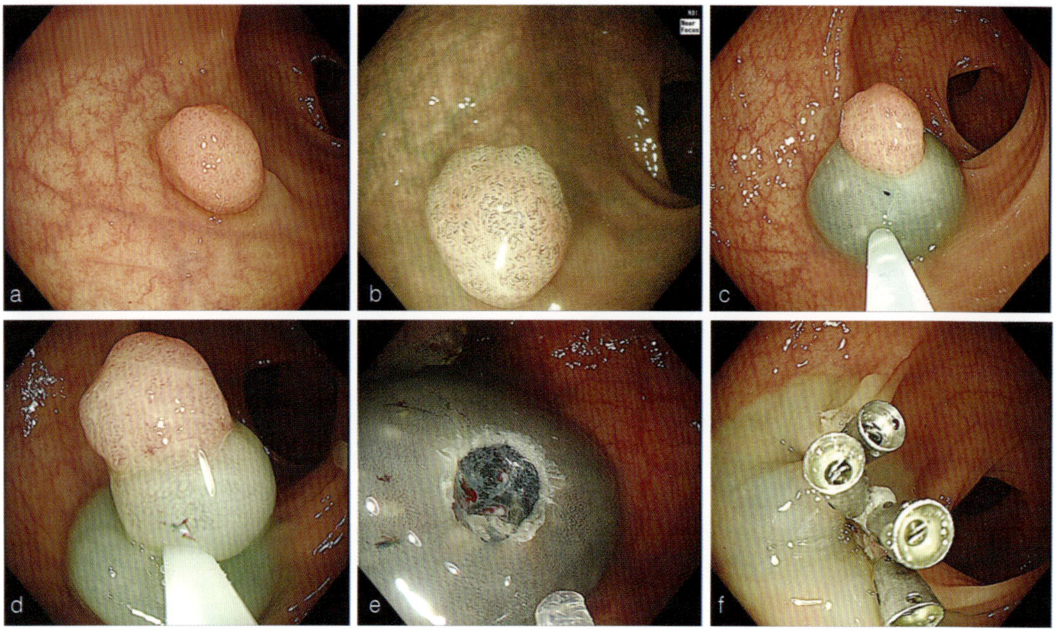

图5-32 a. 息肉白光；b. 息肉NBI；c. 息肉黏膜下注射；d. 圈套器套扎；e. 切面观察；f. 切面封闭

器，根据息肉形态选择电切/电凝方式切除息肉，一般仅粗蒂息肉选用纯凝模式，其余采用凝切混合模式。通电时配合护士需将圈套器尽量收紧，术者抖动圈套器切除息肉，避免电凝过度导致迟发性出血、穿孔。切除后观察切面情况，必要时用止血夹夹闭切面。

圈套器法EMR完整切除率高、创伤小、并发症少、安全性高，大部分息肉都可以通过此方法完整切除。缺点是操作相对烦琐，电凝相关并发症发生率较高，病变超过2 cm者常不能完整切除，行EPMR者病理评估困难，局部易残留复发。

氩离子凝固术（APC）

54岁中年男性，外院诊断结直肠多发息肉，为行息肉切除就诊我院，内镜检查提示乙状结肠、直肠多发直径0.1~0.3 cm扁平白色息肉，镜下考虑增生性息肉，行APC治疗（图5-33）。

APC操作简单、安全，但属于损毁性治疗，不能获取病理标本，无法明确病变的浸润深度以及切缘状态，一般应用于乙状结肠、直肠增生性息肉的切除，也有文献报道APC可用于息肉切除术后局部残留的毁损治疗。APC虽然凝固损伤深度较浅，但若氩气导管对肠壁压力过大，也有迟发性穿孔的风险。

热活检钳切除

40岁中年男性，健康查体，横结肠见直径0.4 cm扁平息肉，JNET分型2A，行热活检钳切除（图5-34）。

热活检钳切除法：首先黏膜下注射液体垫，特别是用于右半结肠息肉切除术，注射液体垫可降低穿孔、电凝综合征等并

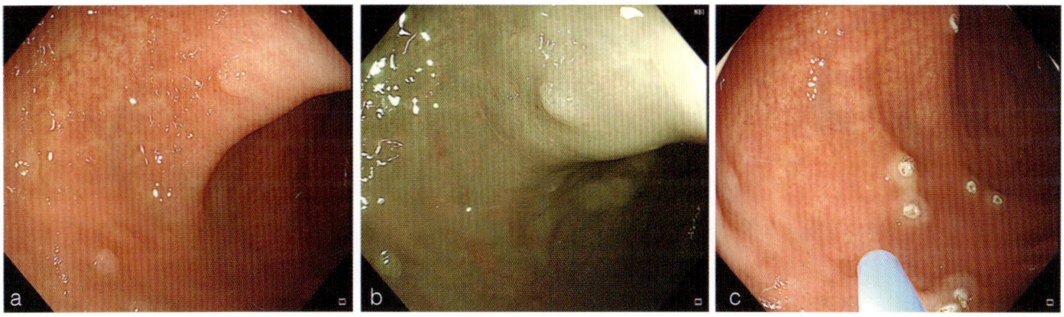

图5-33　a. 息肉白光；b. 息肉NBI；c. 息肉APC后

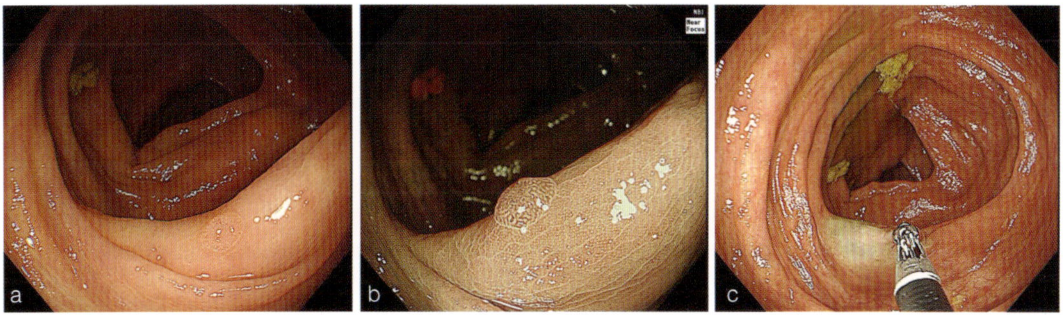

图5-34　a. 息肉白光；b. 息肉NBI；c. 息肉热活检钳切除

发症发生率；热活检钳钳夹息肉，收紧提起组织，远离肠壁，采用电切模式，快速切除病变。

热活检钳切除方法较冷活检钳技术的优势在于：可确保病变组织的毁损，且此方法可烧灼活检钳周边组织，提高息肉完全切除率，同时减少出血。但热活检钳可导致显著的侧向、纵向热损伤效应，且为不可控、非均匀、透壁的热损伤，进而导致穿孔和迟发性出血的发生率升高。另外，热效应导致标本质量较差，病理判读困难，且不完全切除率仍较高，达17%~22%，目前欧洲消化内镜协会及美国消化内镜协会均不推荐应用。

结合文献及科室经验，对小息肉及微小息肉切除的建议如下：①1~3 mm息肉可选择冷活检钳钳除；②3~10 mm无蒂、无癌变息肉可行圈套器冷切除或圈套EMR；③小于10 mm有蒂或亚蒂息肉建议选用EMR；④内镜下怀疑息肉癌变者若判断EMR可完整切除首选EMR，否则建议ESD切除；⑤热活检钳切除及APC不常规推荐应用，但可作为EMR切除失败的补救措施；⑥冷切除后需冲洗观察切缘情况，保证病变完整切除，冷切除时黏膜下注射有助于切缘的判断。

临床问题解答

1. 如何判断息肉切除后是否残留？

病理是判断息肉是否完整切除的金标准，但其最大的缺点是滞后性，另外标本取出过程中的局部破坏也会导致病理评估困难，因此内镜下实时判断息肉是否残留非常重要。目前关于内镜下判断息肉是否完整切除的方法报道较少，我们在临床工作中总结发现NBI-Near Focus联合注水（图5-35）及黏膜下注射后冷切除能够非常清晰地观察息肉切缘情况（图5-36）。

2. 冷切除时息肉无法勒断怎么办？

临床操作中随着息肉增大，在收紧冷圈套器时，息肉下方的黏膜下组织可集聚成团阻碍圈套器的继续切割，加之部分圈套器钢丝较粗，切割效应差，这时一般不主张直接通电热切，这是由于此时冷圈套器已经套取切开周边正常黏膜，并使息肉下方黏膜下组织集聚成团，换用热切除有可能增加深层组织热损伤，导致迟发性出血及穿孔可能。这时可以释放被套取的黏膜下组织，之后再次收紧圈套器，重复一到数次即可切除病灶。如再无效，则完全张开圈套器并释放息肉，黏膜下注射液体垫后再次收紧圈套器，若仍无法切除可改换圈套EMR切除。

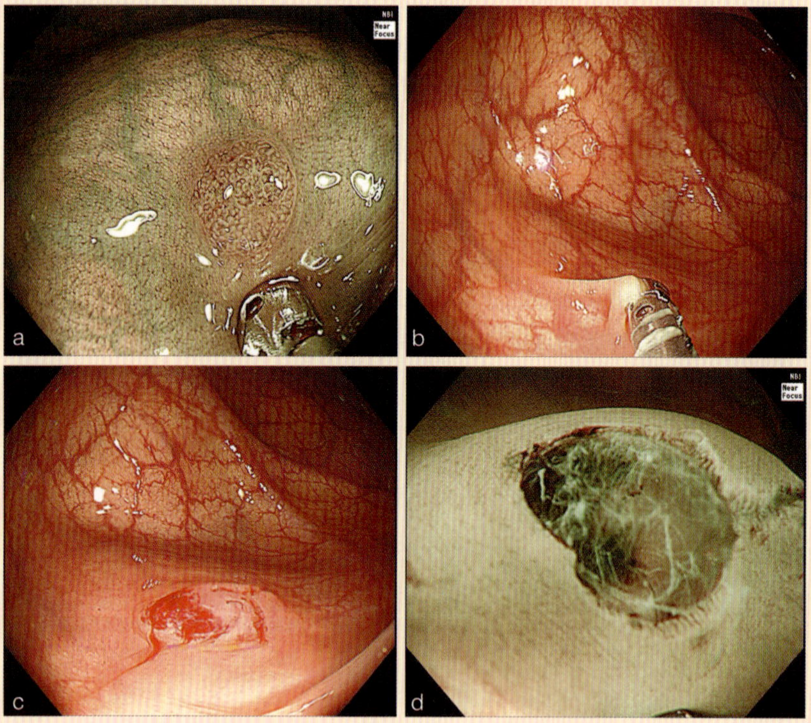

图5-35　a. 直径约3 mm微小息肉（活检钳测量）；b. 钳夹钳除；c. 切面渗血，边缘观察困难；d. 切面注水可起到类似黏膜下注射作用，持续注水并在水中应用Near Focus观察，可清晰显示切缘无息肉残留

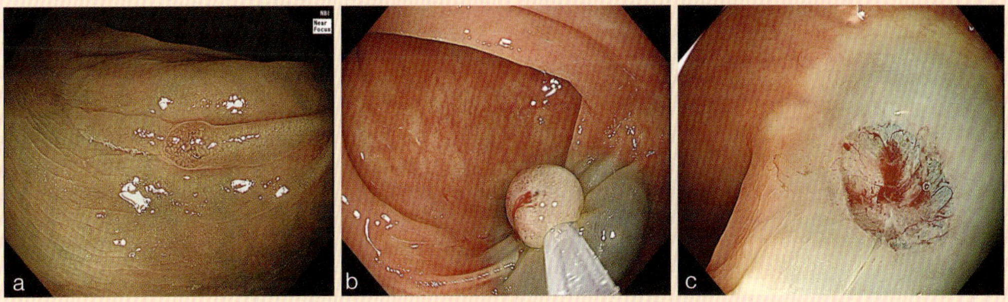

图5-36　a. 息肉NBI；b. 圈套器圈套冷切；c. 黏膜下注射后圈套器冷切除，切面观察无残留

大息肉及巨大息肉内镜下切除

大于10 mm的息肉切除方法选择目前基本形成共识：①有蒂或亚蒂息肉首选EMR（圈套器热切）；②10~20 mm无蒂息肉首选EMR；③大于20 mm的无蒂息肉首选ESD。下面以实例介绍各种切除方法的特点。

＞10 mm扁平息肉

67岁老年女性，因反复便血2年入院，行结肠镜检查示：结肠肝曲见直径12 mm侧向发育型息肉（LST-NG），NBI-Near Focus观察腺管以ⅢL为主，中央略微凹陷处腺管的排列更加密集紊乱。黏膜下注射后行EMR切除。病理提示：高级别腺管状腺瘤，未累及切除面（图5-37）。

有蒂或亚蒂大息肉

48岁中年男性，腹痛1年入院，结肠镜检查：降结肠约20 mm粗蒂息肉（0-Ⅰp），表面分叶状，不规则，局部有糜烂，覆白苔。以ⅢL和Ⅳ型腺管为主，JNET分型2B，蓝色圈内腺体排列与周围相比更加紊乱，部分区域腺管开口无法清晰显示，考虑可能存在局部早期癌变，行EMR扩大切除（图5-38）。术后病理：（降结肠）高级别管状绒毛状腺瘤，未累及切除面。

有蒂息肉一般有较粗大的滋养血管，术中出血及术后迟发性出血的发生率均高于其他类型，切除过程中助手收紧圈套器切勿用力过大，避免快速机械性切除，切除后需确切关闭切面。

侧向发育型息肉

70岁老年女性，腹胀10余年，肠镜检查：盲肠阑尾开口旁25 mm × 30 mm侧向发育型息肉，结节混合型，以ⅢL和Ⅳ型腺管为主，最大结节处腺管排列密集紊乱，JNET分型为2B，考虑局部早期癌变，行ESD扩大切除（图5-39）。术后病理：（盲肠）管状绒毛状腺瘤，局部腺体呈高级别上皮内瘤变，未累及切除面。

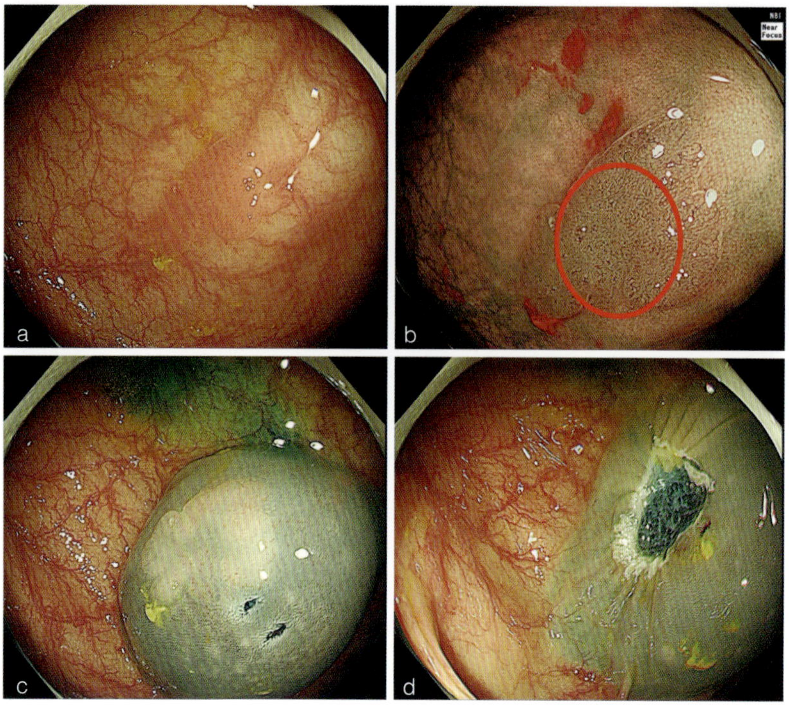

图5-37　a. 息肉白光；b. 息肉NBI；c. 黏膜下注射；d. EMR术后切面

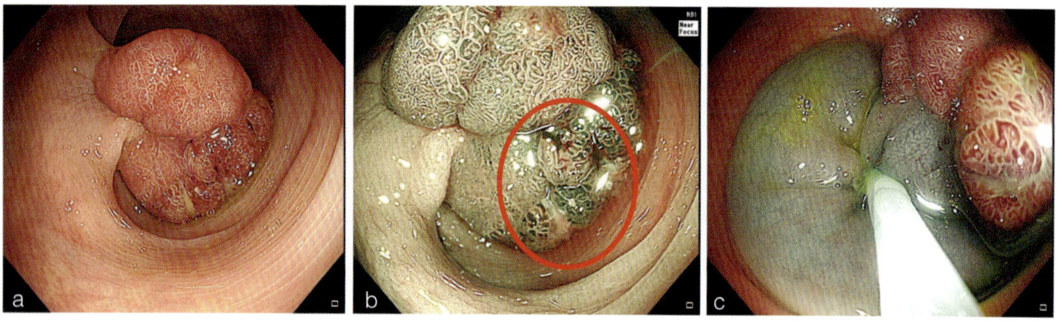

图5-38　a. 息肉白光；b. 息肉NBI；c. 黏膜下注射圈套器套扎

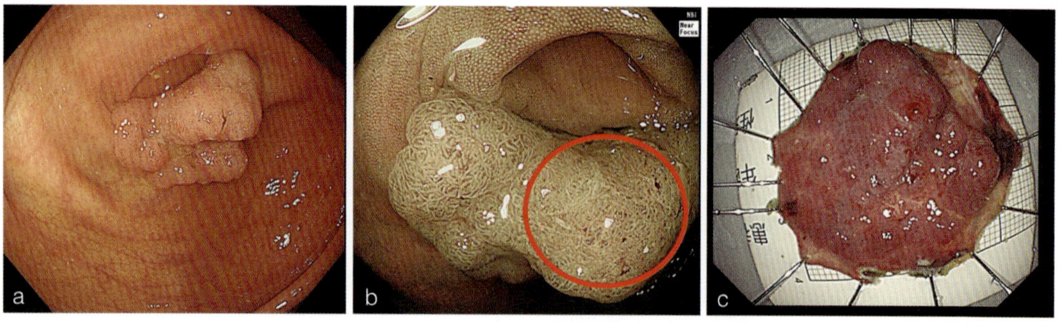

图5-39　a. 息肉白光；b. 息肉NBI；c. 剥离后标本

无蒂锯齿状腺瘤/息肉（SSA/P）

55岁中年女性，健康查体，于升结肠见一扁平息肉，直径约20 mm，表面可见黏液帽附着，冲洗后NBI-Near Focus观察可见扩大的Ⅱ型腺管开口，考虑无蒂锯齿状腺瘤/息肉，行ESD切除（图5-40）。术后病理提示：（升结肠）无蒂锯齿状腺瘤/息肉，未累及切除面。

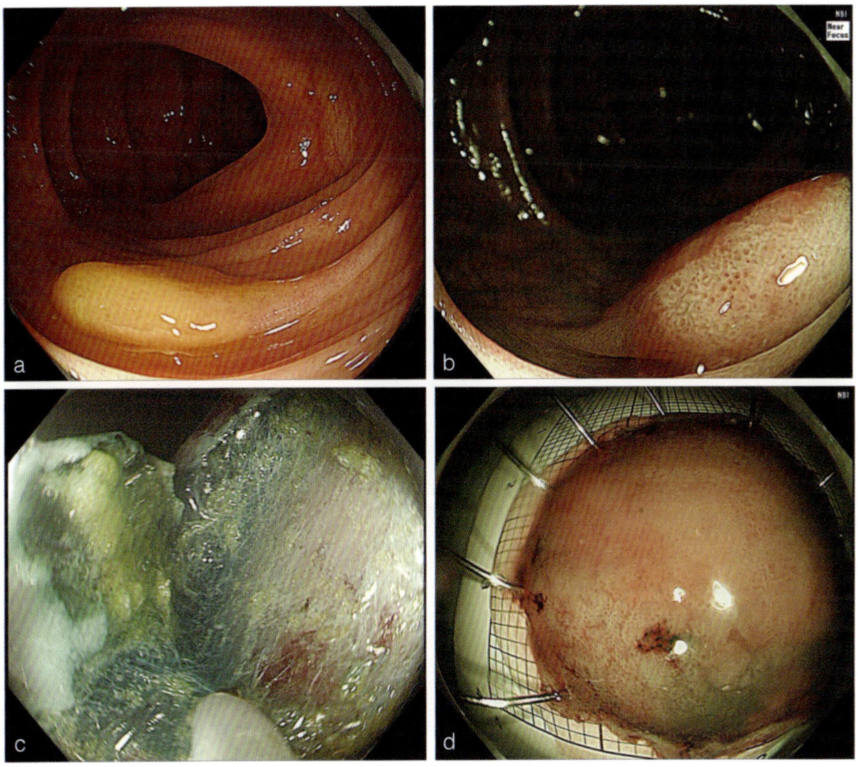

图5-40　a. 息肉白光，表面见黏液帽附着；b. 冲洗后NBI-Near Focus观察可见扩大的II型腺管开口；c. 黏膜下剥离；d. 剥离后标本

临床问题解答

内镜下分片黏膜切除术（EPMR）、预切开EMR（pre-cut EMR）及水下EMR（underwater EMR）在什么情况下应用，有何优劣?

内镜下分片黏膜切除术（EPMR）：对于大于2 cm的扁平息肉，若无法行ESD切除或不具备ESD条件，可考虑行EPMR。虽然EPMR可以将病灶切除，但切除后的标本病理评估困难，目前有大量文献证实，EPMR术后复发的概率明显高于ESD，不推荐常规应用。

预切开EMR（pre-cut EMR）：先将病灶环周切开再行部分黏膜下剥离而后圈套切除，该技术被国外文献称为优化的混合ESD（optimized hybrid ESD），与

ESD相比，其优势包括操作步骤简单、可明显缩短手术时间、对内镜操作水平要求相对较低，且对局限于黏膜层的病变治疗效果与 ESD 无明显差异，并发症发生率更低，但整块切除率低于ESD。当病变处于困难操作部位或由于技术ESD无法完成时，预切开 EMR可作为一个理想的方案，另外，对于结直肠ESD初学者，预切开EMR可以作为从EMR到ESD学习之间的桥梁。

水下EMR（underwater EMR）：常规EMR黏膜下注射虽能抬举病灶，但同时也使病灶面积人为扩大，表面张力增加，有时不易套取病灶。2012年美国学者Binmoeller等在行超声内镜时发现，当肠腔充满水后，黏膜及黏膜下组织由于水浸泡“漂浮”而与环状的固有肌层分离，由此提出了一种无须黏膜下注射的水下EMR，用于切除大的扁平息肉。由于水的漂浮作用，消除了重力的影响，水中病变张力变小，更容易套取病灶，而且水并不影响息肉切除过程中组织的电传导，水的散热效应也有助于减少手术过程中对切除标本以及深部肌层的热损伤。目前已有较多文献证实其安全性及有效性，但仍需要大样本高质量的临床研究证实。

癌变的息肉

一般而言，息肉大小与癌变风险密切相关，既往认为小息肉及微小息肉癌变风险极低，但实际临床工作中，小息肉及微小息肉癌变并不罕见，我们在工作中发现最小的癌变息肉约4 mm。

内镜下息肉可疑或病理证实癌变但无黏膜下深层浸润者首选ESD或EMR；明确黏膜下深层浸润征象或病理已证实进展期癌者首选外科手术。对于部分怀疑癌变但深度诊断困难的病例，在与患者家属充分沟通后也可行诊断性ESD切除。因此，内镜下判断息肉有无癌变及癌变深度对于治疗方法的选择起着非常重要的作用。

息肉性质的判断前面章节已经介绍，对于癌变的息肉是否已经出现黏膜下深层浸润，有时不能单纯依靠NBI放大内镜观察腺管开口及表面微血管的分型，尤其是大的Ⅰ型息肉，还需要结合白光内镜下大体形态、超声内镜，甚至有时需要进行黏膜下注射观察抬举征来综合判断。

小息肉癌变

病例1

50岁中年女性，健康查体，于结肠肝曲见直径约5 mm息肉，形态为Ⅰs，表面腺管结构大致分为两部分，蓝色圈外是非常规则的腺管状结构，而蓝色圈内部分腺管及微血管排列欠规整，JNET分型为2B，考虑局部癌变，行扩大EMR切除（图5-41）。术后病理：（肝曲）低级别腺管状腺瘤，局灶腺体呈高级别上皮内瘤变，未累及切除面。

病例2

62岁老年男性，腹痛半年。肠镜检查于结肠肝曲见直径约5 mm息肉，形态为Ⅰs，隆起的顶端饱满坚实，颜色发白，息肉的一侧可以观察到皱襞的集中，表面腺管和血管在NBI-Near Focus观察下是无法清晰完整勾勒出来的，表面腺管结构有破坏，JNET分型为2B，考虑局部癌变，浅层浸润，行扩大EMR切除（图5-42）。术后病理：高级别腺管状腺瘤癌变—腺癌（高分化），侵达黏膜下层（<1 000 μm），未查见脉管癌栓，未累及周边及底部切除面。术后行腹部强化CT未见异常，随访1年半未见肿瘤复发。

病例3

55岁中年女性，便血1年，肠镜检查于乙状结肠见直径约6 mm息肉，形态为Ⅰs+Ⅱc，不规整，周边可见鸡皮样改变，表面腺管结构大致分为两部分，凹陷以外（黄色圈外）是非常规则的管状结构，而凹陷内（黄色圈内）腺管非常密集，局部显示不清，JNET分型为2B，考虑局部癌变，行ESD扩大切除（图5-43）。术后病理：（乙状结肠）腺癌，中分化，侵达黏膜下层（<1 000 μm），未查见脉管癌栓，未累及周边及底部切除面。

病例4

80岁老年女性，腹胀1年，肠镜检查于横结肠见直径约4 mm 0~Ⅱc型病变，

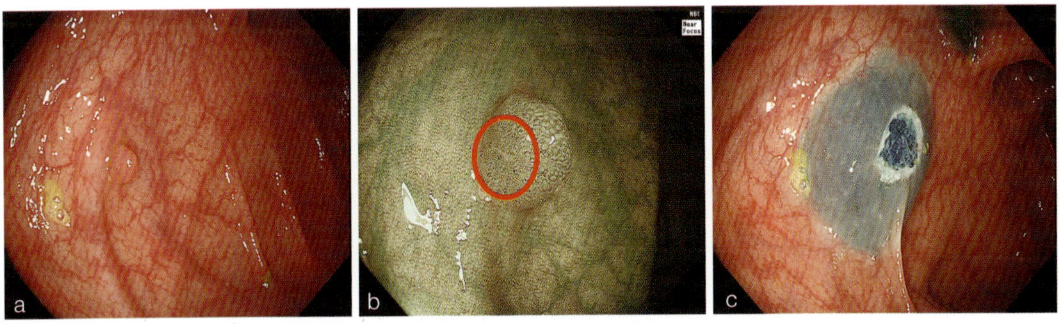

图5-41　a. 息肉白光；b. 息肉NBI；c. EMR切除

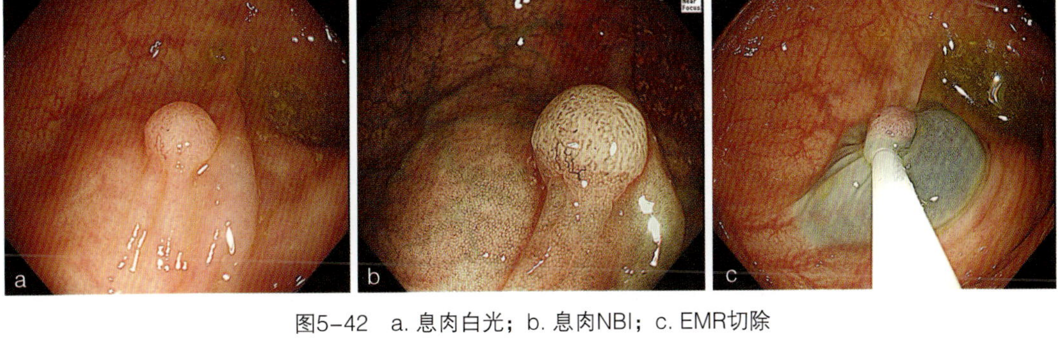

图5-42　a. 息肉白光；b. 息肉NBI；c. EMR切除

颜色略微发红，白光内镜下极易漏诊，NBI-Near Focus观察可见不规则的微血管及腺管，JNET分型2B，行EMR扩大切除（图5-44）。术后病理：（横结肠）黏膜内癌，未累及底部及周边切除面。

总结

小的息肉也可以出现癌变，在内镜操作中有以下征象者应格外注意：①息肉表面形态不规则，呈多角样改变，隆起中央有凹陷，隆起上有隆起，正常弧度消失；②内镜下诊断腺瘤伴有色调明显发白；③息肉表面看到长的条纹状结构（腺管或血管）；④放大内镜观察腺管呈V型。

■ 大息肉癌变

病例1

55岁中年女性，健康查体，乙状结肠见一枚直径约15 mm粗蒂息肉，顶端形态不规则，呈多角形态，表面色红，NBI-Near Focus观察示腺管开口及微血管紊乱，JNET分型2B，EMR切除（图5-45）。术后病理：中分化腺癌，浸润深度为黏膜下层（SM）约2 200μm，Haggitt分型为level 2，脉管（-），切缘（-）。

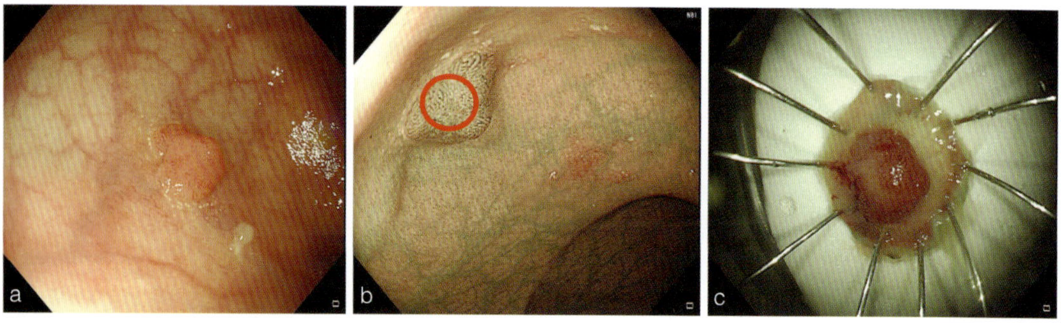

图5-43　a. 息肉白光，隆起中央有凹陷；b. 息肉NBI，黄色圈内腺管排列密集显示不清；c. 切除后标本层（<1 000 μm），未累及周边及底部切除面

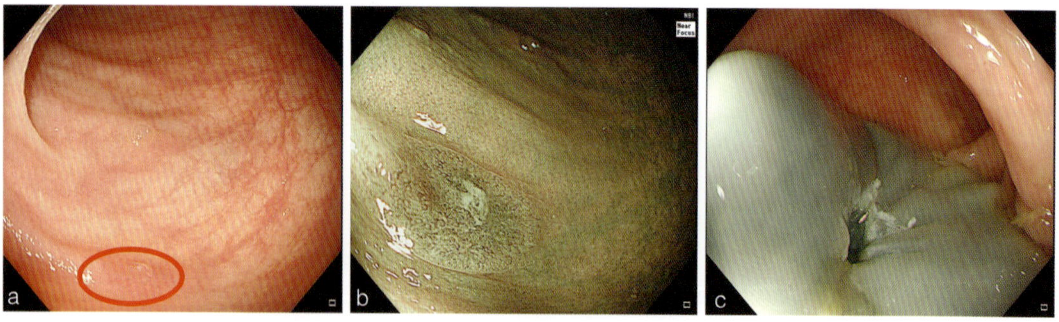

图5-44　a. 白光表现，黄色圈内；b. NBI-Near Focus观察；c. EMR扩大切除

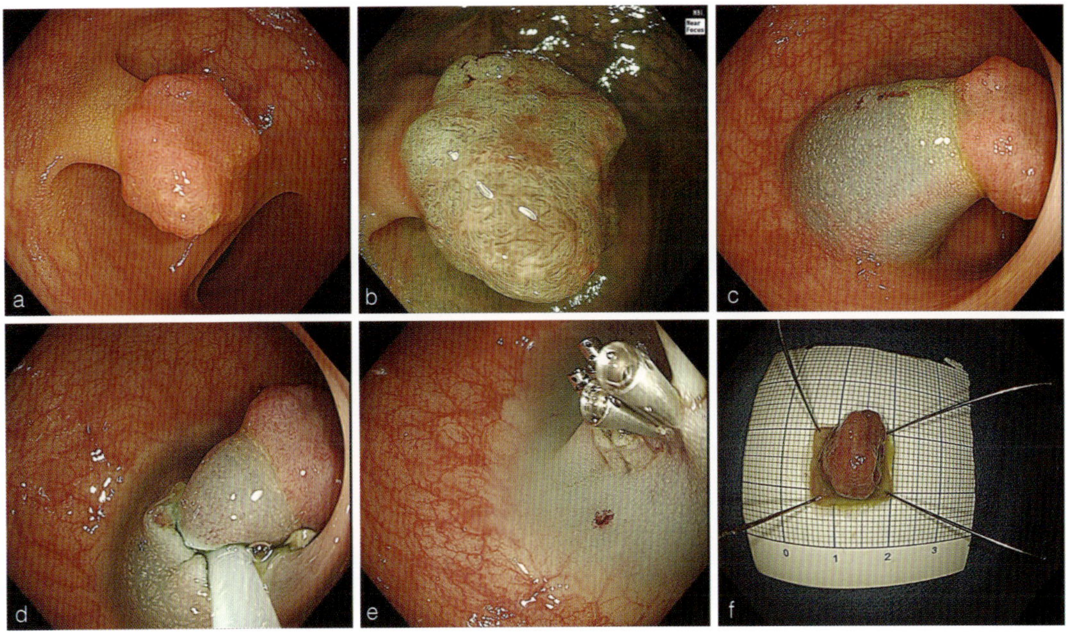

图5-45　a. 息肉白光；b. 息肉NBI；c. 黏膜下注射后；d. 圈套器套扎；e. 切面夹闭；f. 标本

病例2

73岁老年女性，因间断便血半年入院，肠镜检查：直肠距肛门10 cm见一直径约25 mm扁平息肉样隆起，中央凹陷，形态学分型为0~Ⅱa+dep，靛胭脂染色后隆起凹陷轮廓清晰，弱放大观察隆起处腺体排列规则，凹陷处腺体密集，JNET分型2B，ESD切除（图5-46）。术后病理：高级别管状绒毛状腺瘤，局部癌变，位于黏膜内，未累及周边及底部切除面。

放大联合色素内镜下的腺管开口及微血管分型可准确地诊断息肉的性质及肿瘤的浸润深度，但白光内镜永远是诊断的基础，出现黏膜下深层浸润的恶变息肉，根据内镜下形态分型及特殊的表现，白光内镜下基本可以做出准确的判断。息肉癌变并且可能出现SM深浸润的信号包括：息肉表面形态不规则、出现糜烂甚至溃疡、伴有皱襞聚集、可见深凹陷或者凹陷面底部不规则、息肉表面分叶结构消失、形态饱满坚实、带蒂息肉蒂部增粗、表面见粗大的肿瘤血管、鸡皮样外观等（图5-47）。

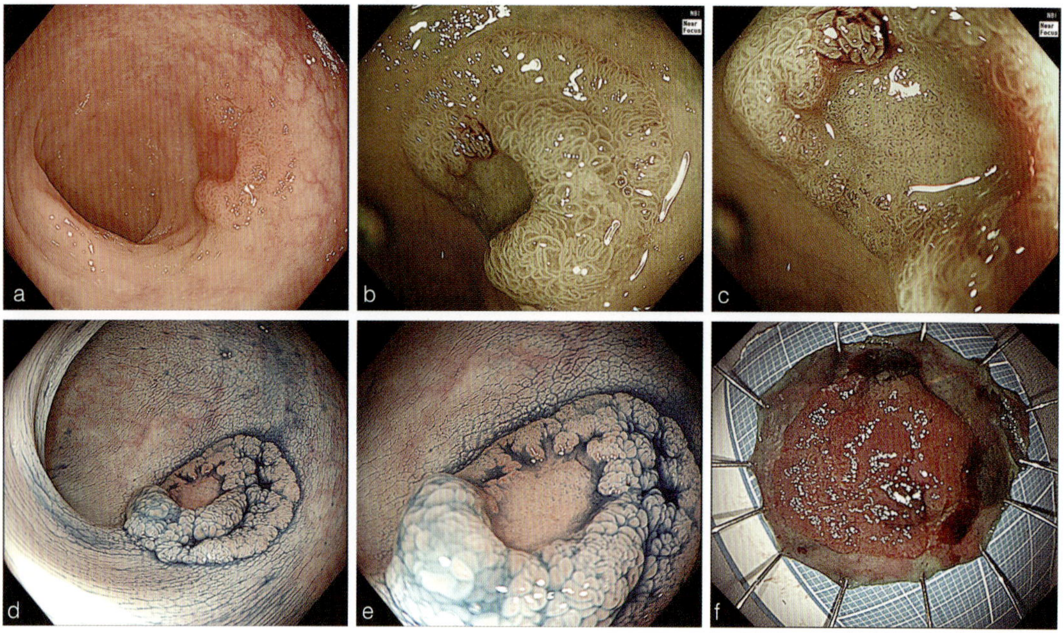

图5-46 a. 息肉白光；b. 息肉NBI；c. 凹陷处NBI；d. 靛胭脂染色后观察凹陷处腺管；e. 靛胭脂染色；f. 标本

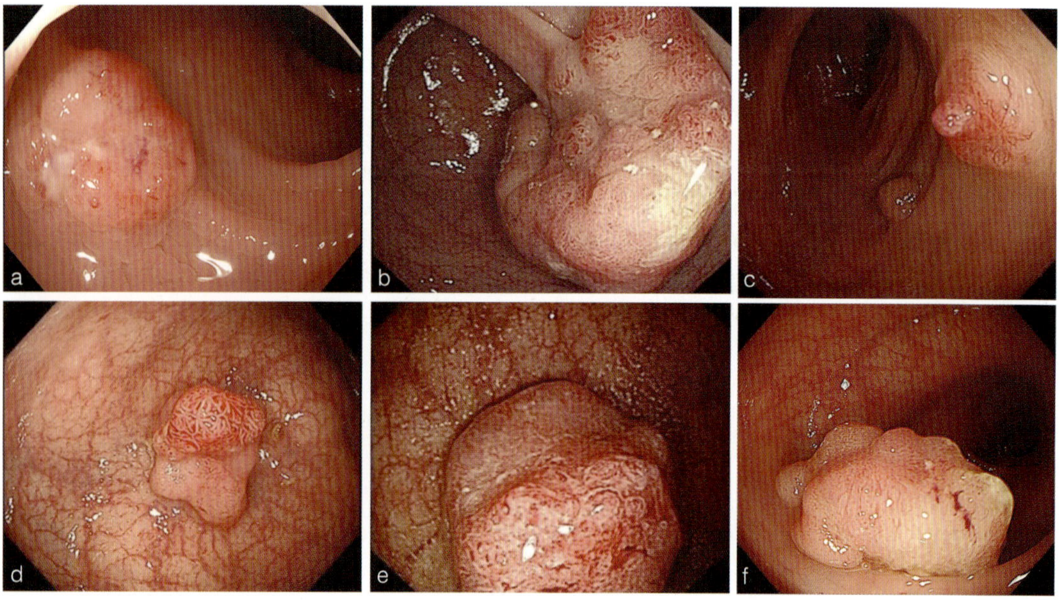

图5-47 息肉恶变伴有黏膜下深层浸润的白光内镜下表现。a. 表面形态不规则，出现糜烂，并伴有皱襞集中；b. 分叶结构消失；c. 形态不规则，隆起顶端有隆起，表面可见明显扩张的肿瘤血管；d. 形态不规则，隆起中有隆起；e. 形态不规则，隆起中有隆起，表面糜烂；f. 形态不规则，分叶结构消失

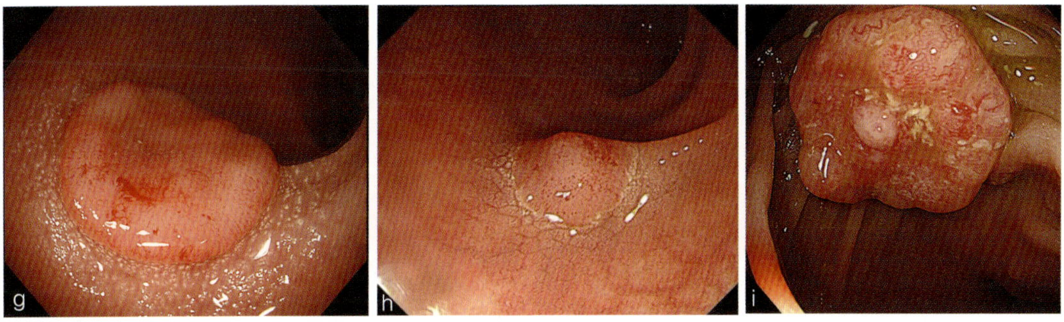

图5-47（续） g. 隆起中有凹陷，鸡皮样外观伴皱襞集中；h. 形态饱满坚实；i. 形态不规则，隆起中有凹陷和隆起，表面见粗大扩张的血管

临床问题解答

1. 超声内镜在早期结肠癌浸润深度判断中的应用价值

超声内镜检查可以获得断层图像，即从垂直方向获得更为直接的浸润深度诊断，能较准确地判断病变浸润深度，并以此来指导治疗方案的选择，对于早期结直肠癌在判断其是否适宜内镜下治疗时应把判断浸润深度是否超过SM1作为超声内镜检查的目的。对于熟练的内镜医师其准确率可达70%~90%。息肉恶变的超声内镜图像表现为结直肠病变处黏膜层增厚，层次紊乱、中断及各层次分界消失，较小的不规则低回声影。准确率可受病变的存在部位与形态、黏膜下层的炎性细胞浸润程度、肿瘤浸润前端部有无纤维组织增生、操作者的经验等因素影响，不作为常规应用，但对于某些困难病例可以提供非常有用的参考信息。

病例：60岁老年男性，腹痛1年。肠镜检查于直肠见直径约2.0 cm扁平息肉，表面形态不规则，NBI-Near Focus观察表面腺管大致分成两部分，周边为ⅢL型腺管开口，中央局部腺管结构消失或显示不清，考虑V型腺管，在无放大内镜联合结晶紫染色的情况下难以鉴别Vi或VN，存在黏膜下浸润可能。超声内镜显示：病变处黏膜层、黏膜下层增厚，呈低回声，分界不清，黏膜下层欠规则，呈锯齿样改变，固有肌层结构尚清晰（图5-48）。超声提示病变黏膜下深浸润，固有肌层未累及；取活检提示直肠腺癌，侵达黏膜肌层，未见黏膜下层，行外科手术：中分化腺癌，侵达黏膜下层，未累及固有肌层。

2. 抬举征在早期结直肠癌浸润深度判断中的应用

对于早期结直肠癌浸润深度的判断，当其他方法判断困难或缺乏相应条件进行进一步检查时，抬举征可帮助判断肿瘤是否出现黏膜下深层浸润。当出现抬举征阴性时一般提示肿瘤出现黏膜下深层浸润（图5-49）：当癌组织侵及固有肌层或

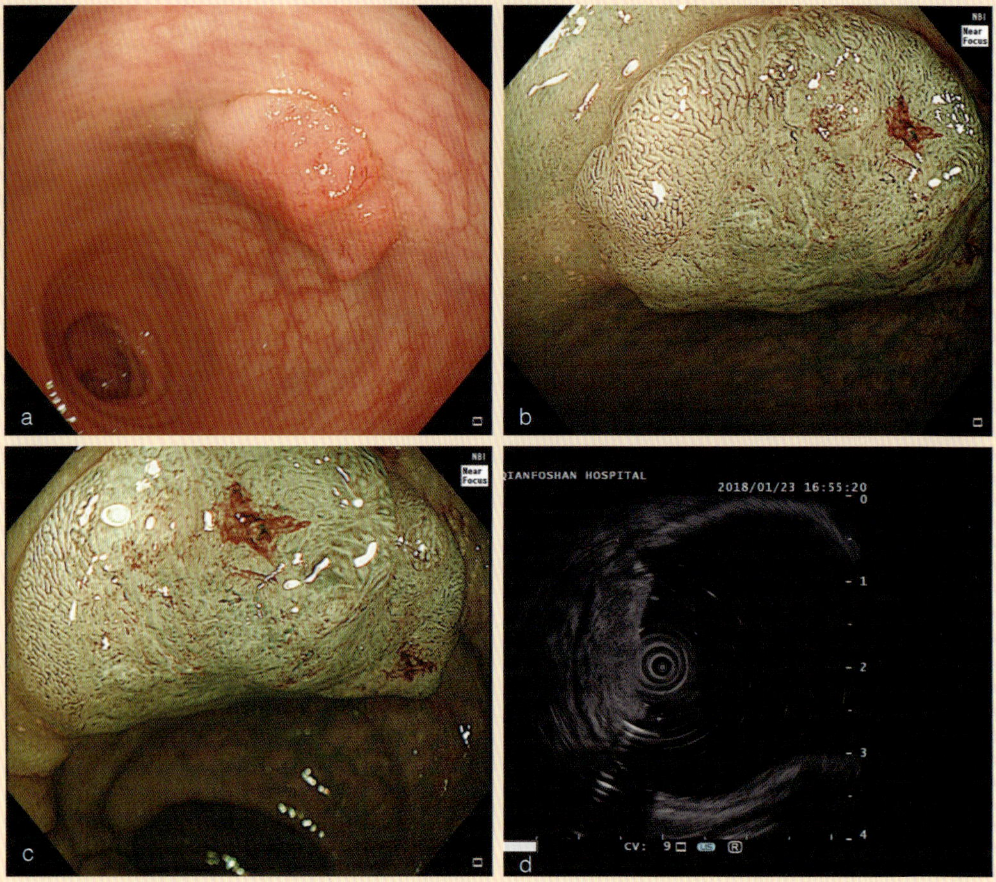

图5-48　a. 息肉白光；b. 息肉周边NBI；c. 息肉中央NBI；d. 超声内镜

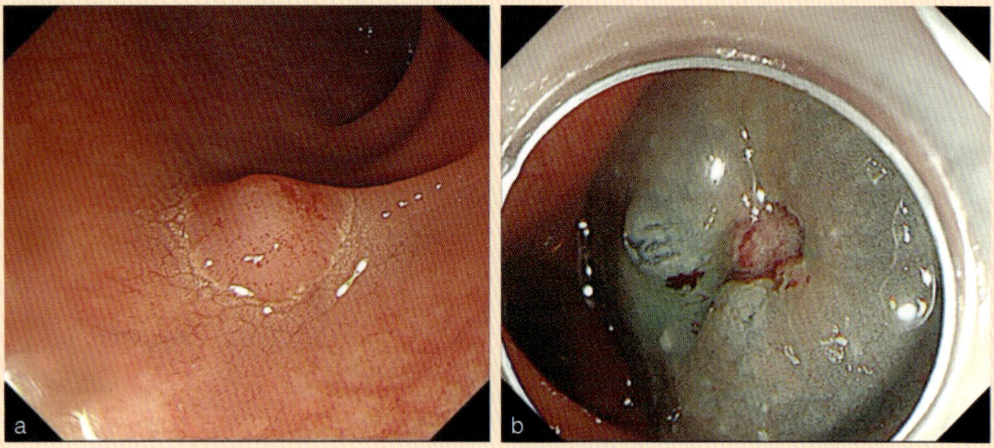

图5-49　a. 息肉白光；b. 息抬举征（－）；术后病理：腺癌，侵达固有肌层

者黏膜下层大量浸润时，黏膜下注射时只见周围黏膜隆起，而病变本身不隆起，形成一凹陷，称为抬举征阴性，为内镜下治疗的禁忌证。当然，在进行抬举征检查时还应注意的是，该患者是否因其他疾病或内镜操作导致瘢痕粘连，对于这种情况需要结合超声内镜、活检病理结果等综合判断是否可以行内镜下治疗。如果选择ESD治疗，需要根据术后标本病理情况判断是否追加外科手术。

3. 哪些恶变的息肉切除后需要追加外科手术?

参照2014年《中国早期结直肠癌及癌前病变筛查与诊治共识》，以下情况需要追加外科手术：①切除标本侧切缘和基底切缘阳性（距切除切缘不足500 μm）；②黏膜下层高度浸润病变（平坦息肉采用Kikuchi分型评估，黏膜下层浸润1 000 μm以上，有蒂息肉采用Higgitt分型，蒂部浸润3 000 μm以上）；③脉管侵袭阳性；④低分化腺癌、未分化癌；⑤癌瘤出芽分级G2以上。

注：Haggitt分级是按带蒂型恶性息肉的侵袭深度进行分级，0级，在黏膜下层以上，属原位癌；1级，侵及黏膜下层，但限于息肉头部；2级，侵入息肉颈部；3级，侵及息肉蒂部；4级，侵及息肉基底，但在固有肌层以上；4级常存在淋巴结转移（图5-50）。1~3级相当于SM1，淋巴结转移风险相对较低，但内镜下切除有蒂息肉时，常会碰到在息肉蒂部切断的情况，这限制了Haggitt分级对于切除息肉的评估。当有蒂息肉怀疑恶变时应将息肉根部连同部分周围的正常黏膜一起切除送检。

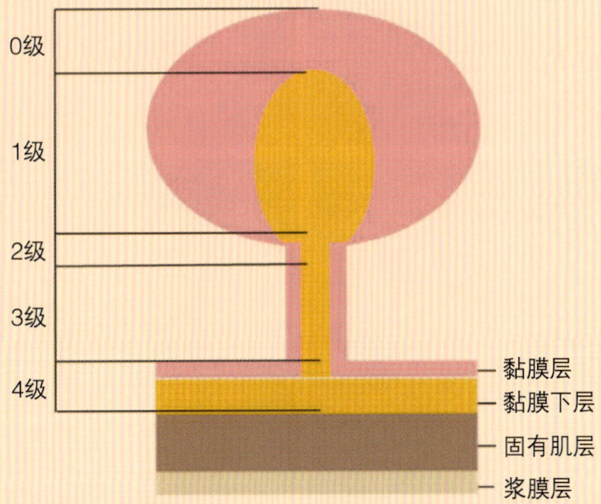

图5-50　Haggitt分级示意图

不同部位息肉内镜切除技巧及切面封闭

■ 息肉所在部位及其内镜视野中的位置对息肉切除的影响

因肠镜活检孔道一般位于视野的5点钟方向，相应的息肉位于视野的5~6点钟位置时操作相对容易，而位于视野11~12点时操作困难，故息肉切除前尽量将息肉调整至5~6点方位（图5-51），一般通过左旋或右旋内镜同时上抬大钮（DOWN）完成。

部分患者旋转后镜身固定困难，很难进行精细操作，操作者可利用镜身弯曲与检查床接触点作为支点固定镜身，也可利用自己的身体稳定镜身（以内镜医生的腹部作为支点固定镜身或左手持内镜操作部的同时用小指勾住镜身固定），必要时请助手协助固定镜身，同时可将小钮锁住，通过微调进行精细调整。

若息肉位于肝曲（蓝斑侧），有时可通过进镜使其在横结肠及脾曲襻曲加大，同时下压大钮（UP）使病变由视野的上方变为视野的下方（图5-52）。

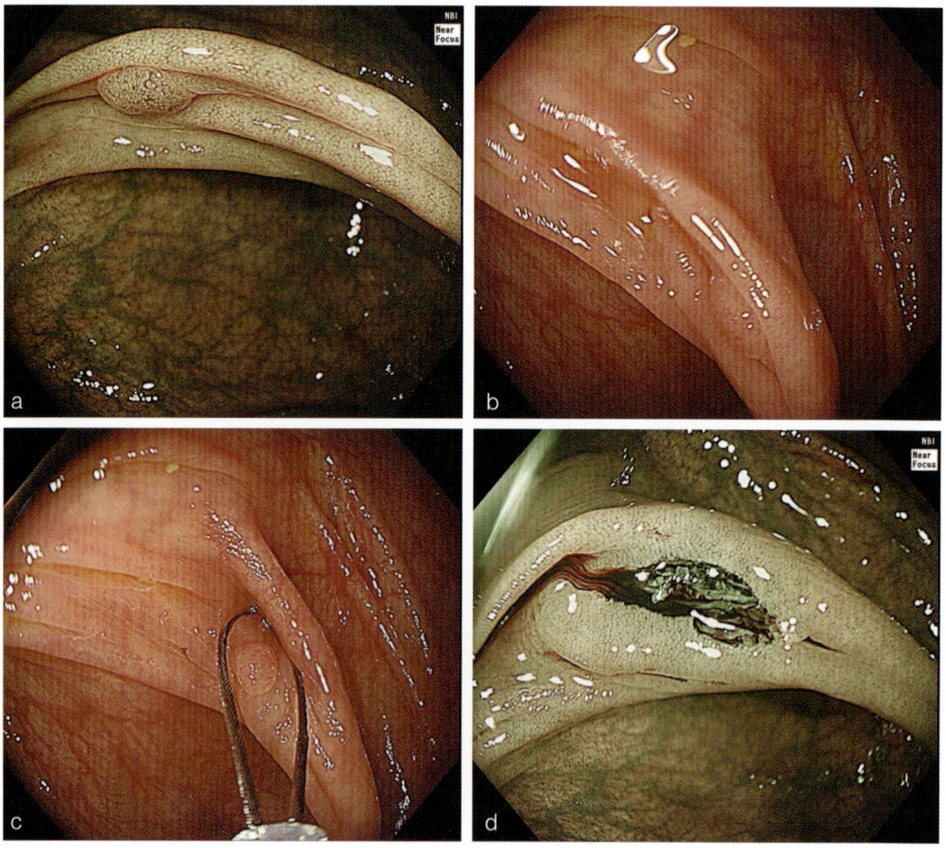

图5-51　a. 息肉位于视野12点，内镜下套扎困难；b. 旋转内镜调整至视野5点方向；c. 调整后圈套器顺利套扎；d. 切面观察

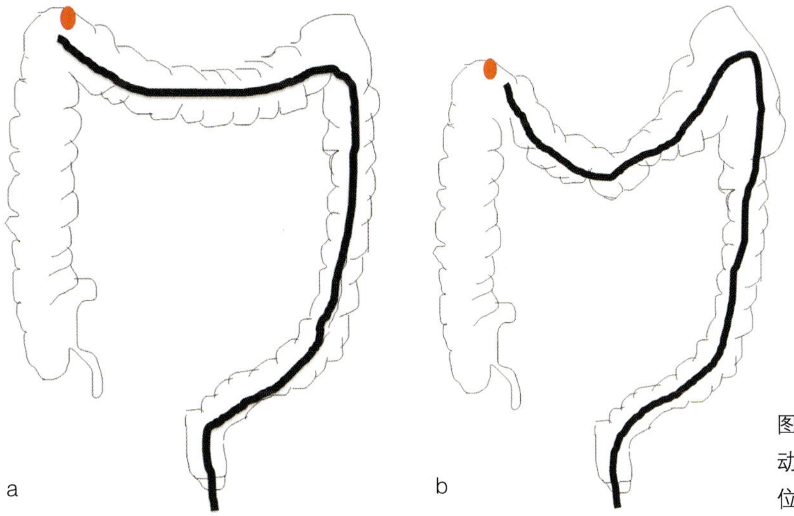

图5-52　a. 镜身取直时；b. 主动成襻改变病变与内镜相对位置

乙状结肠弯曲较多，有时息肉位置刁钻，也可通过主动成襻将病变处肠管拉伸改变息肉位置，对于上述方法仍不能改变视野位置的，可以通过改变患者体位的方法使息肉位置改变，利于操作。

■ 不同肠段息肉切除的特点

盲肠息肉

黏膜下注射困难，注射时容易引起血疱，此时可适当吸气，避免将黏膜层过度展平，注射针保持一定倾斜角度刺入黏膜下，边刺入边注射。较小的广基且边界清晰息肉，也可行圈套器冷切除治疗。

升结肠

皱襞深大，息肉位于皱襞后方时极易漏诊，需要格外注意黏液粪便附着的地方。另外目前大量关于息肉切除术后并发症的研究显示息肉位置（右半结肠）是迟发性出血的独立危险因素，相对于左半结肠，升结肠壁更薄，肠腔较大，管壁张力更高，息肉热切除时会增加黏膜下层较大血管受损的风险，升结肠肠腔较大对局部的压迫作用较左半结肠小，此部位术后迟发性出血及穿孔的发生概率更高，建议热切除前注射液体垫，对于扁平息肉电切时圈套器尽量勒紧，通电时间要短，避免过度电凝，以切面无出血且切缘无广泛发白为宜，升结肠息肉切除后建议常规封闭切面降低迟发性出血及穿孔风险，尤其当出现电凝过度的表现时（切缘组织广泛发白）更需要积极夹闭切面（图5-53）。

肝曲

镜身停留困难，息肉易漏诊，尤其是当息肉位于系膜侧时（蓝斑对侧），退镜时应格外注意。当息肉位于蓝斑侧且镜身停留困难时可尝试带襻操作，若息肉位于蓝斑对侧可退镜时将器械伸出内镜前端3~5 mm作为支点，拨开黏膜及皱襞，暴露息肉，若仍暴露困难，可戴先端帽协助暴露。

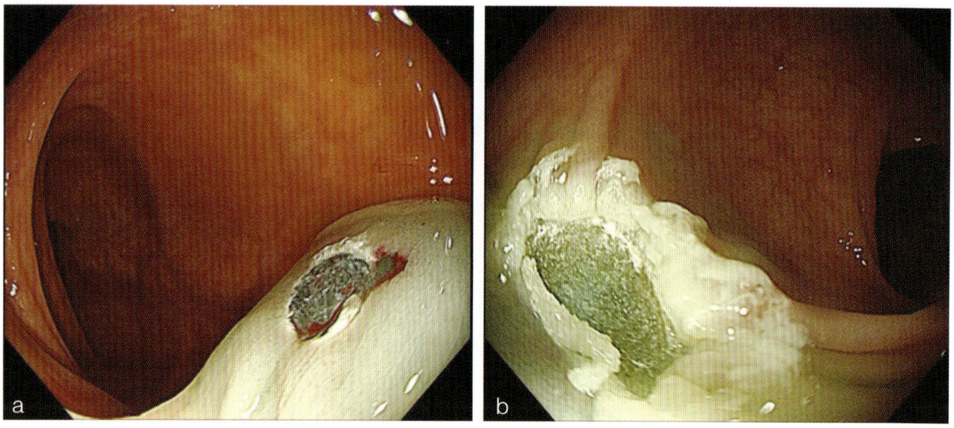

图5-53　a. 电切时电凝适度，表面切缘无明显发白；b. 电凝过度，边缘广泛发白

横结肠

靠近膈肌，易受呼吸影响，清醒患者可配合调整呼吸，操作相对容易，但对于部分肥胖的静脉麻醉患者，尤其是呼吸不畅时，腹式呼吸动度较大，息肉位置变化大，精准操作困难，此时术者需要观察并适应患者的呼吸；可请麻醉医生帮助抬举下颌打开气道或者放置鼻咽通气道，保持患者呼吸通畅；也可请助手帮助按压腹部，降低腹式呼吸动度，减小其对操作的影响。

脾曲

位于蓝斑侧时操作相对容易，而位于蓝斑对侧时暴露及操作相对困难，操作要点同肝曲。

降结肠

腔直，镜身无襻时操作相对容易。

乙状结肠

肠腔走行扭曲，空间狭小，有时镜身难以停留，角度刁钻，若息肉位置暴露欠佳或操作困难，无法通过旋镜改变息肉位置，可通过主动结襻拉伸病变处肠管，或通过变换患者体位及腹部按压改变息肉位置及角度，若上述方法仍困难，可尝试更换治疗肠镜或治疗胃镜、戴先端帽进行操作。

直肠

镜身直，自由度好，倒镜容易，且肠壁较厚，安全性较高，一般操作相对容易。

息肉切除术后切面封闭

①目前已经有较多文献证实对于大息肉（＞10 mm），在切除息肉后预防性使用止血夹可明显降低出血的风险。②术中持续出血的患者，建议应用止血夹止血，效果确切。③对于无术中出血的患者，本中心建议对有迟发性出血及穿孔危险因素的患者预防性应用止血夹封闭，目前有大量的文献显示息肉大于10 mm、有蒂、位于右半结肠都是迟发性出血的危险因素，这部分息肉切除后建议常规应用止

血夹封闭切面。④另外，在切除过程中判断电凝过度者（切面广泛发白），建议应用止血夹预防迟发性出血及穿孔。⑤对于术后预计需要重启抗凝治疗的患者建议应用止血夹。⑥对于困难肠镜患者若发生迟发性出血，因肠道积血再次内镜干预时往往更加困难，此类患者息肉切除后也可酌情预防性应用止血夹。⑦切面的夹闭应强调有效夹闭（图5-54）：理想的夹闭状态是组织夹垂直于切面，对称性夹取切缘两侧适量组织，组织夹的根部贴近切缘，多个组织夹呈直线均匀分布于切面。

止血夹封闭切面的操作方法与技巧

对于正在出血的患者，放置止血夹前，冲洗病灶表面明确出血部位，尽量使止血夹与切面长轴垂直，夹闭前吸气，此举为确保止血夹最大限度夹取正常黏膜从而防止松动脱落，夹住组织后先充气观察，确认止血夹位置满意后释放。

对于长轴平行于肠腔走行的切面封闭相对容易，止血夹伸出钳道水平方向正好垂直切面长轴，从口侧向肛侧封闭切面即可（图5-55）。

对于切面较大或长轴垂直于肠腔走行的切面封闭相对困难，封闭策略有2种。一是切面口侧肛侧边界对合，切面缝合线垂直于肠道长轴（图5-56）：一般止血夹伸出钳道后需调整其开合方向与切面垂直，此时控制空气量非常重要，可先将止血夹的一个臂置于切面的肛侧，通过吸气使切面口侧的黏膜迎向内镜视野，这样可以使止血夹垂直于切面进行夹闭。二是切面左右侧边界对合，切面缝合线平行于肠道长轴（图5-57）：此时止血夹伸出钳道后一般需调整其平面方向为水平，从病变的口侧向肛侧逐渐封闭。对于这2种策略的选择，我们推荐第一种，因为切面的缝合线平行于肠道环形肌，切面封闭时张力更小，对于大的切面封闭会更容易，但对于控镜能力的要求也更高（图5-58）。

对于巨大切面常规方法封闭困难的可先做局部的减张缝合，第一个组织夹可

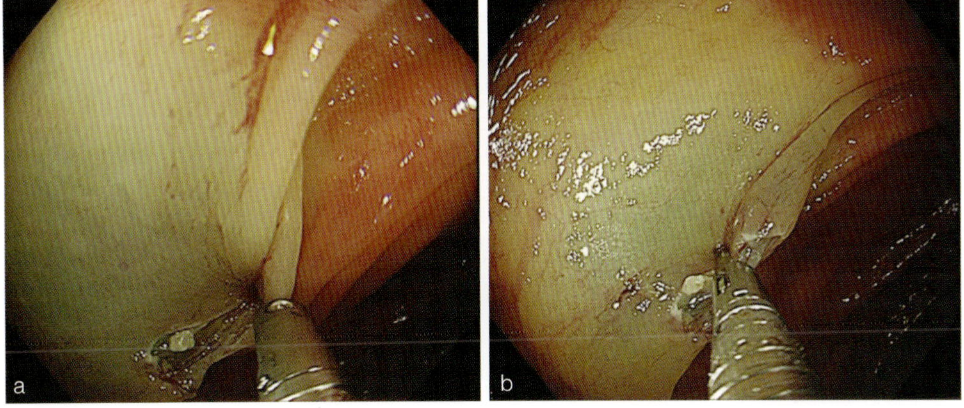

图5-54　a. 无效夹闭，夹取组织过少，且偏向一侧；b. 有效夹闭，对称性夹取切缘两侧组织

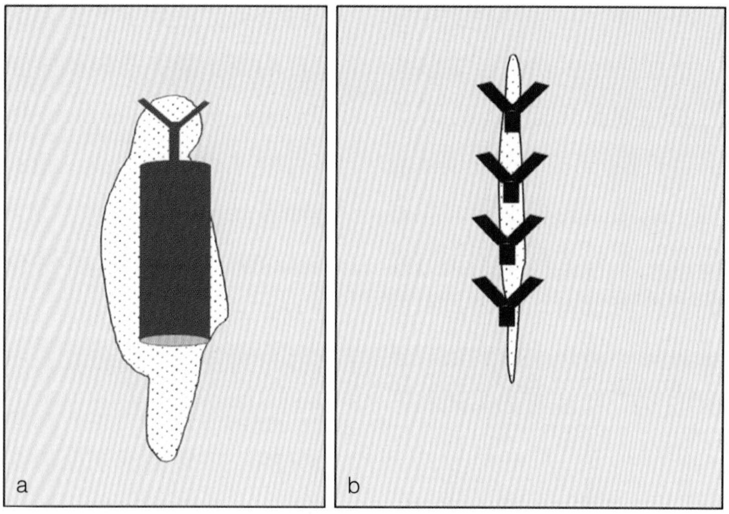

图5-55　a. 切面长轴平行于肠腔走行，组织夹调整至水平方向；b. 从一侧逐渐将切面封闭

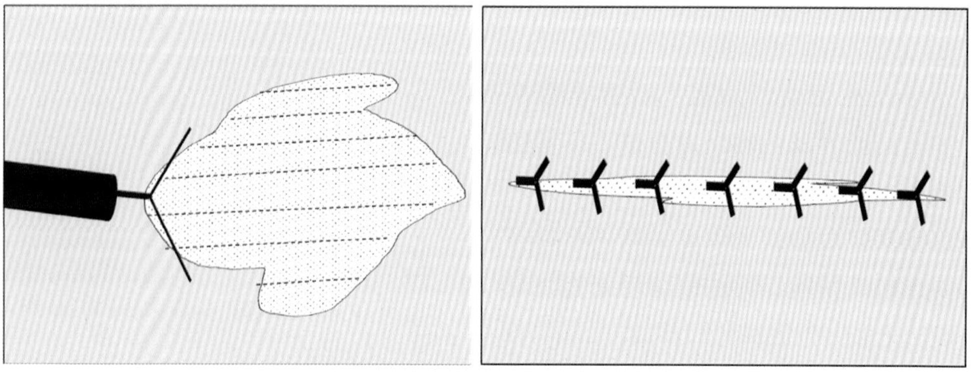

图5-56　切面口侧肛侧黏膜对合示意图

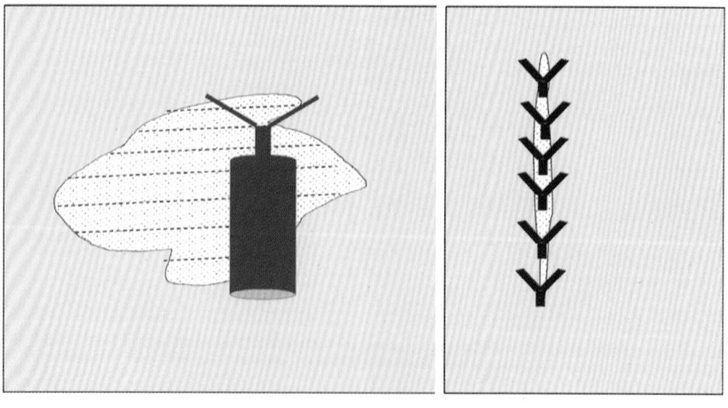

图5-57　切面左右侧黏膜对合示意图

以夹在正常黏膜与切面之间或夹在切面中间，主要目的是缩小切面，而不必追求将切面两侧的正常黏膜对合，待切面缩小后再逐步缝合（图5-59）。对于大的切面也可采用荷包缝合的技术，而对于巨大切面确实封闭困难时，可仅对可疑穿孔或肌层严重损伤的部位进行局部闭合，术后严格禁饮食、肛门置管减压（图5-60）。

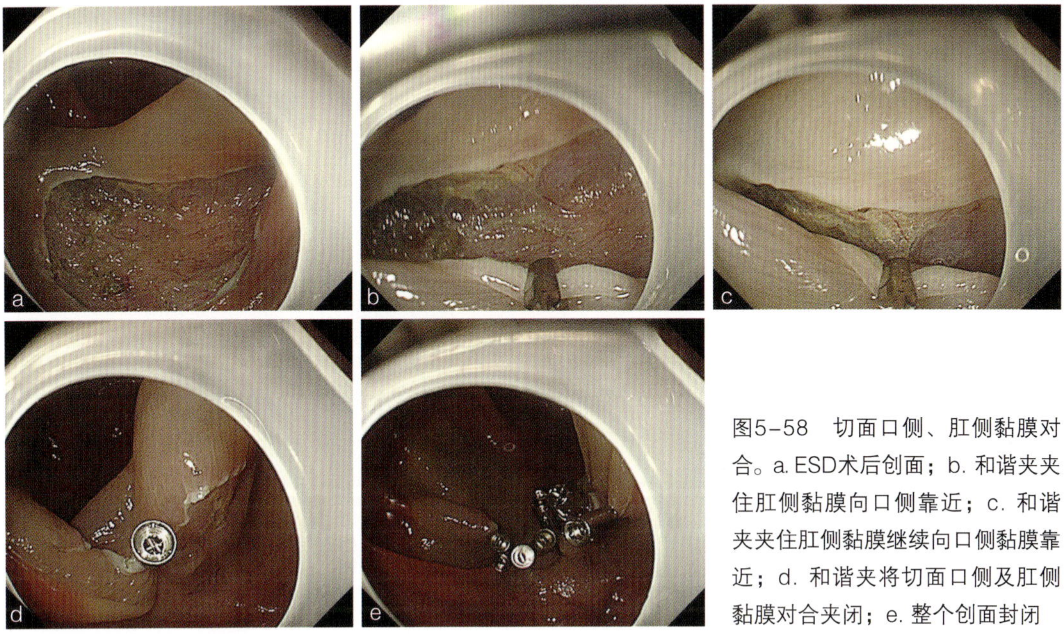

图5-58 切面口侧、肛侧黏膜对合。a. ESD术后创面；b. 和谐夹夹住肛侧黏膜向口侧靠近；c. 和谐夹夹住肛侧黏膜继续向口侧黏膜靠近；d. 和谐夹将切面口侧及肛侧黏膜对合夹闭；e. 整个创面封闭

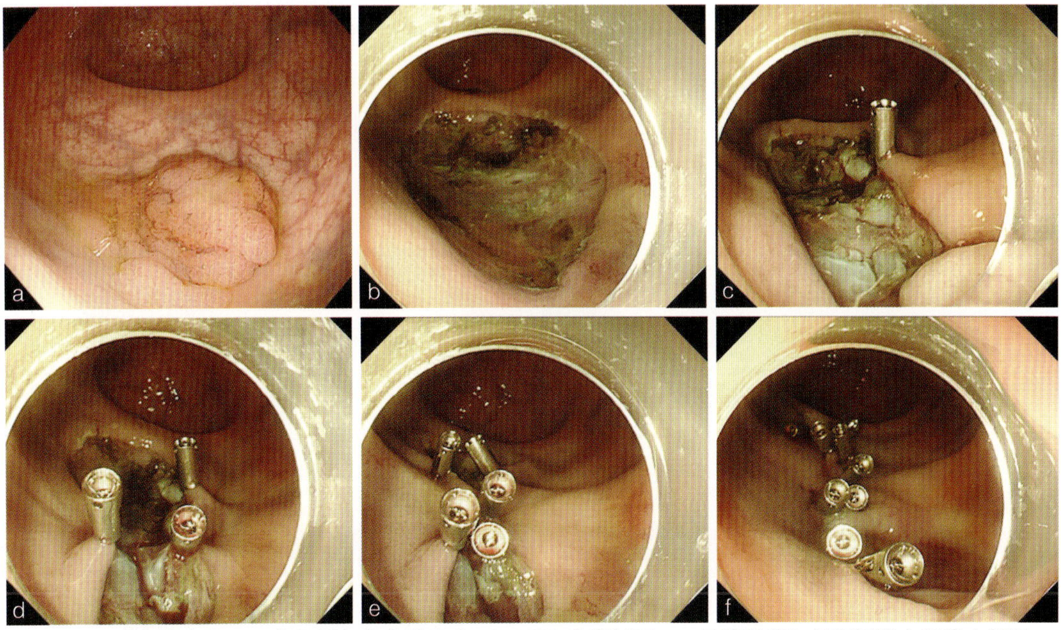

图5-59 减张缝合法。a. 直肠侧向发育型息肉；b. ESD术后创面；c. 边缘黏膜与创面组织夹闭缩小创面；d. 继续步骤c进一步缩小创面；e. 黏膜对合；f. 完成创面封闭

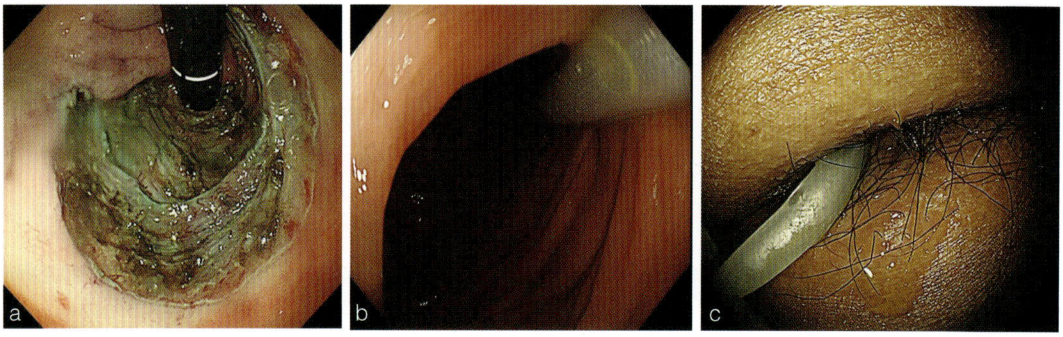

图5-60　肛管放置。a. ESD巨大创面，无法缝合；b. 留置肛管，口侧越过创面；c. 留置肛管，体外固定

■ 息肉标本回收及送检

关于切除后的息肉是否需要全部送检，目前国内没有明确的指南或共识，国内部分专家采取选择送检的策略，对于小息肉及微小息肉常不送检病理，但欧洲的指南中建议将所有切除的息肉送检。笔者所在中心采取的策略与欧洲指南相同：所有切除的息肉回收送检，原因在之前的章节中已述及，既往认为小息肉癌变概率极低，但临床中发现小息肉恶变并不罕见，且不同层次的内镜医生对于息肉性质的判断水平有较大差异，为了避免恶性息肉的漏诊，我们建议所有切除的息肉分别标记送检。

对于活检钳冷切除的3 mm以内的微小息肉，一般可随活检钳从活检孔道取出，对于ESD切除或EMR切除的较大息肉，一般无法通过活检孔道取出，常需要圈套器圈套后或通过内镜负压吸引作用将病变固定在内镜先端随内镜一起撤出体外，对于CSP和EMR切除的小息肉或部分扁平的大息肉，可以通过内镜吸引从吸引孔道取出，吸引前需要预先在内镜吸引孔道与吸引管的连接处垫一块纱布（图5-61），起到类似滤网的作用，将标本网住，避免其落入吸引瓶内。建议应用湿纱布，可以降

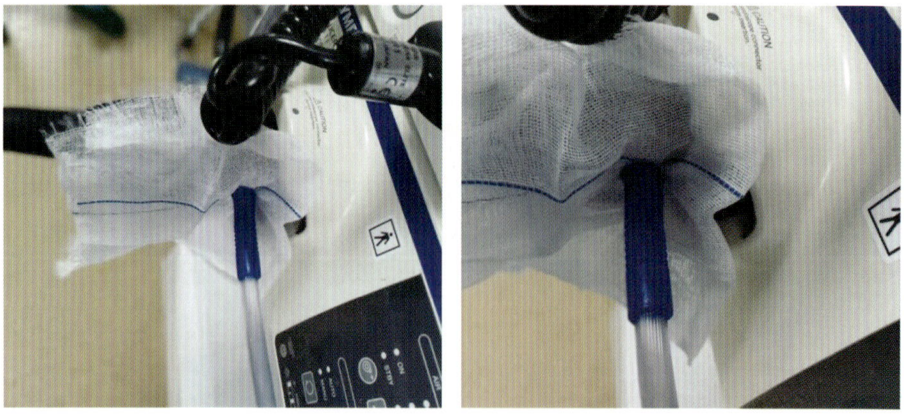

图5-61　纱布辅助标本回收

低术后标本破碎的概率，应用纱布不易太厚，2层效果最佳，多层纱布网眼致密，易被细小的粪渣堵塞，影响吸引效果，单层纱布网眼稀疏，小的标本容易漏入吸引瓶。当标本被吸入活检孔道，内镜吸引突然停止时，提示标本落入纱布中，请助手尽快将标本取出，避免长时间持续吸引使标本破碎。回收的标本容易回缩成团，助手可以借助一片小的滤纸将标本展平后放入固定液中。

参考文献

1. Zauber AG, Winawer SJ, O'Brien MJ, et al. Colonoscopic polypectomy and long-term prevention of colorectal-cancer deaths. N Engl J Med, 2012, 366(8):687-696.
2. Ferlitsch M, Moss A, Hassan C, et al. Colorectal polypectomy and endoscopic mucosal resection (EMR): European Society of Gastrointestinal Endoscopy (ESGE) Clinical Guideline. Endoscopy, 2017,49(3): 270-297.
3. Zhang Q, Gao P, Han B, et al. Polypectomy for the complete endoscopic resection of small colorectal polyps. Gastrointest Endosc, 2018, 87: 733-740.
4. Hayashi N, Tanaka S, Hewett DC, et al. Endoscopic prediction of deep submucosal invasive carcinoma: value of the narrow-band imaging international colorectal endoscopic (NICE) classification. Gastrointest Endosc, 2013, 78(4): 625-632.
5. Uraoka T, Sano Y, Ikematsu H, et al. Sano's capillary pattern classification for narrow-band imaging of early colorectal lesions. Dig Endosc, 2011, 23(Suppl): 112-115.
6. Sano Y, Tanaka S, Kudo SE, et al. Narrow-band imaging (NBI) magnifying endoscopic classification of colorectal tumors proposed by the Japan NBI Expert Team. Dig Endosc, 2016, 28(5): 526-533.
7. Horsley-Silva JL, Lam-HimLin DM, Fleischer DE. Mucosubmucosal elongated colonic polyp. VideoGIE, 2017, 2(4): 85-87.
8. Michalopoulos G, Tzathas C. Serrated polyps of right colon: guilty or innocent. Ann Gastroenterol, 2013, 26(3): 212-219.
9. Hazewinkel Y. Endoscopic features of sessile serrated adenomas: validation by international experts using high-resolution white-light endoscopy and narrow-band imaging. Gastrointest Endosc, 2013, 77(6): 916-924.
10. Murakami. Distinct endoscopic characteristics of sessile serrated adenoma/polyp with and without dysplasia/carcinoma. Gastrointest Endosc, 2017, 85(3): 590-600.
11. Hazewinkel Y, Lópezcerón M, East JE, et al. Endoscopic features of sessile serrated adenomas: validation by international experts using high-resolution white-light endoscopy and narrow—band imaging. GastrointestEndosc, 2013, 77(6): 916-924.
12. Yusuf SI, Grant C. Inverted colonic diverticulum: a rare finding in a common condition. Gastrointest Endosc, 2000, 52(1): 111-115.
13. Aslan F, Camicim, Alper E, et al. Cold snare polypectomy versus hot snare polypectomy in endoscopic treatment of small polyps. Turk J Gastroenterol, 2014, 25(3): 279-283.
14. Singh N, Harrison M, Rex D. A survey of colonoscopic polypectomy practices among clinical gastroenterologists. Gastrointestinal

Endoscopy, 2004, 60(3): 414−418.

15. Efthymiou M, Taylor AC, Desmond PV, et al. Biopsy forceps is inadequate for the resection of diminutive polyps. Endoscopy, 2011, 43(4): 312−316.

16. Jung YS, Park JH, Kim HJ, et al. Complete biopsy resection of diminutive polyps. Endoscopy. 2013, 45(12): 1024−1029.

17. Park SK, Ko BM, Han JP, et al. A prospective randomized comparative study of cold forceps polypectomy by using narrow−band imaging endoscopy versus cold snare polypectomy in patients with diminutive colorectal polyps. Gastrointest Endosc, 2016, 83(3): 527−32.

18. 中华医学会消化内镜学分会消化系早癌内镜诊断与治疗协作组, 中华医学会消化病学分会消化道肿瘤协作组, 中华医学会消化内镜学分会肠道学组, 等. 中国早期结直肠癌及癌前病变筛查与诊治共识意见（2014年11月·重庆）. 中华内科杂志, 2015, 54(4): 375−389.

19. 中华医学会消化病学分会, 中华医学会消化病学分会肿瘤协作组. 中国结直肠癌预防共识意见（2016年, 上海）. 胃肠病学, 2016, 21(11): 668−686.

20. 工藤进英. 大肠pit pattern 诊断图谱. 张惠晶, 译. 沈阳: 辽宁科学技术出版社, 2014.

21. 谢娇, 王雯. 结肠镜息肉切除术及其相关技术. 临床消化病杂志, 2019, 31(4): 257−261.

22. 葛增政, 金书羽, 李楠, 等. 结肠息肉内镜手术治疗方法的研究进展. 山东医药, 2019, 59(2): 94−96.

23. 李君, 滕晓东, 来茂德. 结直肠非浸润性上皮性病变: 炎性病变相关性息肉和错构瘤性息肉的病理诊断. 中华病理学杂志, 2021, 50(1): 74−78.

24. 鲁斌, 于红刚. 内镜下不同治疗方法对大肠侧向发育型肿瘤的治疗价值的探讨. 临床消化病杂志, 2018, 30(6): 362−366.

25. Bae JH, Yang DH, Lee S, et al. Optimized hybrid endoscopic submucosal dissection for colorectal tumors: a randomized controlled trial. Gastrointest Endosc, 2016, 83(3): 584−592.

6

其他常见结直肠疾病的诊断及治疗

血管性疾病

消化道的血管性病变分为：血管扩张症、Dieulafoy病变、血管瘤等。

■ 血管扩张症

血管扩张症（angioectasia）由黏膜下层的静脉和黏膜固有层的毛细血管扩张所组成，是消化道出血的原因之一。女性多见，右侧结肠多见。根据内镜所见分为4类：①蜘蛛状血管瘤样病变（图6-1，2）；②局限性血管怒张病变（图6-3）；③血管瘤样病变（图6-4）；④其他。

血管扩张症的治疗主要为对症治疗，出血时可采用止血夹夹闭或氩离子凝固术（APC）治疗。

典型病例

65岁老年男性，便血，既往慢性肾病（尿毒症期），结肠镜检查：结肠黏膜苍白、变薄，散在蜘蛛痣样血管扩张，横结肠近肝曲见一活动性出血点，止血夹夹闭后出血停止（图6-5）。

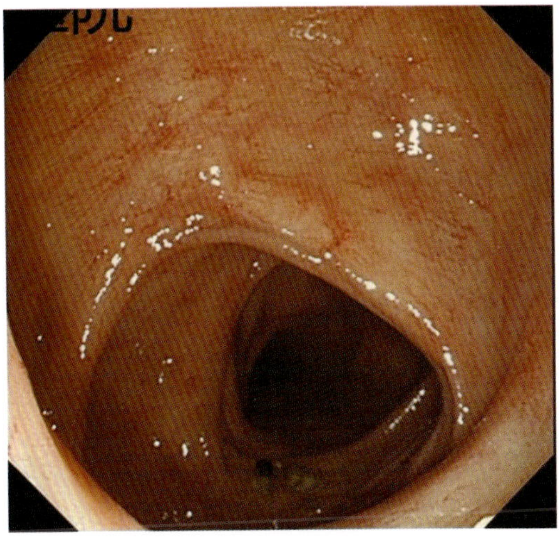

图6-1　蜘蛛状血管瘤样病变

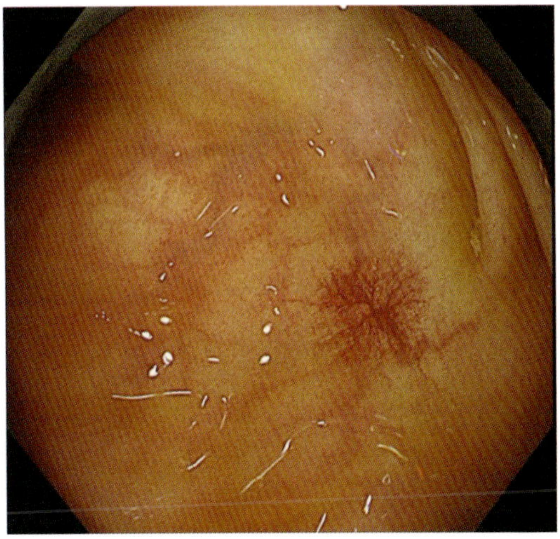

图6-2　蜘蛛状血管瘤样病变

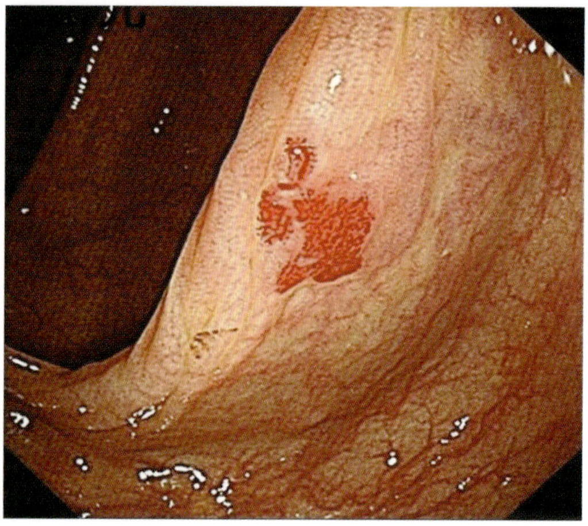

图6-3　重度发红斑，血管密集度高，界限明显

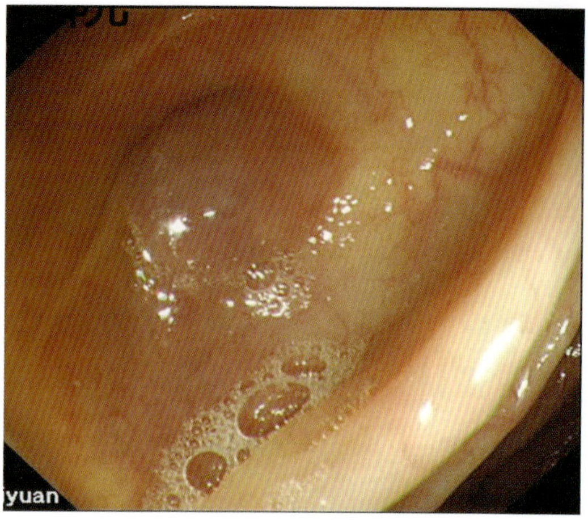

图6-4　血管瘤样病变

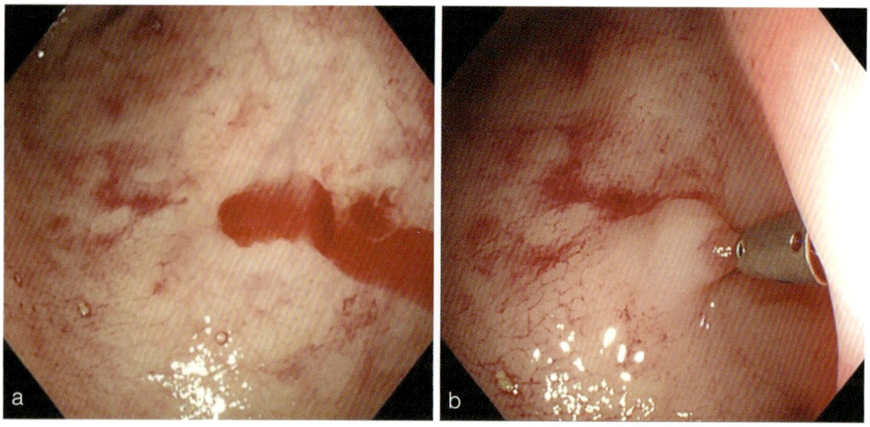

图6-5　a. 活动性出血；b. 组织夹夹闭后出血停止

■ 直肠杜氏病（Dieulafoy病）

直肠Dieulafoy溃疡与胃Dieulafoy溃疡一样，在非常狭小的溃疡内部，可观察到裸露血管，一般发生在直肠下段齿状线附近。与急性出血性直肠溃疡一样，好发于长期卧床高龄患者，可引起大量便血。该病病因不明确。对于出血的治疗，首选内镜下止血夹止血。

典型病例

58岁中年男性，便血入院，入院时Hb 110 g/L，住院期间多次便血，术前Hb 65 g/L。结肠镜检查：直肠距肛门5 cm见一大小约0.3 cm × 0.4 cm溃疡，其中央见血管残端，金属夹封闭血管（图6-6），未再出血。

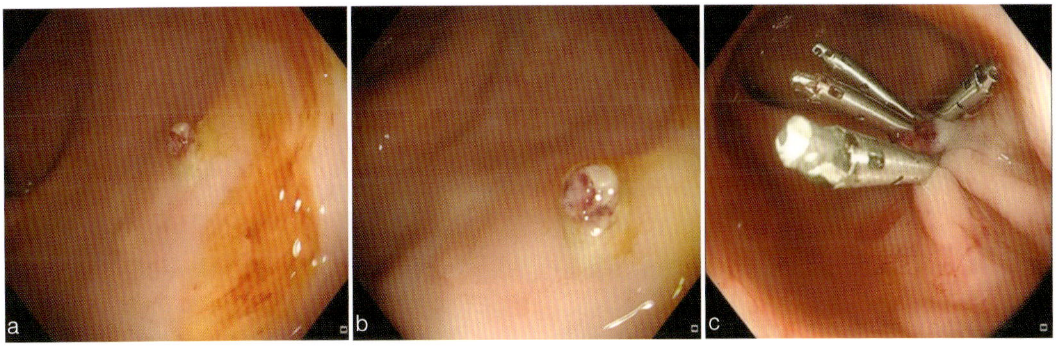

图6-6 a. 直肠见小溃疡；b. 可见血管残端；c. 金属夹封闭血管

蓝色橡皮疱痣综合征

蓝色橡皮疱痣综合征（BRBNS）是皮肤及消化道同时发生海绵状或毛细血管性血管瘤。系胚胎期分化发育障碍所致，为常染色体显性遗传病。

典型病例

7岁儿童，因“面黄2年余，呕吐1周”入院。曾有左肘部、腋窝、手掌、脚趾多发血管瘤，行硬化剂注射治疗。胃镜检查：胃底穹隆、胃体前壁、胃窦体交界前壁、幽门前区、十二指肠降段见多个直径0.6~0.8 cm无蒂息肉样隆起，表面色红，可见明显扩张血管。结肠镜下见：回盲瓣口、升结肠、横结肠、乙状结肠多处大小0.6 cm × 0.8 cm~1.5 cm × 2.0 cm无蒂宽基隆起，表面色红或色蓝（图6-7）。结合病史及内镜下表现考虑蓝色橡皮疱痣综合征。

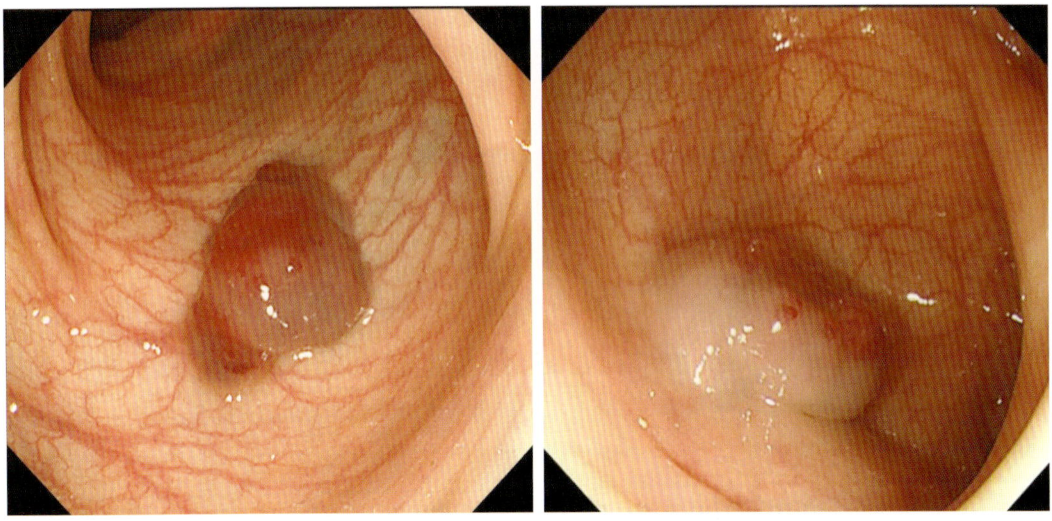

图6-7 升结肠、横结肠分别见无蒂宽基隆起，表面色红或色蓝

炎症溃疡性病变

■ 缺血性结肠炎

缺血性结肠炎是结肠循环障碍引起的黏膜区域性变性、坏死及溃疡，在有动脉粥样硬化性疾病及便秘的中老年人群中多见。常以突然腹痛为首发症状，可见便血。临床上可将其分为3种类型，一过型、狭窄型和坏疽型。狭窄型常伴有肠梗阻症状。结肠镜检查可见纵行溃疡、糜烂，充血水肿，病变呈节段性，与正常黏膜界限清晰。重症病例黏膜水肿，呈暗红色，溃疡变深。一过型发病1~2周后黏膜发红、溃疡的程度明显改善。病理组织学方面，病变肠段从黏膜至黏膜下层，可见出血和水肿、炎性细胞浸润和溃疡等，而其特征性改变是隐窝萎缩。治疗上，一过型仅对症治疗即可治愈，但坏疽型及伴有肠梗阻症状的狭窄型需要外科治疗。

病例1

54岁中年男性，因腹痛、腹泻、便血6小时来诊。结肠镜检查：降结肠、部分乙状结肠黏膜明显充血水肿糜烂，局部几乎环周，伴溃疡形成，表面渗血，管腔狭窄（图6-8）。

给予活血化瘀、改善微循环治疗。8天后复查肠镜，镜下所见：降结肠、降乙交界局部黏膜充血水肿，未见溃疡与糜烂，无渗血，较前明显好转（图6-9）。

病例2

29岁青年女性，因腹痛、便血1天入院，肠镜检查：降乙交界、乙状结肠部分肠段黏膜充血水肿，伴有溃疡形成，覆白苔，沿肠腔纵轴走行（图6-10）。

治疗6天后，复查结肠镜：降结肠、乙状结肠部分肠段黏膜充血水肿，未见明显溃疡，较前明显改善（图6-11）。

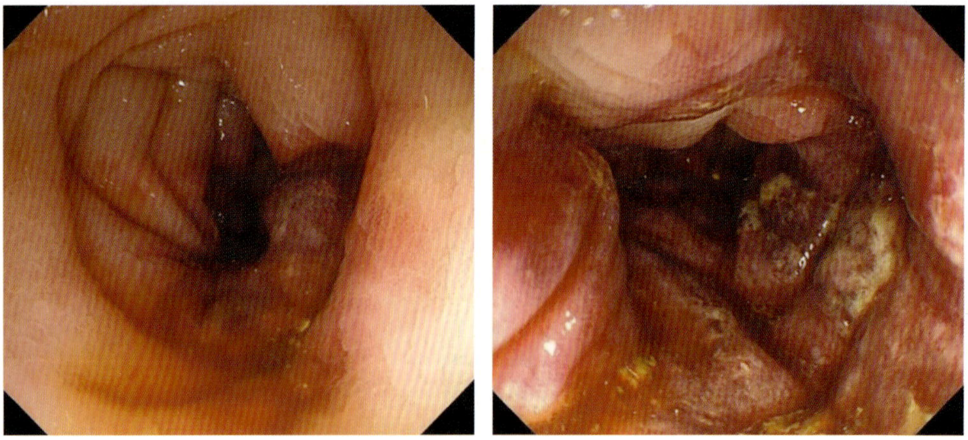

图6-8　患者结肠镜检查所见

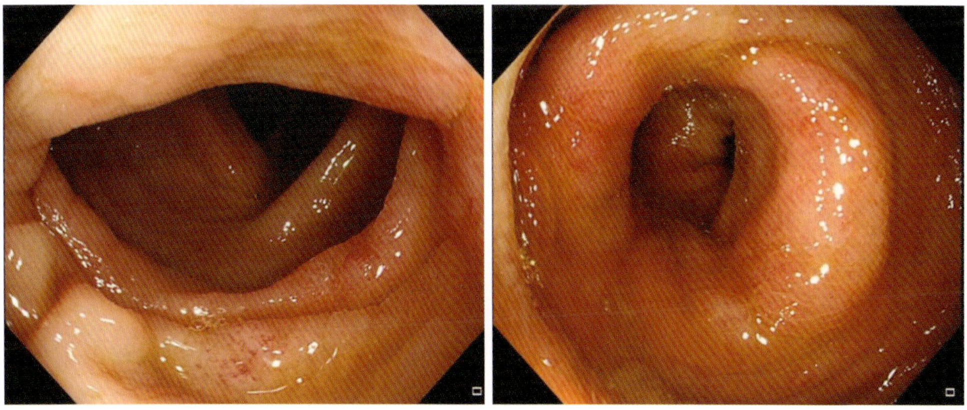

图6-9　治疗后结肠镜检查所见

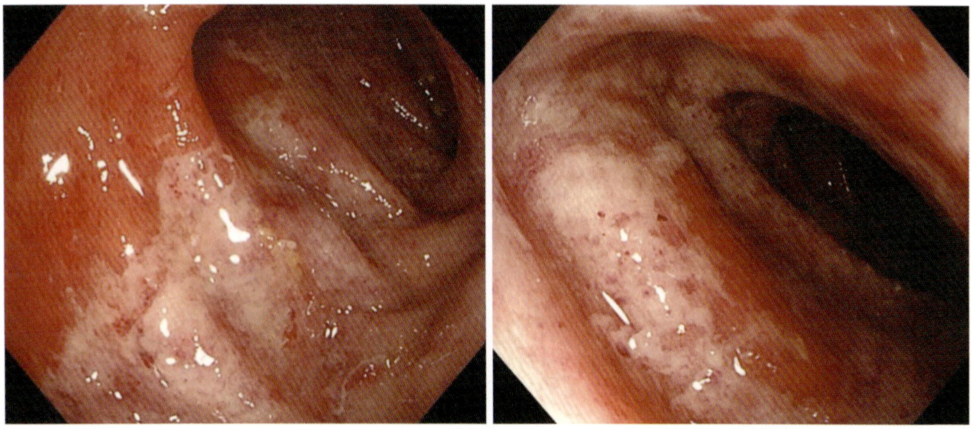

图6-10　患者结肠镜检查所见

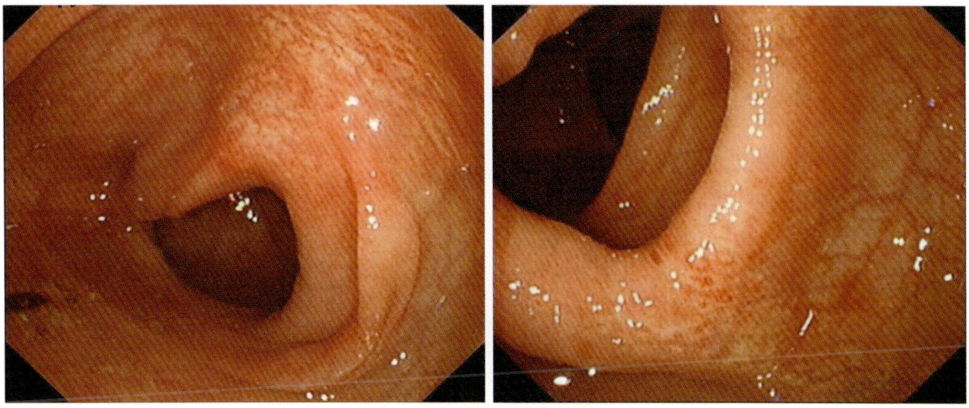

图6-11　治疗后结肠镜检查所见

■ 放射性肠炎

放射性肠炎是对腹、盆腔内恶性肿瘤进行放疗时，照射范围旁的肠管所发生的病变。根据病变严重程度不同和治疗后的转归不同等有多种分类。代表性的分类为Sherman分类，是根据病变严重程度不同进行的分类（表6-1）。

放射性肠炎的临床转归：黏膜水肿充血（新生毛细血管扩张和易出血）→黏膜脆弱致溃疡形成→狭窄（肠梗阻）→穿孔或进展到瘘孔（肠管外脓肿形成）。

表6-1　Sherman分类

Ⅰ级	散在的黏膜发红和毛细血管扩张，易出血，脆弱，无溃疡，弥漫性发红
Ⅱ级	伴有灰色黏附性痂皮状白苔的溃疡形成
Ⅲ级	Ⅱ级所见基础上肠管狭窄
Ⅳ级	Ⅲ级所见基础上瘘孔形成

临床症状：疾病高发期在放疗照射后6~18个月。早期主要表现为腹泻、肛门不适感、排便障碍、数月后能够改善。后期（照射15个月后）可出现腹泻、便血、黏液便、里急后重、大便变细和进行性便秘等。

病例1

64岁老年女性，腹泻1年余，腹痛3个月。2年前因子宫内膜癌行手术治疗，术后行放化疗。结肠镜下所见：乙状结肠、直肠黏膜广泛分布新生树枝样血管，触之易出血（图6-12）。

病例2

72岁老年男性。因直肠癌术后2年，反复便血1年入院。1年前曾行放疗。结肠镜下所见：直肠黏膜明显充血水肿，可见新生血管，触之易出血，吻合口黏膜充血水肿，局部可见吻合钉，吻合钉周围浅溃疡形成，触之易出血（图6-13）。

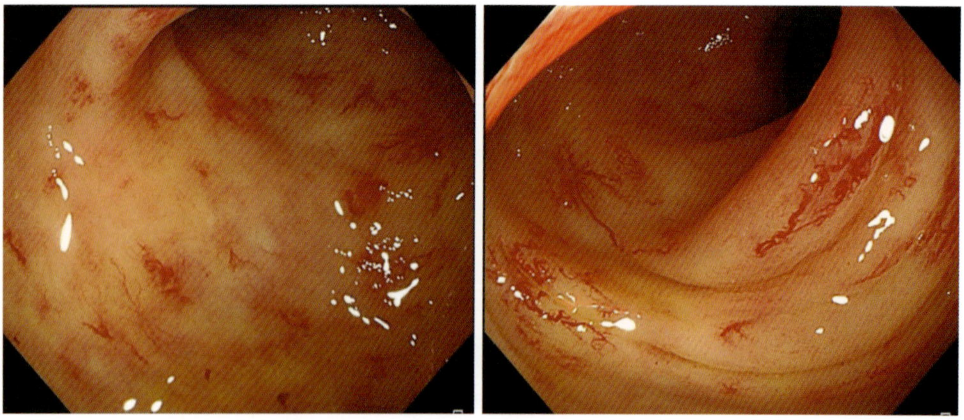

图6-12　放射性结肠炎（Sherman分类Ⅰ级）

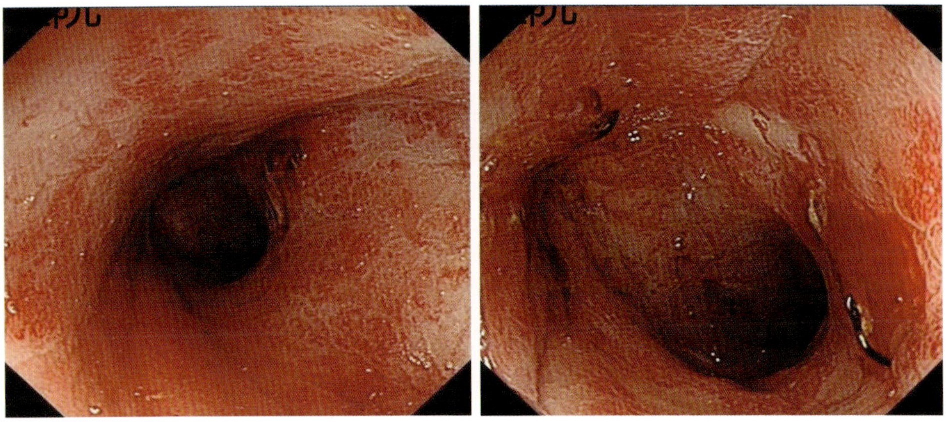

图6-13　放射性结肠炎（Sherman分类Ⅱ级）

■ 憩室炎并出血

憩室炎及其并发症（憩室出血、穿孔、瘘管形成等）临床上近年来有逐年增多的趋势。结肠憩室本身并不会造成任何问题，但若其开口被阻塞，则形成憩室炎，表现为腹痛、便秘或腹泻、便血、发热或寒战、恶心呕吐等。腹痛常为突发性，持续数小时或数天，且常伴有发炎处的压痛，有时出现腹膜炎的体征。典型的内镜下表现为憩室内有脓液附着，憩室周围黏膜发红、水肿，肠壁伸展不良，当憩室局限于肠壁的浅层时，可形成不规则溃疡。憩室炎一般以内科疗法治疗即可，对于内科治疗无效的患者，可以手术治疗。

病例1

52岁中年女性，右下腹痛伴发热2周。20年前曾行阑尾切除。查体：右腹部压痛，无反跳痛，未触及异常包块。镜下所见：升结肠见一直径约0.5 cm憩室，内见粪块嵌顿，周围黏膜水肿（图6-14）。抗感染、消炎治疗后好转。

憩室出血为高龄者发生血便的原因之一，由憩室内小动脉破裂引起。内镜检查是确定出血部位的有效方法，通过憩室的活动性出血和凝血块附着来诊断。对活动性出血，可进行内镜下止血，有时采用血管介入栓塞治疗或手术治疗。

病例2

48岁中年男性，因“便血10小时”入院。镜下所见：升结肠见多处开口0.3~0.6 cm大小不等憩室，其中1个憩室可见活动性出血（图6-15），尝试止血夹夹闭止血，效果差。行血管介入治疗，回结肠动脉栓塞术，术后未再出血。

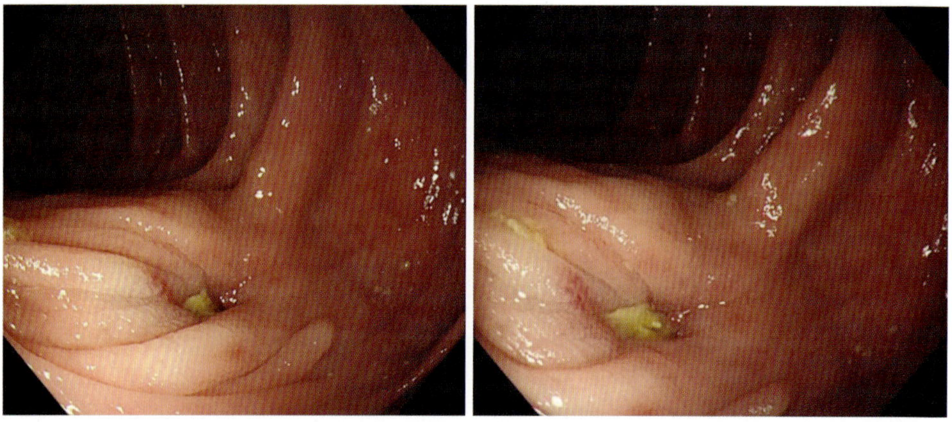

图6-14 憩室内粪块嵌顿

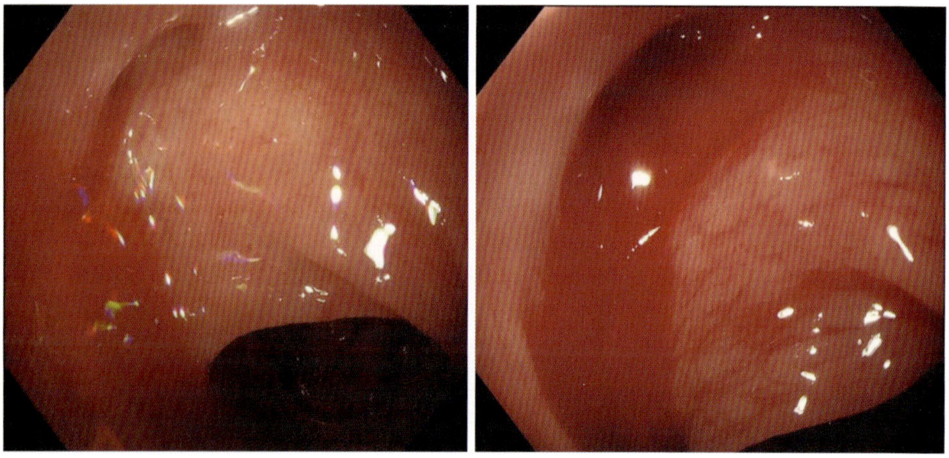

图6-15 憩室出血

NSAIDs相关结肠溃疡

NSAIDs相关大肠病变是阿司匹林及其他NSAIDs药物所引起的大肠黏膜病变。镜下所见及组织学所见均非特异性，为排除性诊断，在确认NSAIDs用药史的基础上，排除感染性肠炎和NSAIDs停药后病变治愈是诊断的必要条件。

根据镜下表现分为溃疡型和肠炎型。溃疡型一般有数月以上用药史，多有便血症状，结肠镜检查特征为右半结肠、回盲部附近多发性界限清晰的溃疡，部分可合并膜性狭窄。肠炎型是用药开始后数周内出现以腹泻、发热为主要症状的急性疾病。停药后短期内可治愈。

典型病例

64岁老年女性，类风湿关节炎10年，长期服用NSAIDs药物。镜下所见：盲肠、升结肠、肝曲、横结肠见多发溃疡，既有环形溃疡，也有纵行溃疡，致盲肠、升结肠管腔变形，溃疡表面覆白苔，局部黏膜充血（图6-16）。活检病理：（回盲瓣对侧、升结肠）黏膜局部溃疡形成，肉芽组织增生，重度急慢性发炎。结合患者病史及镜下表现考虑NSAIDs相关结肠溃疡。

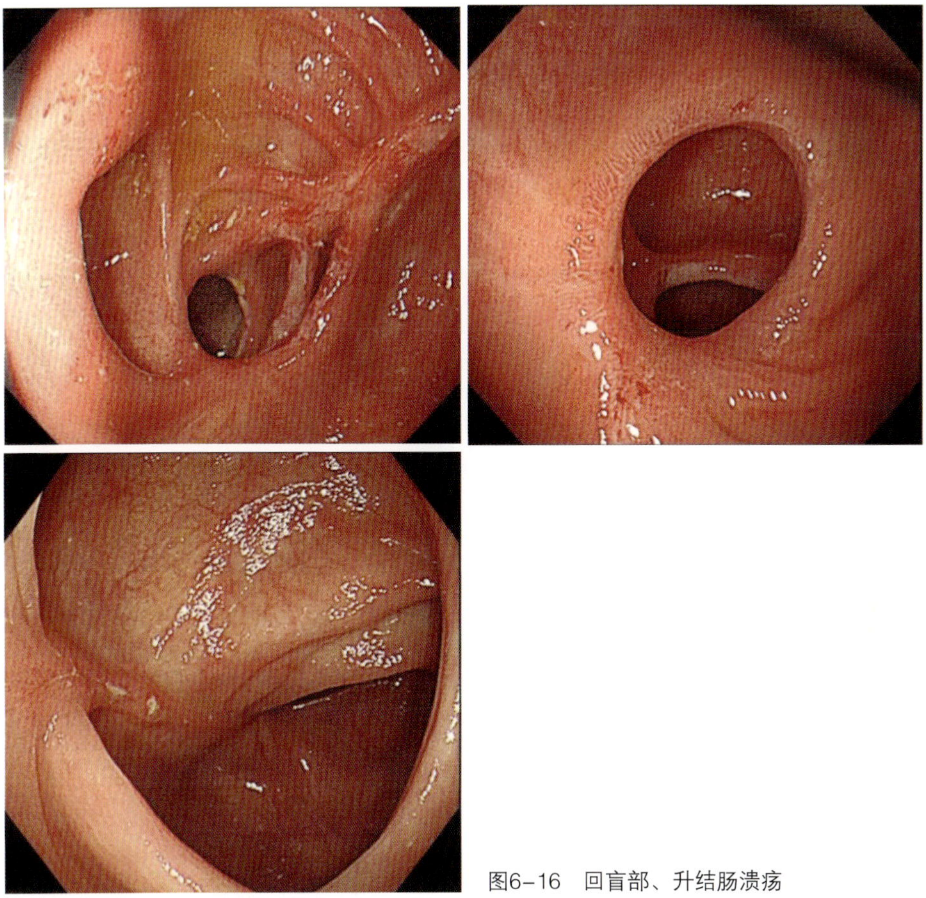

图6-16　回盲部、升结肠溃疡

肠结核

肠结核是感染人型结核杆菌导致的肠道感染病，分为原发性肠结核和继发性肠结核。原发性肠结核的感染途径为腔内感染，通过Peyer斑侵入回盲部黏膜的结核菌被吞噬形成干酪性肉芽肿，黏膜被破坏形成溃疡，因病变淋巴管走行沿肠管的短轴方向延伸，所以形成环形或带状溃疡。症状是腹痛、发热、腹泻和便血，无症状者也不少见。

组织活检和粪便培养等检出结核菌或活检组织中见干酪性肉芽肿可确诊，但结核菌检出率或干酪样肉芽肿检出率并不高。近年应用于临床的结核杆菌感染T细胞检测（T-SPOT）的灵敏度和特异性均较高，是一种有效的确诊手段。

典型病例

48岁中年女性，无明显症状，查体行肠镜检查。镜下所见：盲肠见大小约2.0 cm × 3.0 cm不规则增生隆起，中央凹陷发红，活检3块，质脆，易出血。升结肠近回盲瓣见直径约1.0 cm息肉样隆起，表面粗糙糜烂，活检1块（图6-17）。活检病理：（盲肠、升结肠）黏膜组织充血、水肿，中重度急慢性发炎，局部淋巴组织增生，伴肉芽肿形成。抗酸杆菌免疫荧光染色结果：阴性（-）。实时定量PCR检测结核杆菌结果：阴性（-）。

抗感染治疗3个月后复查，较前无明显改善（图6-18）。

后加做T-SPOT阳性，考虑肠结核，抗结核治疗4个月复查，溃疡愈合（图6-19）。

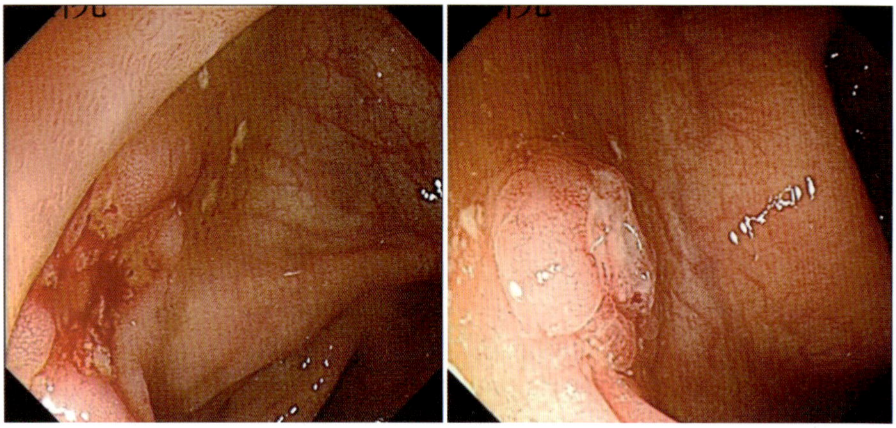

图6-17　回盲部、升结肠病变

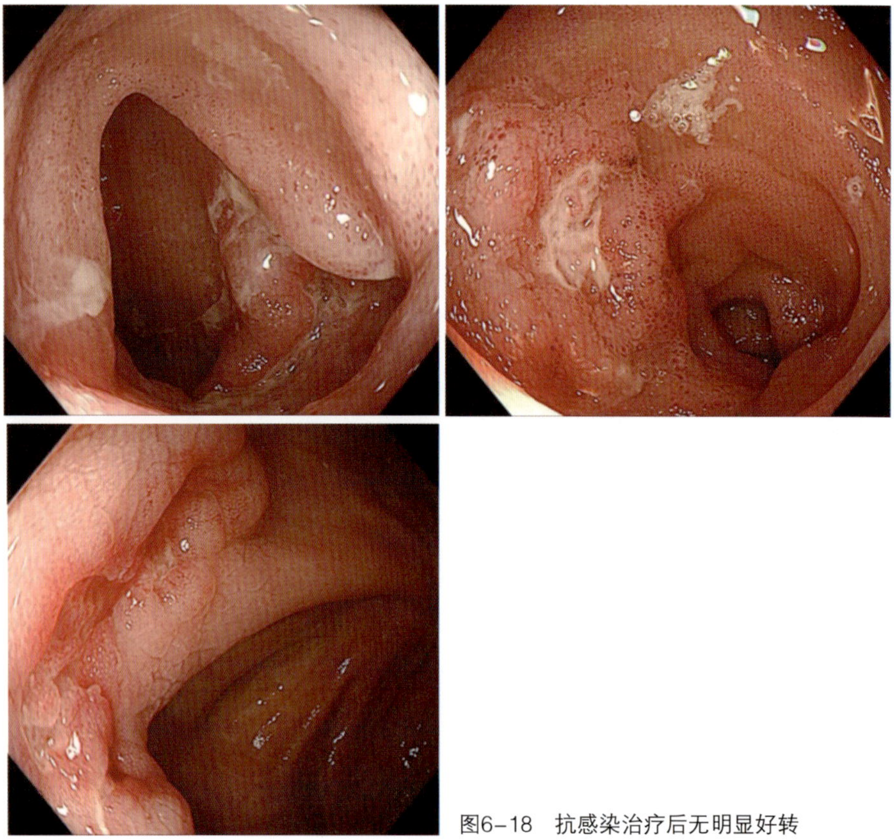

图6-18　抗感染治疗后无明显好转

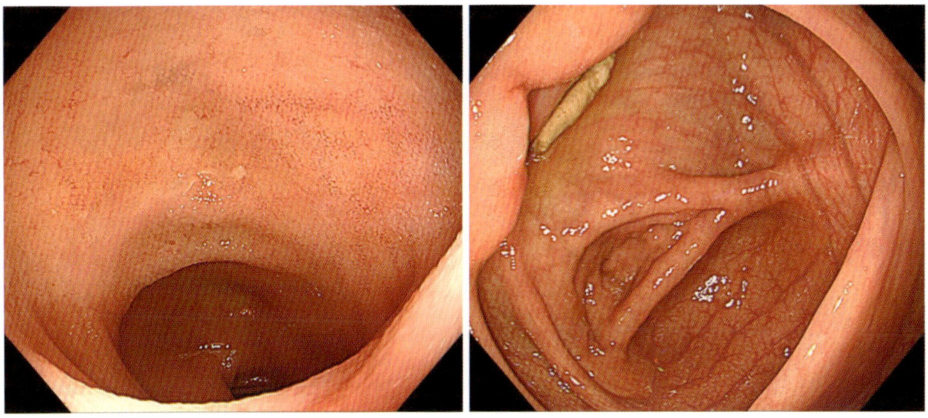

图6-19　抗结核治疗后溃疡愈合

溃疡性结肠炎

溃疡性结肠炎（ulcerative colitis，UC）是表现为伴有糜烂或溃疡形成的结直肠弥漫性非特异性炎症。通常从直肠起，向近端结肠延伸，呈连续性、弥漫性糜烂，同时伴有溃疡、水肿、充血、炎性息肉等形成。临床上黏液脓血便是主要症状，并呈现不同程度的全身症状，病变反复缓解与复发。好发年龄为10~20岁，各个年龄段均可发生，发病率无性别差异，有逐年上升趋势。首次发作病例一定要进行活检，并除外感染性肠炎。对于重症病例，为防止穿孔，建议在肌层厚的直肠进镜活检。长期溃疡性结肠炎有癌变风险，需内镜随访。

典型病例

21岁青年女性，脓血便1年余，加重1个月。镜下所见：全结肠黏膜广泛充血水肿，密布针眼样、片状糜烂，血管纹理消失，轻触可少量渗血。活检病理：（降结肠、乙状结肠、直肠）黏膜部分糜烂，重度急慢性发炎，隐窝数量明显减少，个别隐窝结构紊乱，可见个别隐窝脓肿形成，间质内及隐窝基底部可见较多浆细胞浸润，伴少量嗜酸性粒细胞浸润，结合临床，符合溃疡性结肠炎（图6-20）。

克罗恩病（CD）

Crohn病是年轻人好发的原因不明的炎症性肠病之一，从口腔到肛门，消化道的所有部位都可以发病，缓解和复发交替反复发生。病变部位以小肠和结直肠较多见，可发生水肿、溃疡、肠道狭窄和瘘管等特征性变化。

临床表现：消化道症状为腹痛、腹泻，全身症状多为发热、体重减轻和营养不良，伴有肛门病变的并不少见。还可以引起消化道外的皮肤、关节、眼、骨等并发症。典型内镜下表现为纵行溃疡、铺路石样改变或狭窄，常呈跳跃式分布。

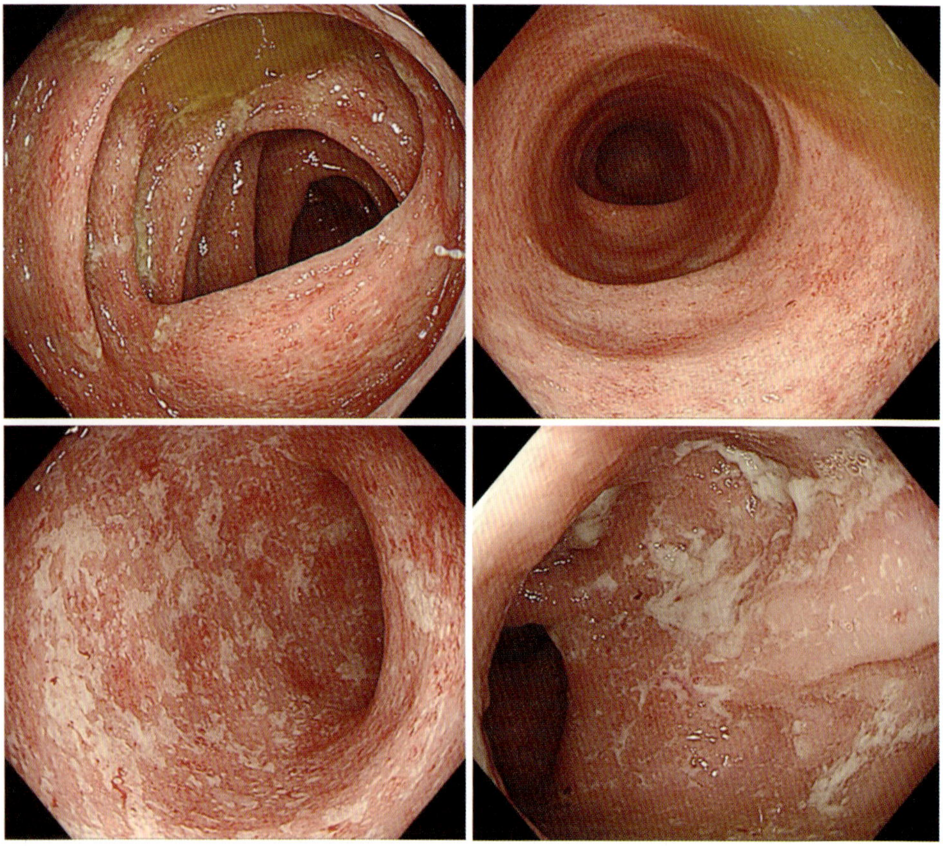

图6-20　溃疡性结肠炎

典型病例

39岁青年女性，恶心、腹痛、腹泻3天。结肠镜下所见：升结肠、肝曲、横结肠散在片状溃疡，表覆黄白苔，升结肠较重，肠腔略狭窄。活检病理为肉芽组织增生（图6-21）。小肠镜下表现：距回盲瓣约60 cm末端回肠见多处溃疡，呈节段性分布，大小不等，黏膜充血水肿，覆白苔，近回盲瓣较重。活检病理：黏膜充血、水肿，重度急慢性发炎，局部溃疡及微脓肿形成（图6-22）。应用甲泼尼龙、硫唑嘌呤等药物治疗半年后复查，部分溃疡愈合，较前明显改善（图6-23）。

EB病毒相关肠病

EB病毒经鼻咽部感染，继而入血至全身各器官、脏器，免疫力正常情况下EB病毒被清除，在免疫缺陷或免疫力低下时，引起持续感染，在不同系统表现为不同的疾病。EB病毒相关肠病包括EB病毒相关性肠炎、EB病毒相关淋巴增殖性疾病及EB病毒相关淋巴瘤。其中EB病毒相关性肠炎仅表现为腹泻、腹痛等非特异性症状，镜下表现为非特异性溃疡、糜烂。对症治疗后可痊愈。如果EB病毒持续感染，则可进展为EB相关淋巴增殖性疾病及淋巴瘤，表现为发热、腹痛、腹泻、便血等症状，可伴有肝脾肿大。内镜下表现为结肠、小肠多发的不规则溃疡或肿瘤性病变。过去对该病变认识不足，容易误诊，需引起重视。后二者若诊治不及时，预后差。诊断除上述临床表现及内镜所见外，需要检测外周血EB病毒抗体、血浆及单个核细胞EB病毒DNA定量及活检组织中检测EBER。

病例1

45岁中年男性，因“腹泻、发热、便血1个月”就诊。镜下所见：回盲瓣黏膜明显充血水肿，升结肠、肝曲、横结肠、降结肠、乙状结肠、直肠散在片状深溃疡，边缘尚光滑，以升结肠、肝曲严重，肝曲见鲜红色血痂（图6-24）。

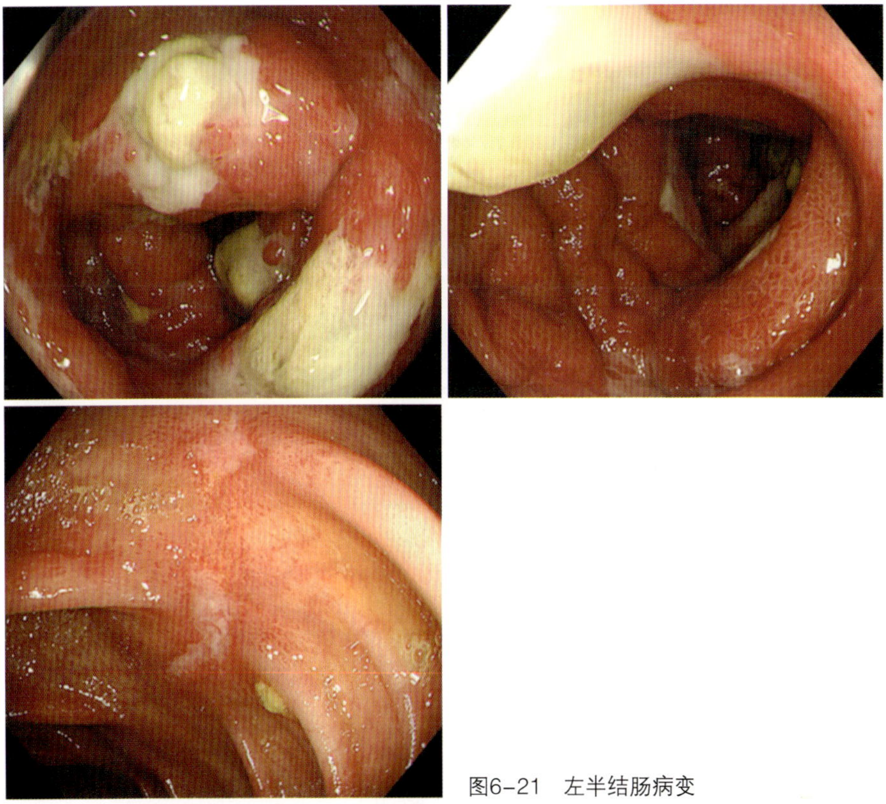

图6-21　左半结肠病变

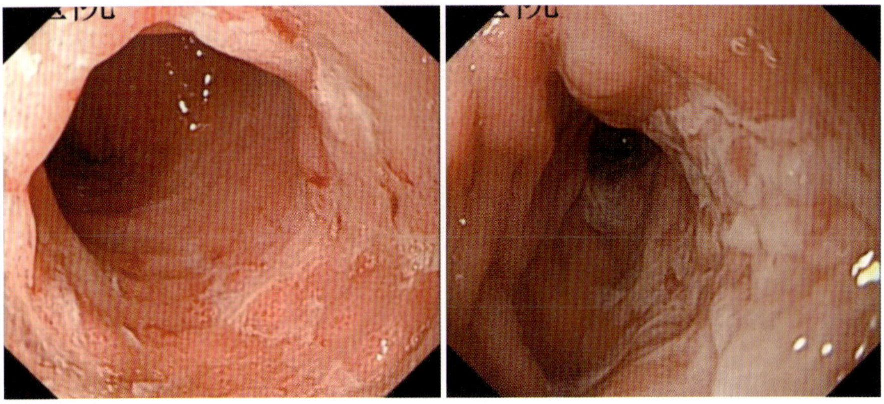

图6-22　回肠末端病变

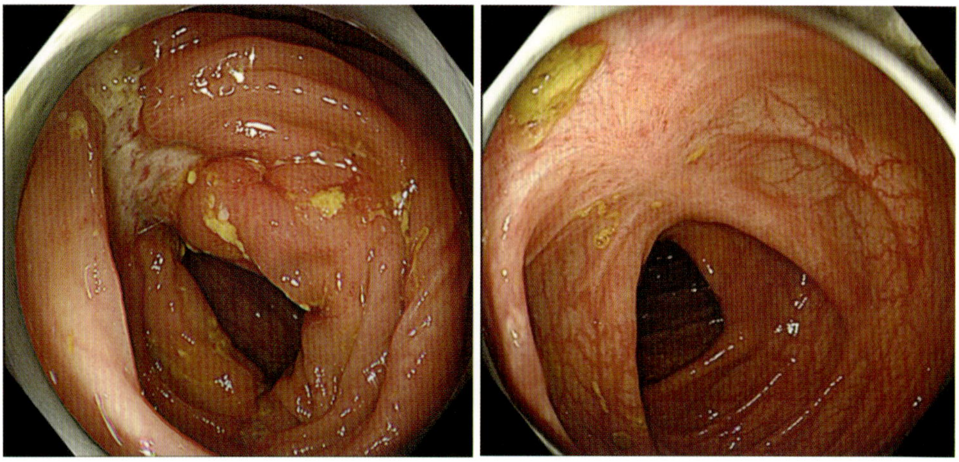

图6-23　治疗后复查

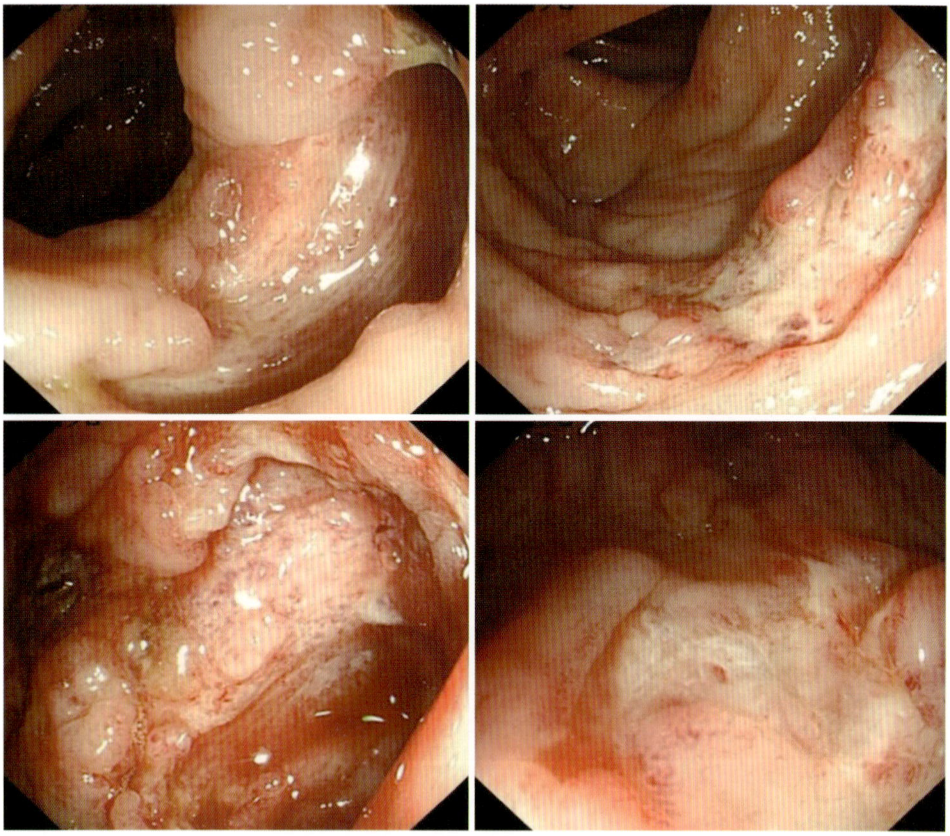

图6-24　结肠多发深溃疡

诊疗经过：初始诊断为炎症性肠病，之后反复消化道出血，介入栓塞治疗，效果差。因发热、腹胀、黄疸，行骨穿提示：（EB病毒相关）嗜血细胞综合征。

病例2

48岁中年男性，间断腹痛、腹泻伴发热2年余。外院活检病理：EBV阳性T细胞组织增殖性疾病。镜下所见：回肠末端黏膜散在大小不等、形态不规则、深浅不一溃疡，大者约4 cm × 5 cm，部分环周生长，底面清洁或覆白苔，周围黏膜充血、水肿、糜烂（图6–25）。

白塞综合征（BD）

以眼部、皮肤、口腔内病变及外阴溃疡为主要特征的全身免疫系统疾病，属于血管炎的一种，称为Behcet病，病因尚不明确。伴有回盲部慢性溃疡，称为肠道Behcet病。典型病变是在终末回肠出现单发的、多发的类圆形深溃疡，组织学以血管炎为特征性表现。

病例1

33岁青年男性，发现腹部包块2个月余，2019年曾行阑尾切除术。镜下所见：回盲部变形，盲肠见3.0 cm × 2.0 cm深溃疡，覆白苔，边缘光滑，底面清洁，回盲瓣充血水肿，可见一瘘口，广泛白苔覆着，远端可见缝合线残留（图6–26）。追问病史：患者反复发作口腔溃疡，有外阴溃疡、小腿皮肤损害、背部疖肿病史。诊断为肠白塞综合征。

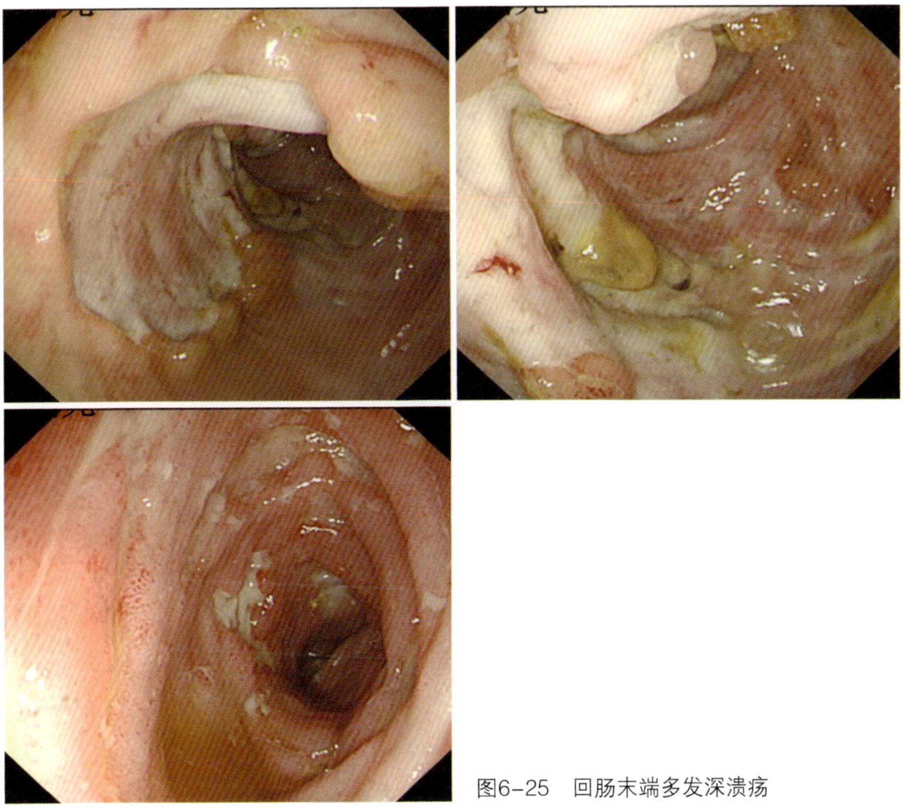

图6–25　回肠末端多发深溃疡

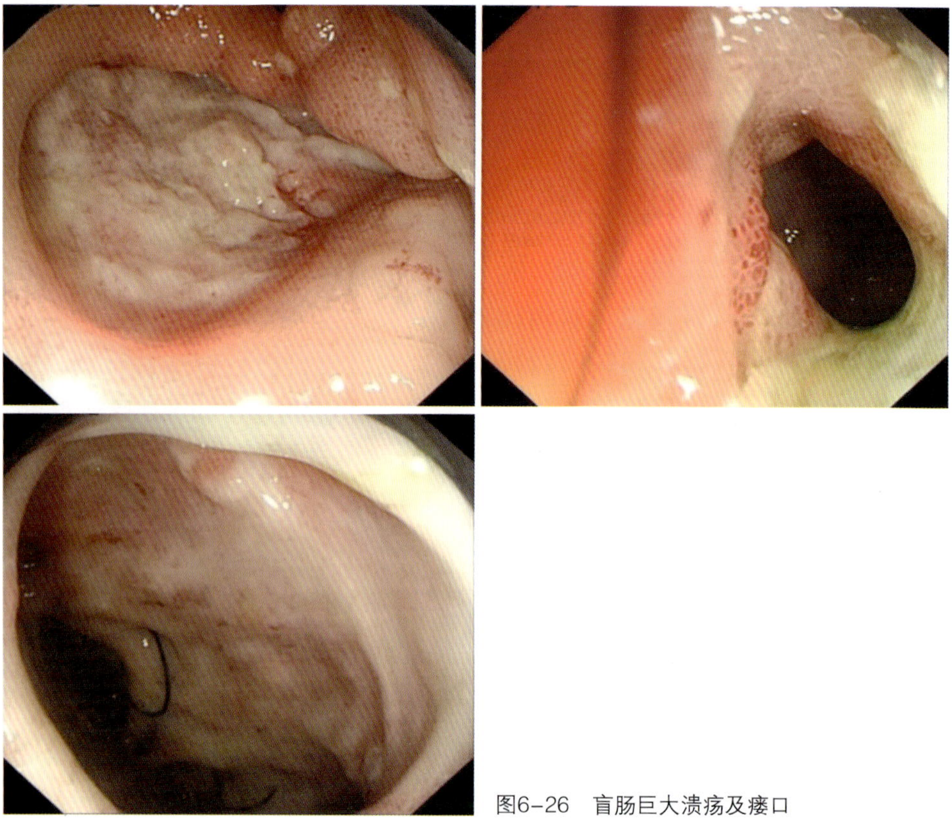

图6-26　盲肠巨大溃疡及瘘口

病例2

63岁老年女性。右下腹痛1年余。镜下所见：回盲部见一近环周巨大深溃疡，边缘明显隆起，盲肠无法显示，溃疡底覆黄白苔，可见结节样隆起，皱襞略僵硬（图6-27）。活检病理初诊怀疑B细胞淋巴瘤。补充免疫组化：（回盲部）黏膜淋巴组织增生伴肉芽组织增生，可见小血管炎性病变，结合病史（反复口腔溃疡7年，双小腿结节红斑4年，外阴溃疡1年），考虑肠白塞综合征。

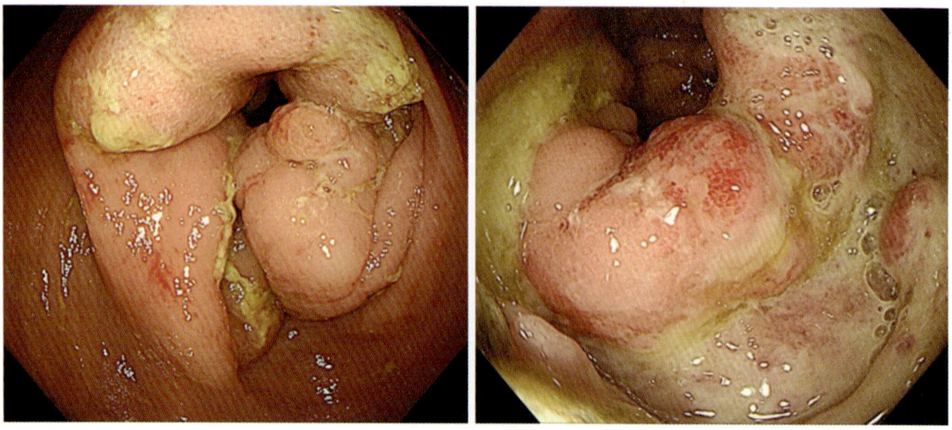

图6-27　回盲部巨大溃疡

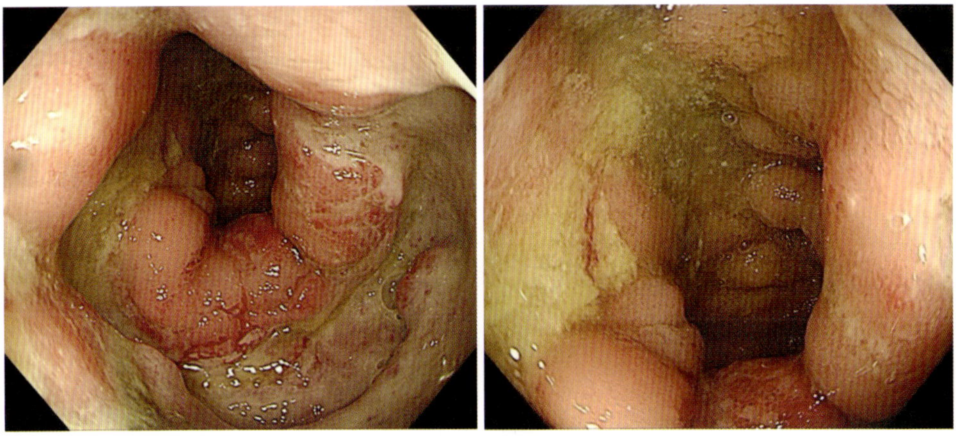

图6-27（续）

肿瘤性病变

■ 阑尾黏液囊肿（腺瘤/腺癌）

因阑尾腔内黏液潴留使阑尾呈囊肿样肿大的状态而得名，与病理学原因无关。病理组织学上分为黏液性增生、黏液性囊腺瘤、黏液性囊腺癌。黏液性增生与大肠的增生性息肉类似，是非肿瘤性病变。黏液性囊腺瘤是阑尾黏膜柱状上皮腺瘤化的结果。黏液性囊腺癌与大肠的黏液腺癌相同。黏液上皮细胞具有重度异型性，呈肿瘤性增生，如果潴留的黏液在腹腔内溢出，可引起致命的腹膜假黏液瘤。

病因为炎症、回盲部肿瘤、肠道扭曲扭转等引起阑尾的非感染性阻塞，由内腔黏膜持续产生黏液而引起。多无症状，当囊肿增大对周围组织产生压迫后产生右下腹痛、腹部不适、排便不畅等非特异性症状。

内镜检查呈现黏膜下肿瘤样的半球型隆起，有时阑尾开口有黏液流出，出现“拉丝”现象。

阑尾黏液腺癌

典型病例

91岁老年男性，结肠镜检查：阑尾区见菜花样隆起，表覆黏液及污秽苔，可见“拉丝”现象（图6-28），冲洗困难，病变侵及回盲瓣一侧，内镜无法进入回肠末端，取活检1块，组织脆，易出血。活检病理：低级别黏液上皮性肿瘤。因肠梗阻行盲肠手术治疗，术后病理：回盲部黏液腺癌，体积4 cm×3 cm×3 cm，侵达浆膜。肠系膜淋巴结（1/7个）、中间组（2/6个）淋巴结癌转移，中央组（3个）淋巴结未查见癌。

阑尾黏液腺瘤

典型病例

71岁老年女性，回盲部阑尾开口可见一半透明黏液栓，活检钳可牵拉出丝状透明黏液（图6-29）。手术切除病理：黏液腺瘤。

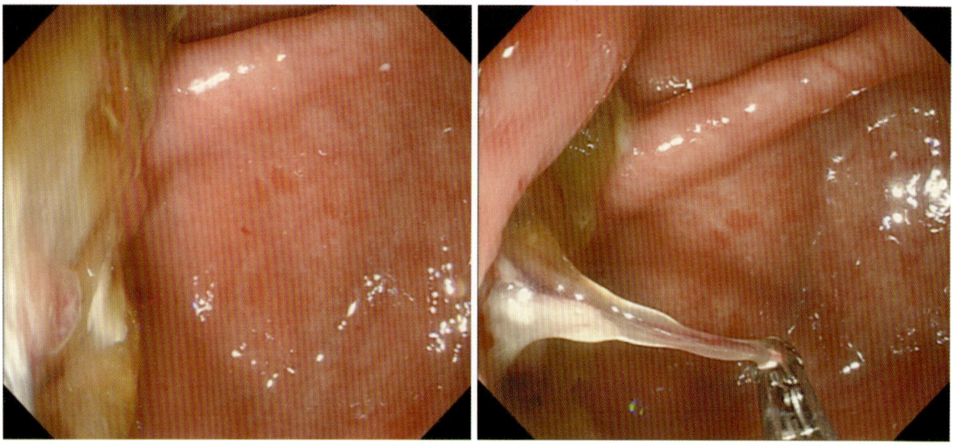

图6-28 “拉丝”现象

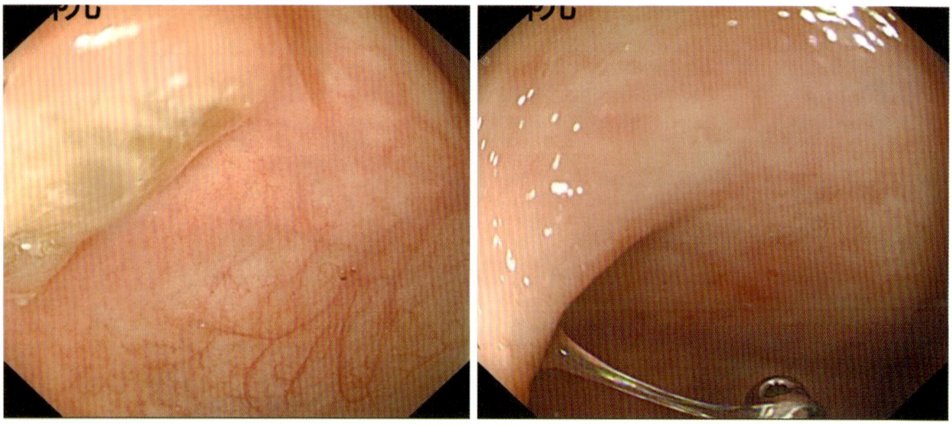

图6-29 “拉丝”现象

■ 淋巴瘤

大肠恶性淋巴瘤占消化道淋巴瘤的3%~10%，占大肠恶性肿瘤的0.1%~0.7%，是少见疾病。组织学上MALT淋巴瘤最多，弥漫大B细胞淋巴瘤（DLBCL）、T细胞淋巴瘤也比较多见。肉眼形态多样，组织学在某种程度上具有相关性，治疗上根据组织学类型、临床病理分期及病变范围决定。

MALT淋巴瘤：多数病例以隆起型为特征。隆起表面比较光滑，呈黏膜下肿瘤样，广泛的小结节聚集，有时呈弥漫型。

其他：大多数DLBCL形成溃疡和大的肿瘤，需要与进展期癌相鉴别。套细胞淋巴瘤多是多发淋巴瘤样息肉（MLP）型，与滤泡性淋巴瘤的鉴别很重要。T细胞淋巴瘤是弥漫型的，伴有不规则溃疡多见。

病例1

67岁老年男性，肠镜所见如图6-30，回肠末端黏膜广泛结节样隆起，直径1.0~1.5 cm，表面呈颗粒样改变。回盲瓣及升结肠起始部见大小约4.0 cm×4.0 cm不规则隆起，表面黏膜充血、糜烂，局部溃疡形成，取活检3块，送病理。升结肠、肝曲、横结肠、脾曲、降结肠、直肠广泛分布直径0.4~1.5 cm隆起，表面光滑，或糜烂，色淡黄，可见扩张微血管，于结肠脾曲隆起结节表面取活检1块，送病理。术后病理：套细胞淋巴瘤。免疫组化染色：CD20（+）、CyclinD1（+）、Bcl-2（+）、SOX-11（部分+）、Bcl-6（-）、CD10（-）、CD3（少量+）、CD5（少量+）、Ki-67（约30%）。

患者同期行胃镜检查见胃体小弯、胃角、胃窦黏膜粗糙，充血，红白相间以红为主，小弯侧广泛分布斑点状糜烂，冲洗后易出血，未见溃疡。分别于胃体小弯、胃窦小弯取活检。十二指肠球部变形，黏膜充血水肿，表覆白苔，球降交界狭窄，胃镜无法通过，于糜烂处取活检（图6-31）。活检结果为套细胞淋巴瘤。

病例2

48岁中年男性。肠镜所见：直肠距肛4 cm见一不规则隆起，直径约5 cm，中间凹陷，溃疡形成，表覆污秽苔，管腔狭窄，管壁僵硬，肠镜勉强通过，取活检，质脆（图6-32）。活检病理：（直肠）B细胞淋巴瘤，结合免疫组化，符合弥漫大B细胞淋巴瘤（生发中心型）。免疫组化染色：CD20（较多+）、CD3（部分+）、MUM-1（个别+）、Bcl-2（个别+）、Bcl-6（约30%+）、CD10（-）、Ki-67（约80%）、CyclinD1（-）、CK（-）、LCA（+）。

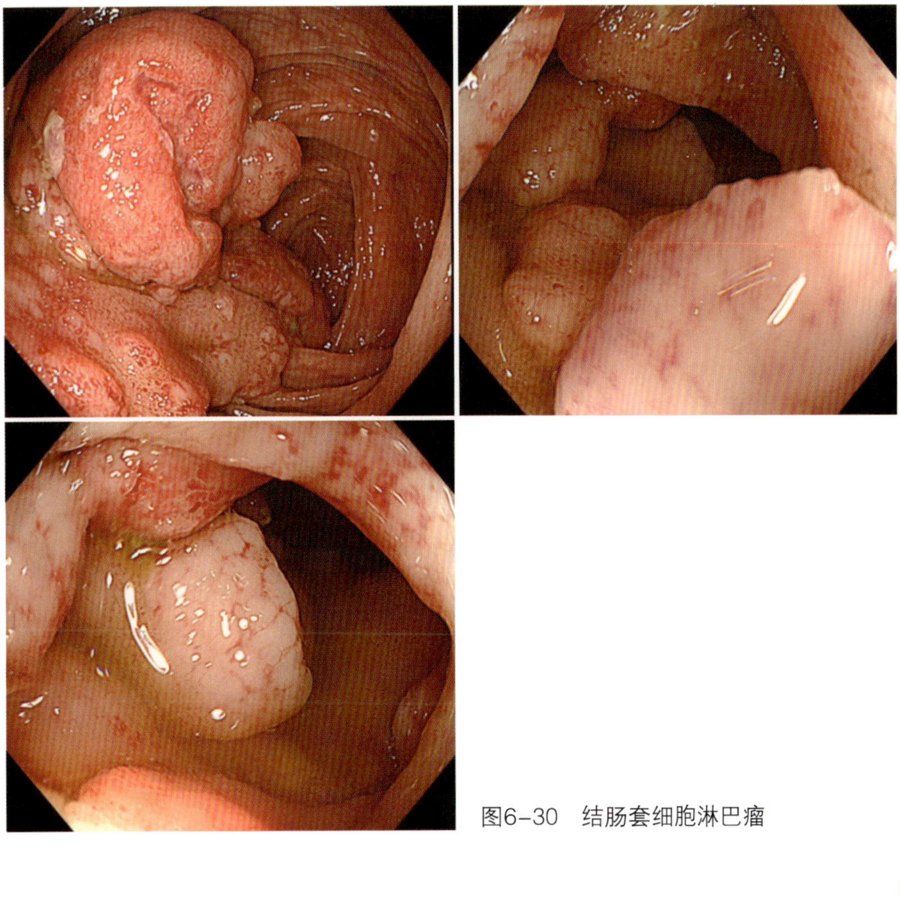

图6-30　结肠套细胞淋巴瘤

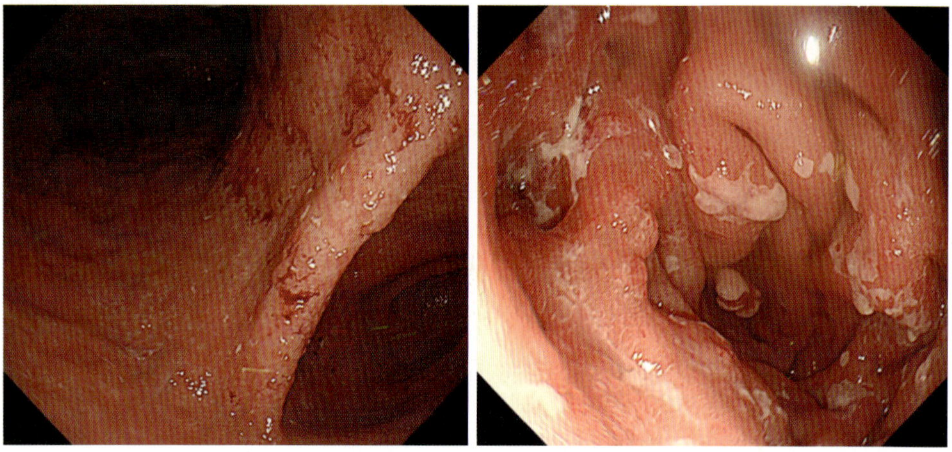

图6-31　胃套细胞淋巴瘤

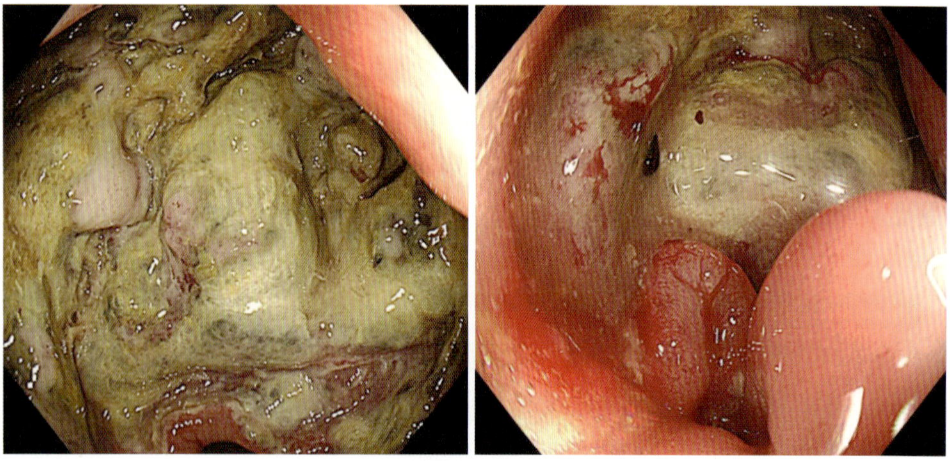

图6-32　弥漫大B细胞淋巴瘤

病例3

57岁中年女性，肠镜所见：结肠肝曲、横结肠中段见环周溃疡形成，表面覆白苔，致肠腔狭窄，内镜勉强通过（图6-33）。超声内镜提示：病变处肠壁层次欠清晰，黏膜下层明显增厚，回声不均质，取活检，组织脆，易出血。活检病理：结外NK/T细胞淋巴瘤。

病例4

71岁老年男性，肠镜所见：直肠距肛门约5 cm见局部黏膜明显隆起、肥厚、僵硬，累及约1/2环周，靛胭脂染色可见清晰边界，超声内镜示局部黏膜明显增厚，呈不规则低回声，与黏膜下层融合，于隆起表面取检（图6-34）。活检病理：（直肠）符合黏膜相关B淋巴瘤。免疫组化：CD20（+），Bcl-2（+），CD3、CD5、CD7部分（+），CD10、CD23、CyclinD1（-），Ki-67（约20%），Bcl-6（少量+）。

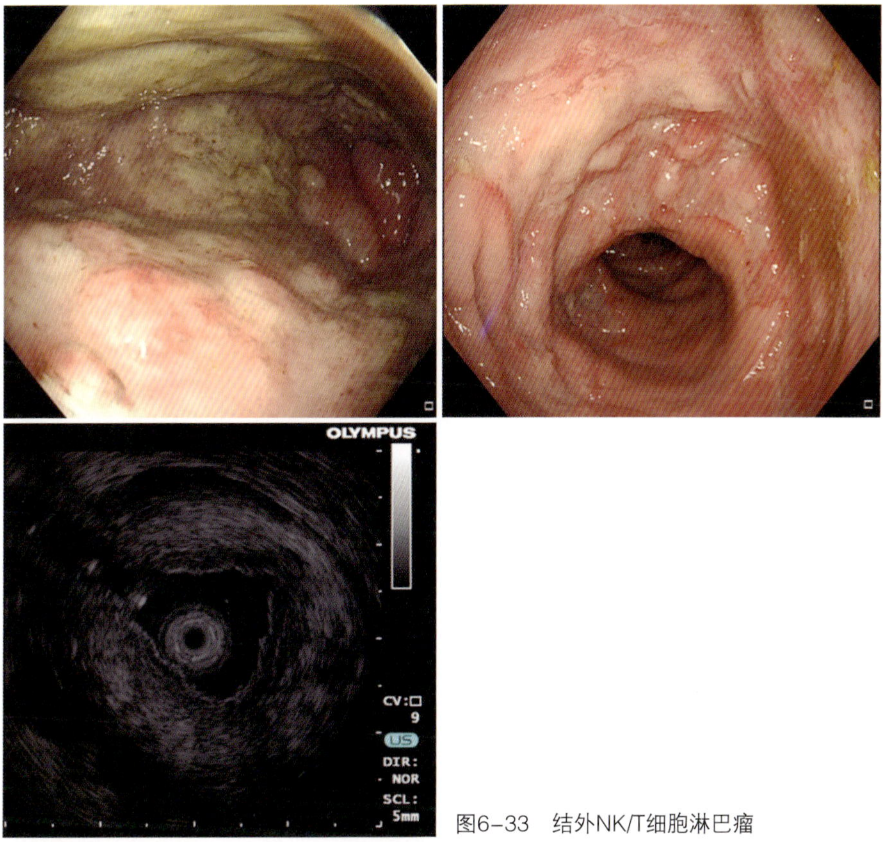

图6-33　结外NK/T细胞淋巴瘤

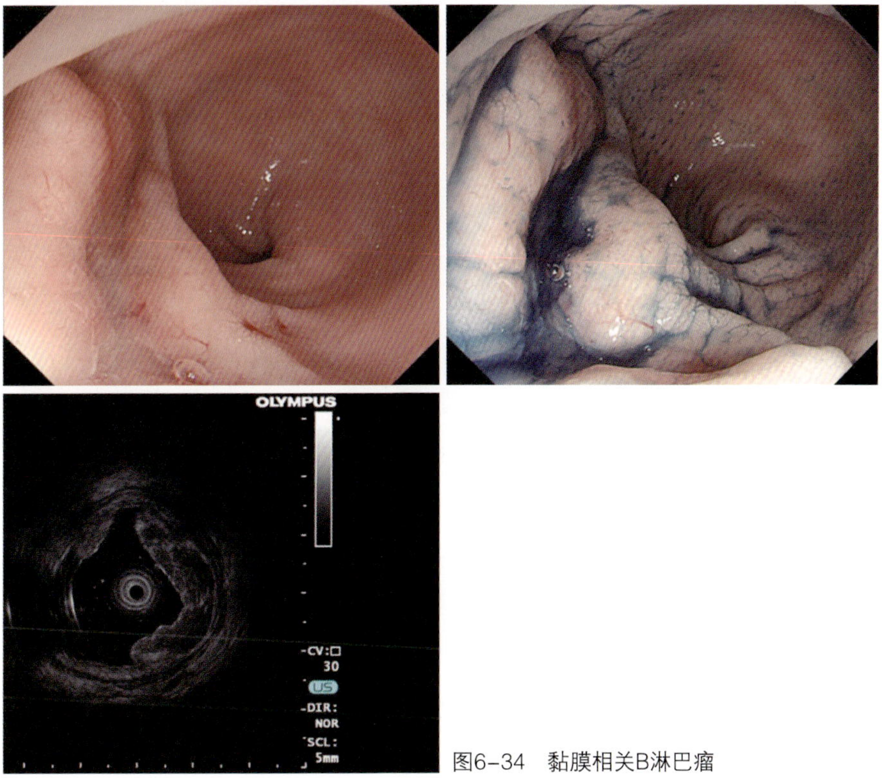

图6-34　黏膜相关B淋巴瘤

■ 转移癌

肠道转移癌以原发性胃癌发生的转移最多，其次是卵巢癌及胰腺癌等。转移方式多以腹膜播散为主，其次是通过血行或淋巴管的转移。直接浸润的转移癌病变部位发生在原发癌灶临近的大肠。

关于病变的形态，腹膜播散和源于邻近器官癌直接浸润的早期，可使肠道扩张不良，黏膜呈压迫像和轻度的纠集像，随着病变的进展，病变处出现狭窄及闭塞。另一方面，通过血行或淋巴管转移的病变，发病部位各种各样，形态上呈局限性黏膜下肿瘤样隆起，随着疾病的进展，多伴有皱襞集中和溃疡形成。大肠黏膜如无糜烂和溃疡形成，活检诊断困难。

病例1

49岁中年男性，确诊肺癌1年余。肠镜检查：升结肠见一直径约1.8 cm浅凹陷，黏膜明显发红、粗糙，略僵硬，超声示病变呈不均匀低回声，黏膜层及黏膜下层融合，取活检（图6-35）。活检病理：升结肠黏膜下浸润的鳞状细胞癌。

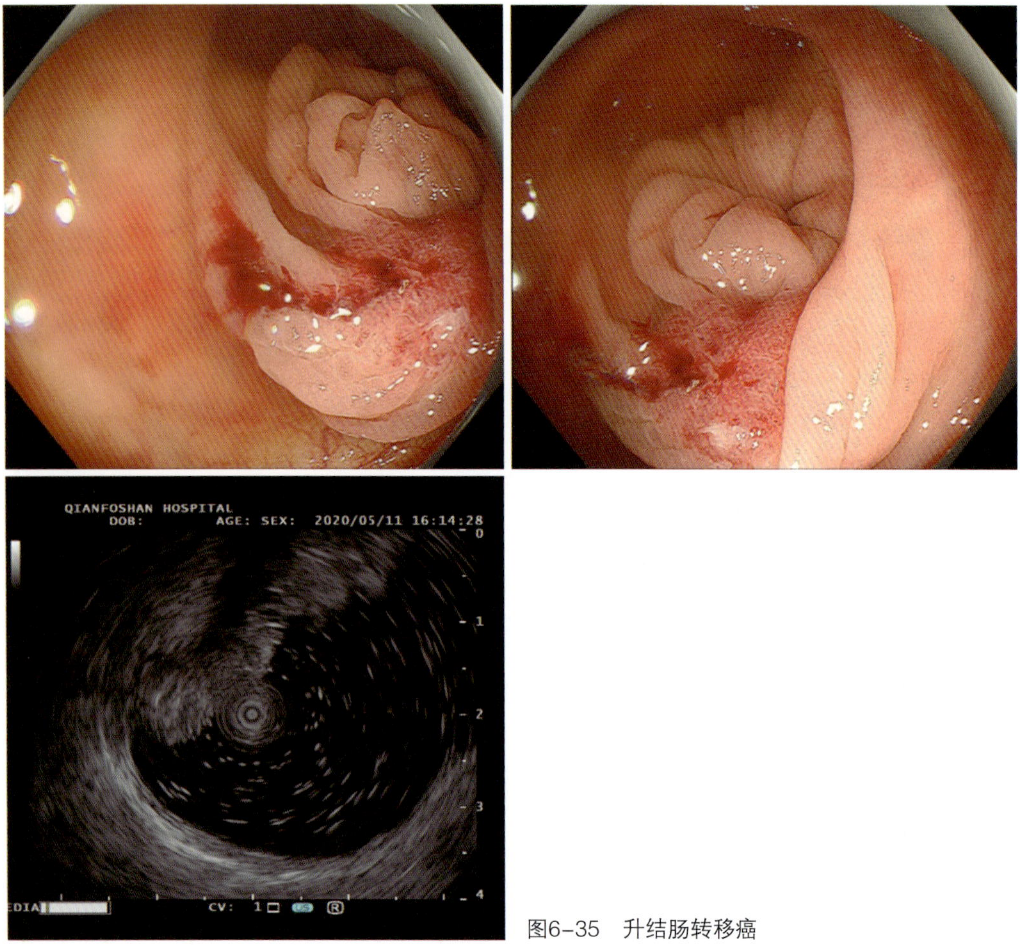

图6-35 升结肠转移癌

病例2

55岁中年女性，确诊宫颈癌。镜下所见：直肠距肛8 cm至肛门见肠壁增厚，表面充血，糜烂形成，肠腔狭窄，肠壁僵硬，深挖活检5块，质硬，易出血。超声内镜示：病变处肠壁明显增厚，呈低回声包块样，最厚处约29 mm，突破浆膜层，壁外见直径约0.5 cm淋巴结，近肛门处见肿块与阴道融合（图6-36）。活检病理：（直肠）黏膜内浸润的鳞状细胞癌巢，结合免疫组化子宫颈来源可能性大。免疫组化：CK5/6（+）、P16（+）、Syn（-）、D2-40（-）、CD34（-）。

■ 胃肠道息肉综合征

临床上有一部分特殊的疾病以结肠多发息肉为主要表现，同时大部分合并肠道外表现，伴或不伴有遗传倾向，按照息肉的病理类型主要分为腺瘤性息肉综合征、错构瘤息肉综合征和锯齿状息肉综合征（图6-37），其中腺瘤性息肉综合征主要是家族性腺瘤性

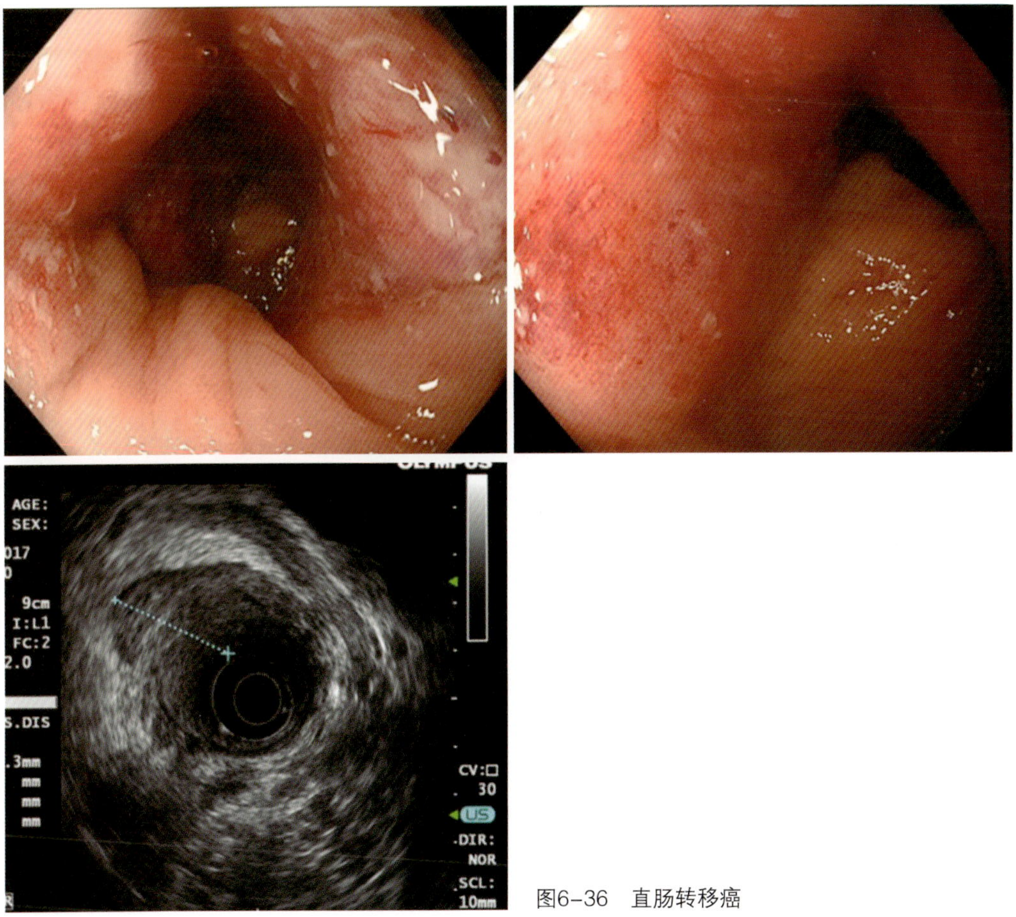

图6-36　直肠转移癌

息肉病，其包括5个亚型，经典型家族性腺瘤性息肉综合征（classic familial adenomatouspolyposis，CFAP）、衰减型家族性腺瘤性息肉综合征（attenuated familial adenomatouspolyposis，AFAP）、MYH相关性息肉病、Gardner综合征（又称家族性多发性结肠息肉—骨瘤—软组织瘤综合征）、Turcort综合征（又称脑肿瘤息肉病综合征）。错构瘤性息肉综合征则包括Peatz-Jegher综合征（又称黑色素斑—胃肠道多发息肉综合征）、幼年性息肉综合征（juvenile polyposis syndrome，JPS）、Cowden综合征（Cowden syndrome，CS）、Cronkhite-Canada综合征［又称多发性胃肠道息肉—色素沉着—脱发—指（趾）甲营养不良综合征］等。另外，近年来随着针对锯齿状病变研究的深入，有学者提出了锯齿状息肉综合征。上述疾病中除Cronkhite-Canada综合征无明显遗传倾向外，其他均与遗传因素密切相关，确诊后需告知患者直系亲属进行筛查。

典型病例

49岁中年女性，间断腹泻10年余，胃镜示：胃底、胃体广泛散在数百枚息肉（图6-38），活检病理符合胃底腺息肉。幽门前区见一直径6 mm息肉，活检示低级别腺管状腺瘤。十二指肠球部、降段散在数十枚直径2~6 mm扁平息肉，活检示低级别上皮内瘤变。结肠镜示：全结肠广泛散在数百枚大小不等、形态各异的息肉，肝曲见一不规则隆起，活检提示腺癌（图6-38）。行全结肠切除，术后病理：结肠弥漫多发管状腺瘤及管状绒毛状腺瘤，部分呈高级别上皮内瘤变，部分癌变为黏膜内癌，部分侵及黏膜下层，符合家族性腺瘤性息肉综合征。

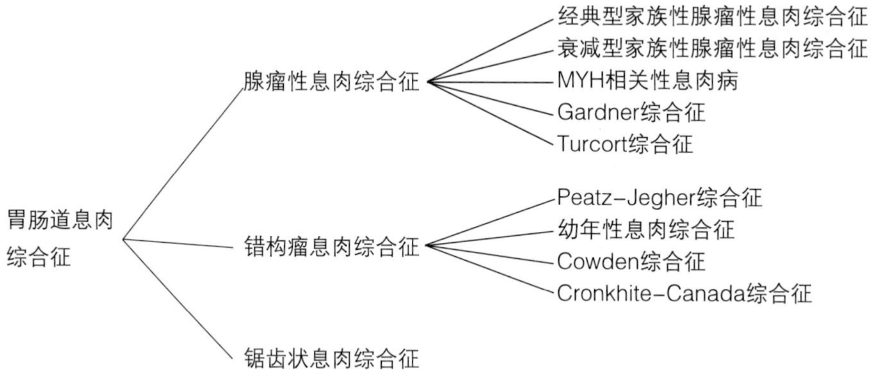

图6-37　胃肠道息肉综合征分类

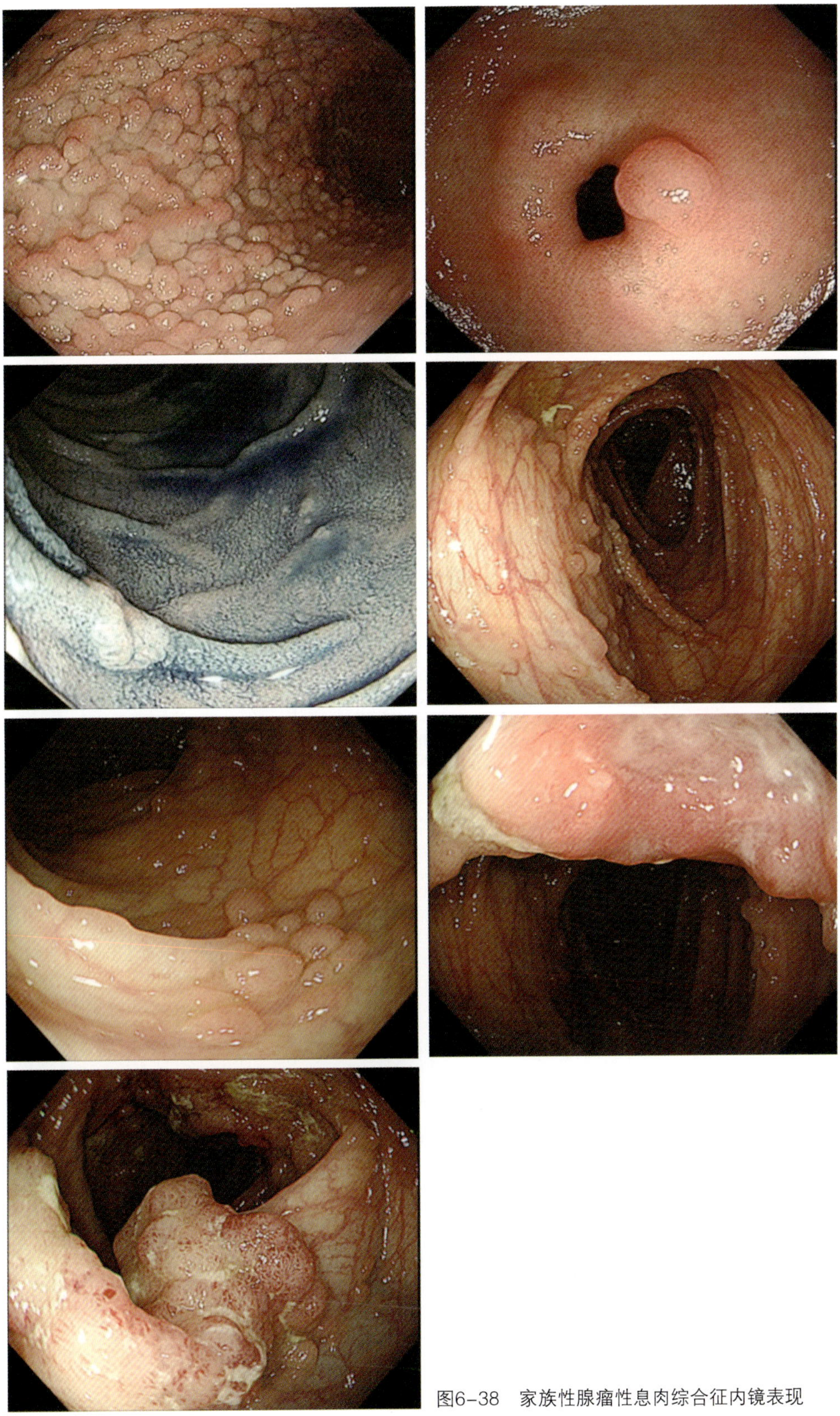

图6-38　家族性腺瘤性息肉综合征内镜表现

结直肠黏膜下病变

炎性纤维性息肉

炎性纤维性息肉（inflammatory fibroid polyp，IFP）是一种发生于消化道的原因不明的伴有嗜酸粒细胞浸润的肉芽肿性病变。肉眼所见呈亚蒂或有蒂型的黏膜下肿瘤。好发于胃和小肠，大肠比较少见。病因不明。

典型病例

50岁中年女性，镜下所见直肠肛管部位倒镜观察见一大小约2.5 cm×1.5 cm隆起，表面黏膜光滑，色白，肛诊质韧，超声内镜示隆起源自黏膜下，呈低回声光团，深部层次显示不清（图6-39）。外科手术切除后，病理诊断为炎性纤维性息肉。

直肠淋巴滤泡增生

直肠良性淋巴滤泡性息肉是黏膜下层正常的淋巴滤泡局限性增生所致，原因不明，好发于直肠下段，单发多见，呈黏膜下肿瘤形态，有时表面血管扩张。EUS所见：在第二、三层可见均一的低回声病变，与神经内分泌肿瘤鉴别困难。

典型病例

50岁中年女性，镜下所见：直肠距肛9 cm见一直径约0.5 cm隆起，淡黄色，表面光滑（图6-40）。活检钳触之韧，可活动。超声：隆起源自黏膜下层，呈低回声。ESD切除术后病理：淋巴滤泡增生。

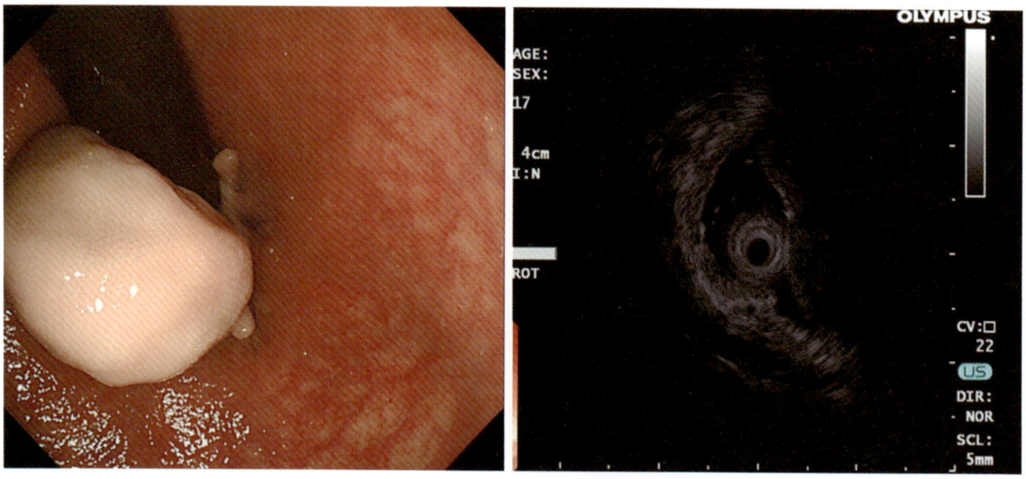

图6-39　直肠炎性纤维性息肉

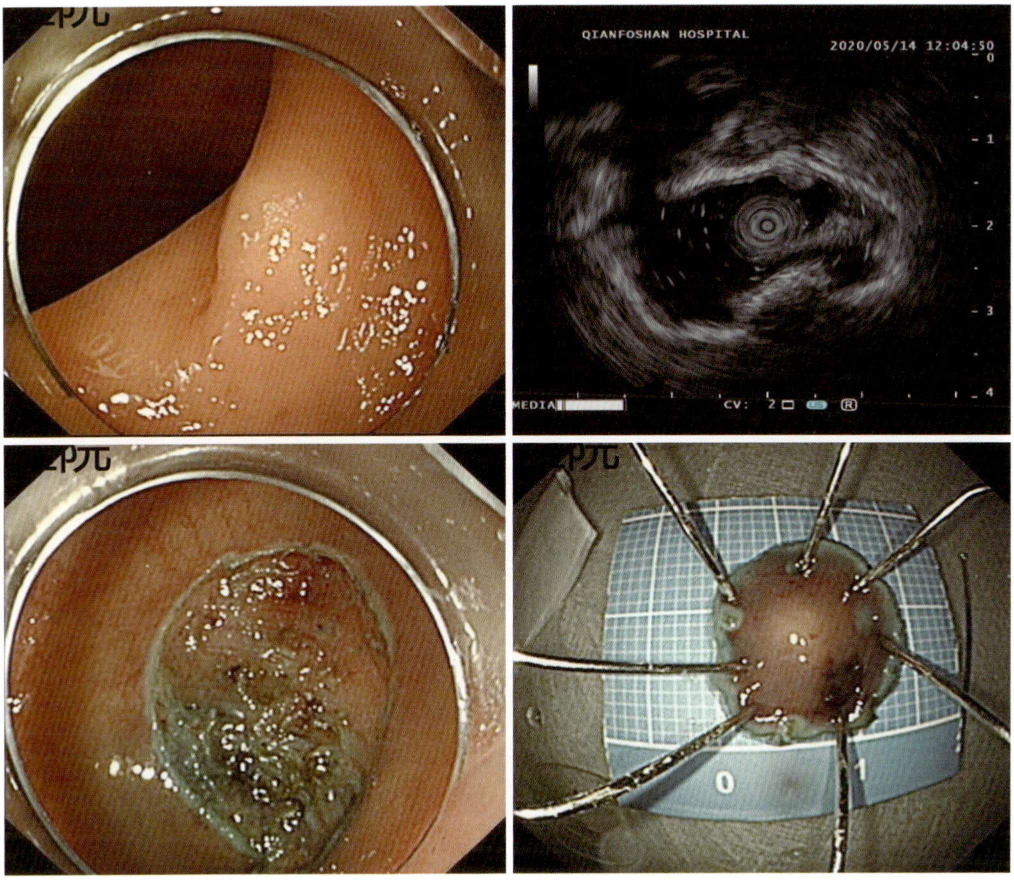

图6-40　直肠淋巴滤泡增生

■ 脂肪瘤

消化道脂肪瘤中大肠的脂肪瘤发生率最高，多见于升结肠和盲肠等右半结肠。多数单发，罕见多发的被称为脂肪瘤病。较小的一般无症状，但大的脂肪瘤有时可引起肠套叠、肠梗阻。内镜检查见：色调呈正常或黄色调，柔软，容易变形，用活检钳压迫易凹陷为其特征。另外，活检时可见脂肪漏出（naked fat sign）。超声检查一般为均质高回声。当引起肠套叠时，需要切除。根据情况可选择内镜下切除或外科手术切除。

典型病例

54岁男性，因查体来诊。镜下所见：直肠距肛缘10 cm见一直径约0.8 cm亚蒂息肉样隆起，表面黏膜光滑，色微黄，活检钳触之软，可活动。超声示病变源自黏膜下层，呈均匀高回声，各层次清晰（图6-41）。术后病理证实为脂肪瘤。

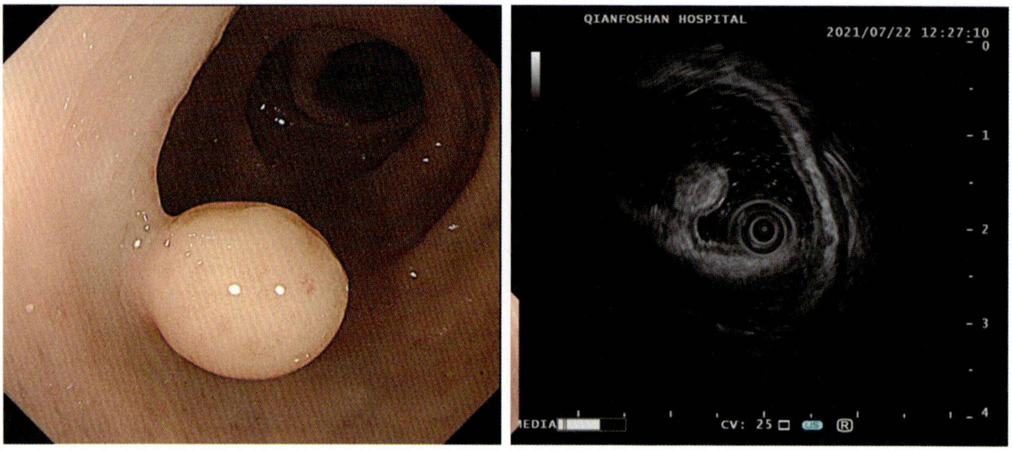

图6-41 直肠脂肪瘤

神经鞘瘤

神经鞘瘤是施万细胞来源的、被覆包膜的黏膜下肿瘤，无特征性影像学表现。肿瘤界限清晰，瘤细胞呈实性生长，内部性状较均一，与胃肠道间质瘤（GIST）、肌源性肿瘤的鉴别诊断困难。超声一般表现为来源于固有肌层低回声光团。

典型病例

63岁老年男性，横结肠见一大小约1.2 cm×1.2 cm的隆起，表面黏膜光滑，触之韧，活动欠佳，超声示隆起部位来源于固有肌层，呈偏低回声（图6-42）。行内镜下结肠全层切除（EFR），完整切除病变。EFR术后病理：（横结肠）神经鞘瘤，体积1.2 cm×1.2 cm×2.0 cm。免疫组化：S-100（+）、CD117（-）、CD34（-）、DOG1（-）、SDHB（-）、SMA（-）、Ki-67（约1%）。

颗粒细胞瘤

颗粒细胞瘤（granular cell tumor，GCT）是全身各器官都可能发生的肿瘤，5%~9%发生于消化道，消化道中发生的大多数在食管，大肠少见。大肠颗粒细胞瘤约70%发生在右半结肠，多数为单发。GCT整体恶变率约2%。超声表现为来源于黏膜下层中等偏低回声光团。

典型病例

58岁中年男性，镜下所见：结肠肝曲见一直径约0.5 cm黏膜隆起，表面略发黄。超声内镜：病变起源于黏膜下层，呈低回声，余肠壁层次清晰（图6-43）。ESD切除。病理：（肝曲）颗粒细胞瘤，未累及周边及底部切除面。免疫组化：SMA（-）、S-100（+）。

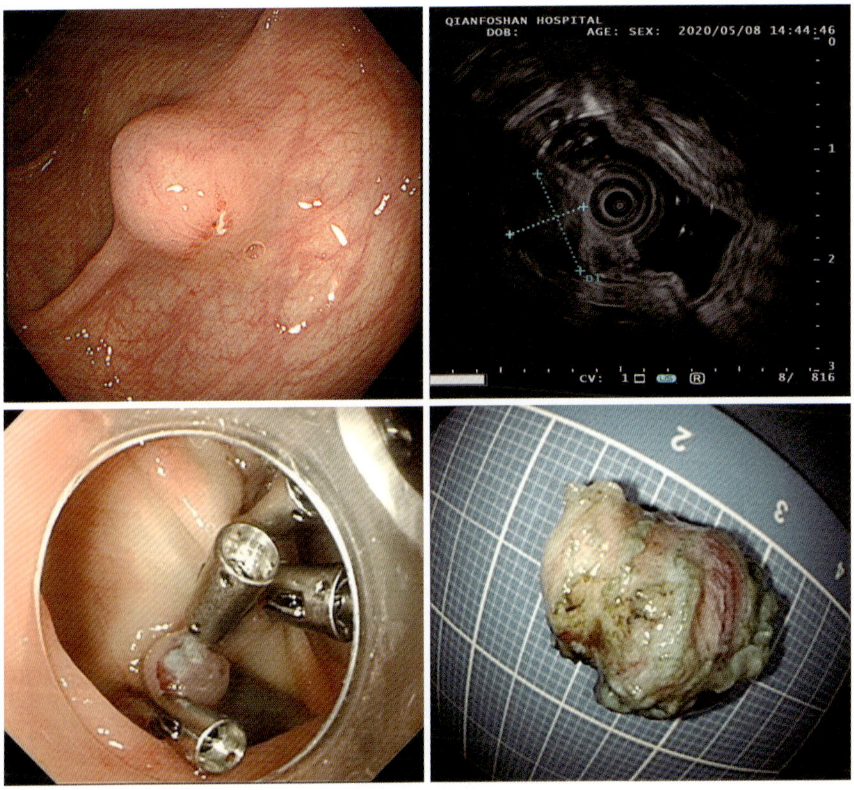

图6-42　结肠神经鞘瘤

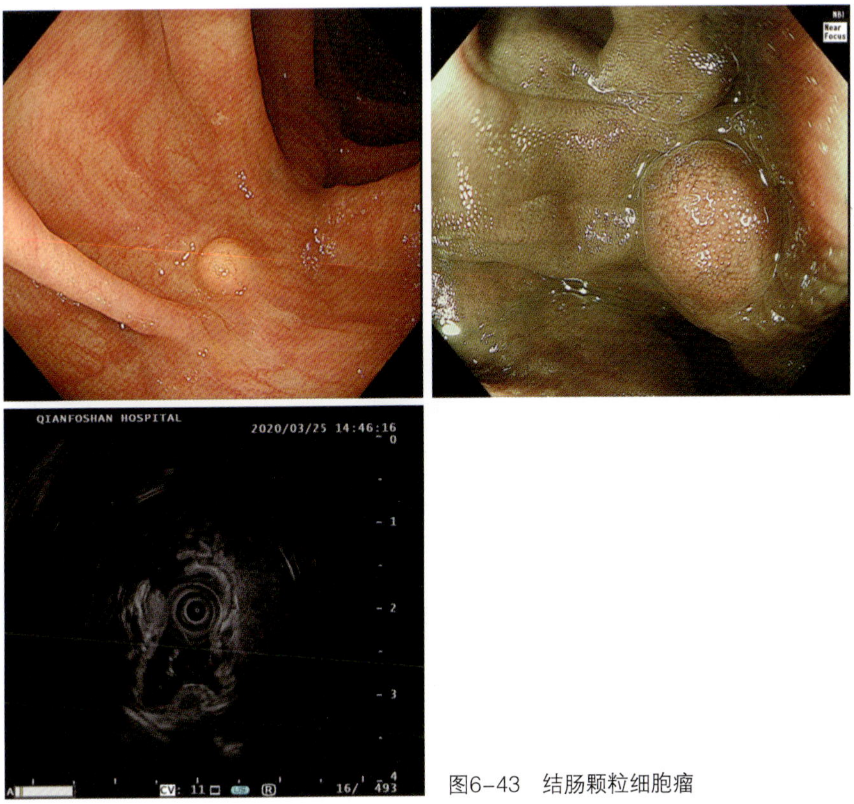

图6-43　结肠颗粒细胞瘤

胃肠道间质瘤

GIST是固有肌层内Cajal细胞增殖形成的肿瘤病变，肿瘤细胞膜上的KIT或PDGFRα蛋白的异常表达被认为是主要致病原因。大肠GIST占消化道GIST的4%~10%，较少见。发病年龄为55~60岁，男性居多，初期症状有血便、肛门疼痛、排便困难等。在直肠中下段较多见。转移以肝转移和腹膜种植为主，淋巴转移较少见。膨胀性增殖的黏膜下肿瘤形态需要与平滑肌瘤、神经性肿瘤、类癌、黏膜下肿瘤样癌等进行鉴别诊断。超声表现：来源于固有肌层低回声光团，若病变较大，病变中央可能会有液化坏死、钙化等超声表现。

典型病例

79岁老年女性，镜下所见：直肠肛内见一大小约1.5 cm×2.0 cm半球形隆起占位，表面明显发红粗糙，局部充血糜烂。超声内镜：黏膜下低回声光团，层次相互融合，显示欠清，于隆起糜烂处取检2块，质韧（图6-44）。活检病理：（直肠肛内）胃肠道间质瘤。免疫组化染色：CD117（+）、Dog-1（+）、CD34(+)、S-100（-）、Desmin（-）、Ki-67（约5%）。

神经内分泌肿瘤（NET）

大肠中的NET几乎都发生在直肠。多数是无蒂型或亚蒂型的黏膜下肿瘤形态，有蒂型病变比较少见。单发性10 mm以下的小病变居多，内镜表现：比较典型的病变为正常黏膜覆盖的黄色黏膜下隆起。超声表现：来源于黏膜下层，呈低回声光团。病变局限在黏膜下层，所以可进行内镜切除。部分病变起源自黏膜下层近固有肌层，切除时可以切除部分肌层，以保证完整切除。对于10 mm以上病变，因为表面或已经形成溃疡（凹陷）或内部形成钙化恶性病变（淋巴结转移、肝转移等），有可能是G2、G3期肿瘤或是神经内分泌癌，所以需要在术前进行详细检查，必要时进行外科手术。

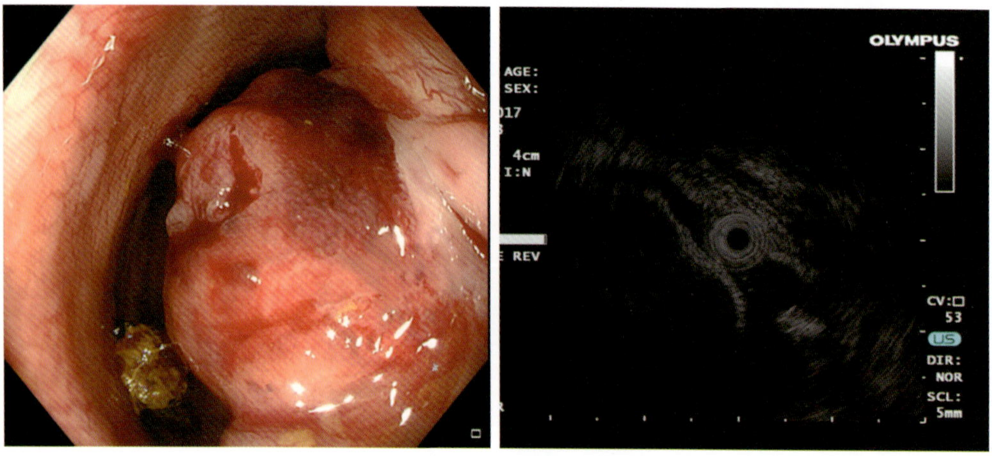

图6-44　直肠间质瘤

病例1

35岁青年男性，查体发现直肠占位9天。镜下所见：直肠见一直径6 mm隆起，表面光滑，淡黄色。超声：病变源于黏膜下层，呈低回声。行ESD切除（图6-45）。术后病理：（直肠）神经内分泌瘤（G1），体积0.8 cm × 0.6 cm × 0.2 cm，未见明确核分裂象，未累及周边及底部切除面。免疫组化：CD56（+）、MGMT（+）、SSTR2（+）、Syn（+）、CgA（个别+）、Ki-67（约1%）。

病例2

57岁中年男性，腹胀、纳差半年。腹部B超：肝内多发占位，考虑转移癌。镜下所见：直肠见一直径1.5 cm隆起，形态不规则，顶端溃疡形成，覆白苔，周边见扩张爬行的微血管，超声内镜示病变处肠壁层次不清，融合呈低回声（图6-46）。活检病理：（直肠）神经内分泌瘤（G2）。免疫组化：Syn（+）、CgA（-）、Ki-67（约5%）。腹部CT提示肝脏转移。

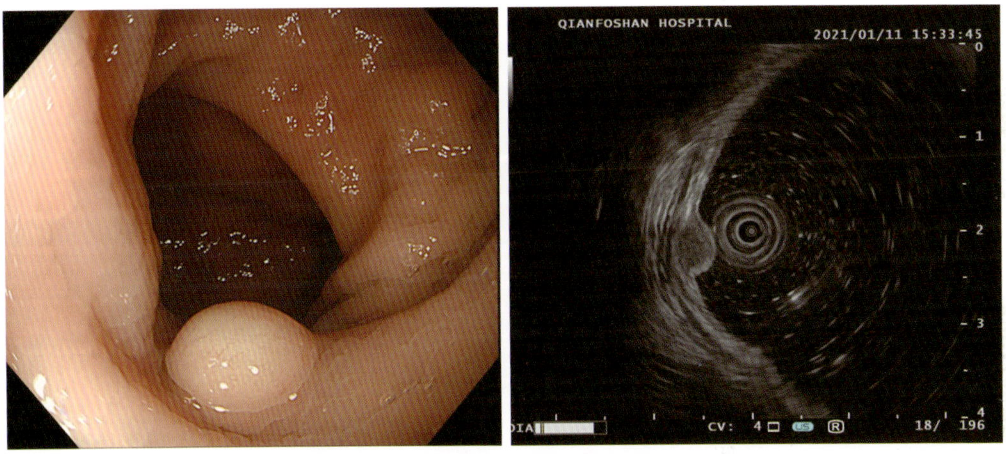

图6-45　直肠神经内分泌肿瘤（G1）

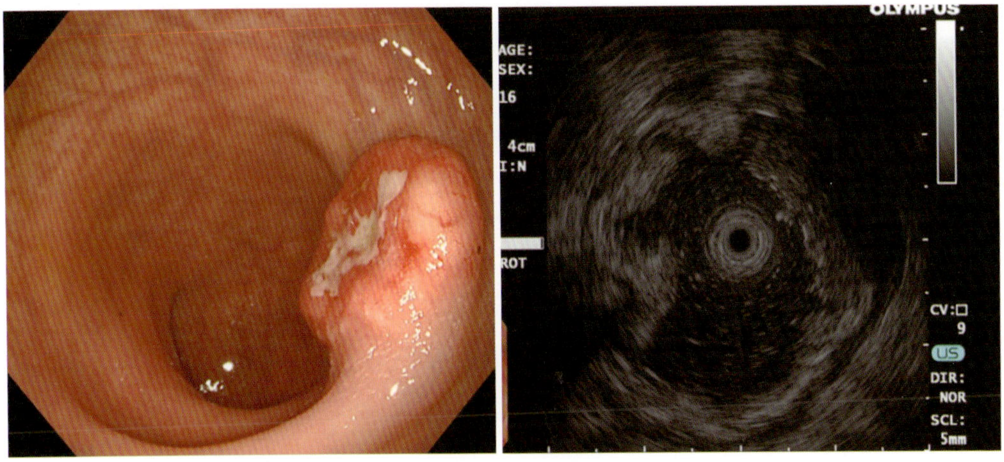

图6-46　直肠神经内分泌肿瘤（G2）

■ 肠道气囊肿病

肠道气囊肿病（pneumatosis cystoides intestinalis）是比较少见的疾病，黏膜下层和浆膜下层具有大量含有气体的囊肿样病变（主要为氮气），病因不明。超声表现为黏膜内极强回声，远场无法显示。

典型病例

48岁中年男性，腹痛1年余。镜下所见：升结肠见多发隆起，表面黏膜光滑，触之韧。超声内镜：隆起部位可见线样高回声影，后方可见声影。注射针内充满液体，抽吸可见气泡，隆起缩小（图6-47）。

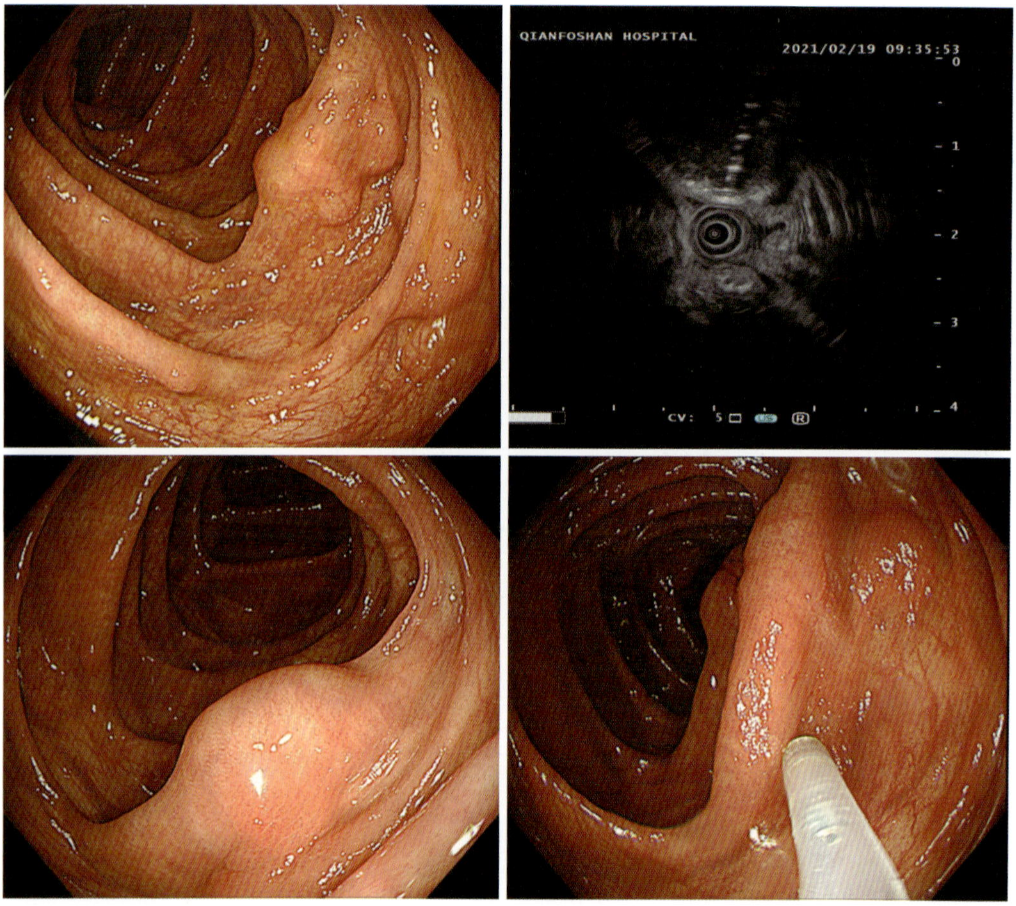

图6-47　肠道气囊肿病

7

结肠镜检查及治疗并发症的处理

根据一项系统回顾和荟萃分析结果，过去十余年中，世界范围内的结肠镜检查及息肉切除术后并发症发生率很低，研究人员通过21项以人群为基础的研究（14项回顾性，7项前瞻性）评估了1 900 340例结肠镜检查及息肉切除术后的并发症发生情况。评估了结肠镜检查后出血、穿孔及息肉切除术后出血、穿孔和死亡率，并对并发症的发生率趋势进行评估。

整体的穿孔率为0.5/1 000（95%*CI*，0.4~0.7），检查后出血率为2.6/1 000（95%*CI*，1.7~3.7），死亡率为2.9/100 000（95%*CI*，1.1~5.5）。与无息肉切除结肠镜检查后穿孔率（0.4/1 000；95% *CI*，0.2~0.8）相比，息肉切除结肠镜检查后穿孔率高（0.8/1 000；95% *CI*，0.6~1；*P*=0.07）。息肉切除结肠镜检查后出血率（9.8/1 000；95% *CI*，7.7~12.1）也高于无息肉切除结肠镜检查（0.6/1 000；95% *CI*，0.2~1.1；*P*<0.001）。与筛查和检测性结肠镜相比，在有症状的患者中进行的结肠镜检查有较高的穿孔和出血率（*P*<0.001）。

尽管过去几年结肠镜检查、治疗术后并发症发生率保持相对稳定，甚至下降，反映了结肠镜检查、治疗实践中积极的变化和改进，证实了结肠镜作为诊断、筛查、监测和治疗的全球安全性。但结肠镜检查和治疗操作是一种侵袭性操作，存在一定的风险，特别是对于初学者及经验不足的医生。

围手术期风险

结肠镜检查前需要进行肠道准备，即清洁肠道，目前常用的肠道准备药物安全性已经很高，但对于合并疾病较多的患者，仍然有发生血容量不足、血压下降、低血糖等风险。部分临床症状不明显的不全肠梗阻患者肠道准备需要谨慎，如果没有详细了解病史，盲目让患者准备肠道，有可能加重梗阻症状，甚至导致肠道穿孔等不良事件。所以检查前的预约及准备过程中，无论预约评估医生还是预约护士均要提升专业素养，具备初步的病情判断能力。内镜中心需要制定规范、详细、可操作性强的流程以管控此期间可能发生的风险。

结肠镜检查相关并发症

经反复证明，结肠镜检查的并发症发生率很低，有数据表明发生率介于0.000 002 9%~0.007%之间。常见并发症包括黏膜损伤、出血、穿孔，少见并发症如脾破裂、膈疝等。并发症发生概率与患者的自身原因及操作医生的经验相关。与患者年龄、体重指数、肠道准备情况、是否麻醉、有无腹部手术史，以及结直肠肿瘤、溃疡性结肠炎、放射性肠炎等病史均有一定关系。

对于如何预防结肠镜检查相关并发症的发生，笔者所在中心的经验是对于初学者要做到“十不做”，前文已详述。对于一般的黏膜损伤、出血及穿孔的及时发现是关键，现在内镜下缝合技术日臻成熟，绝大部分此类并发症均能获得较好处理。如果穿孔较大或者发生在肿瘤部位以及因技术、条件等原因无法内镜下闭合，应尽快交给外科干预。

治疗相关并发症

结肠镜下的治疗主要包括结直肠黏膜病变的切除（主要是息肉切除）、结直肠黏膜下病变的切除。术式包括黏膜切除、黏膜下层剥离以及全层切除等。治疗相关并发症主要包括电凝综合征、术中出血及术后迟发性出血、术中穿孔和术后迟发性穿孔等。

电凝综合征

继发于跨膜肠壁损伤，由于在电切除术中使用的过度电凝造成，会导致受伤区域周围腹膜炎和疼痛。通常在结肠镜检查行息肉切除后的24小时内发生，典型表现有发热、局限性腹痛、腹膜炎症候和白细胞增多。一项纳入47 083例患者的大型回顾性病例对照研究旨在识别发生电凝综合征的潜在危险因素，结果表明电凝综合征发生率为0.07%。对报告的患者人群进行多元分析发现，高血压、病灶大、非息肉样病灶形态是电凝综合征发生的独立危险因素。研究还表明，电凝综合征与死亡率无关。

术中出血和术后迟发性出血

出血是内镜切除过程中的常见并发症，无论是EMR还是ESD，包括术中出血和术后迟发性出血。术前详细评估和术后的切面规范处理是预防出血的主要方法。一旦出血，止血夹、电凝钳、APC等是重要的止血手段，其中止血夹疗效最确切。高危出血患者的评估：长期服用抗栓药物、高龄、肝硬化失代偿、肾功能不全透析、炎症性肠病等均为高危出血患者，除严格遵照指南进行术前准备外，需反复、重点交待病情，并做好充分术前准备。高危出血病变的评估：荟萃分析表明息肉直径大于1 cm、息肉位于右半结肠是息肉切除术后迟发性出血的危险因素。

术中裸化血管：结肠病变ESD过程中预切开（图7-1）、剥离（图7-2）过程中应该充分暴露血管，提前进行预处理，是降低出血概率的关键。

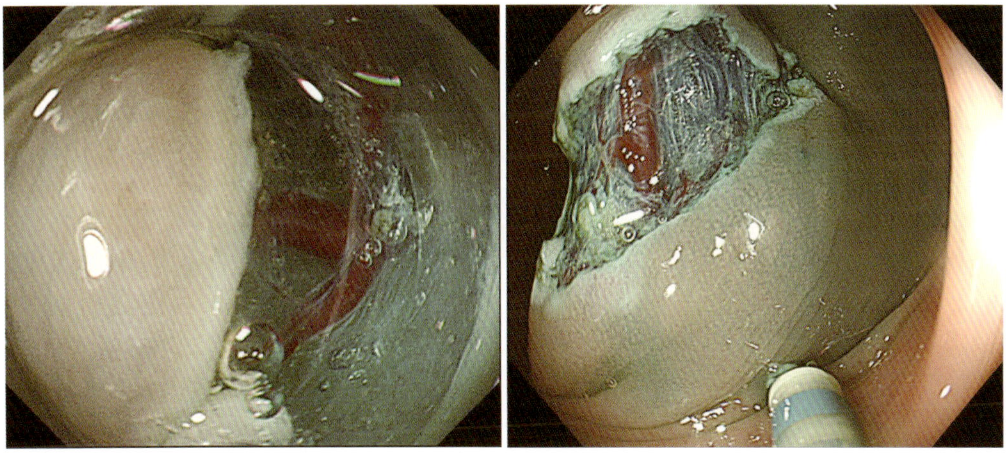

图7-1　预切开过程中裸化血管

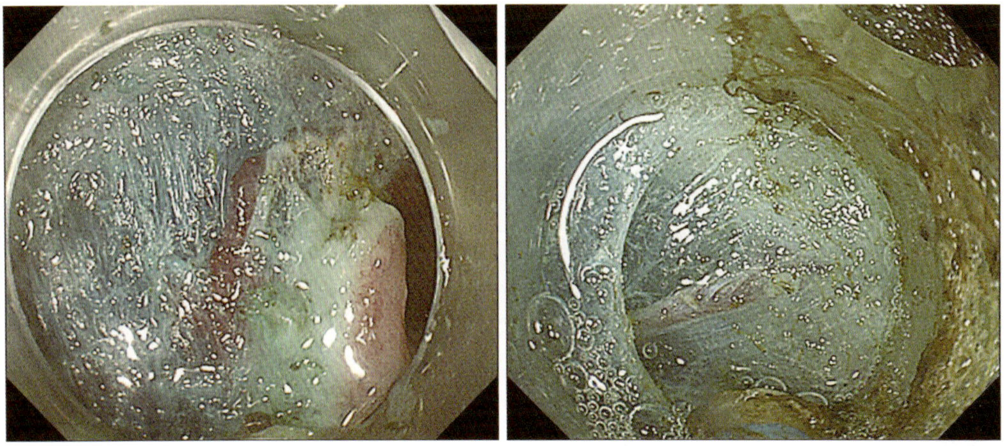

图7-2　剥离过程中裸化并电凝血管

术中穿孔和术后迟发性穿孔

穿孔是内镜切除的少见但后果严重的并发症，主要发生在ESD术中和术后，EMR手术穿孔极为罕见。

活检术后、病变切除术后复发、瘢痕周围等病变是发生穿孔的高危病变，术前应该做好充分的预案。

剥离术中发生穿孔（图7-3）是夹闭后继续剥离还是坚持剥离完成后再夹闭？我们的经验是如果在剥离终末阶段穿孔，应该迅速完成剥离后夹闭穿孔部位或整个切面；如果在剥离开始阶段即发生穿孔，则要充分剥离穿孔部位，夹闭穿孔后再继续剥离，需要注意的是，穿孔周围应充分剥离，避免止血夹对后续剥离造成影响。

善于利用重力或辅助工具显露清晰的视野可以预防穿孔（图7-4）。重力作用对于剥离层次的显露非常重要，必须术前判断病变位于高位还是低位（左侧卧位），必要时可以翻转体位。也可以采用辅助工具反向牵引暴露剥离平面，目前已经有内镜器械厂家推出商业化的牵引工具，也可以利用牙线、橡胶环等自制。

术后切面闭合是预防迟发性穿孔的重要手段。EMR、ESD术后切面闭合是预防迟发性穿孔的重要方法，切面闭合后可以减小张力，如果切面较大，内镜下完全封闭困难，可以行部分闭合，类似外科的减张缝合。常用的闭合切面工具为钛夹（又称止血夹），也可以联合尼龙环封闭较大或全层缺损。闭合具体方法见前述。

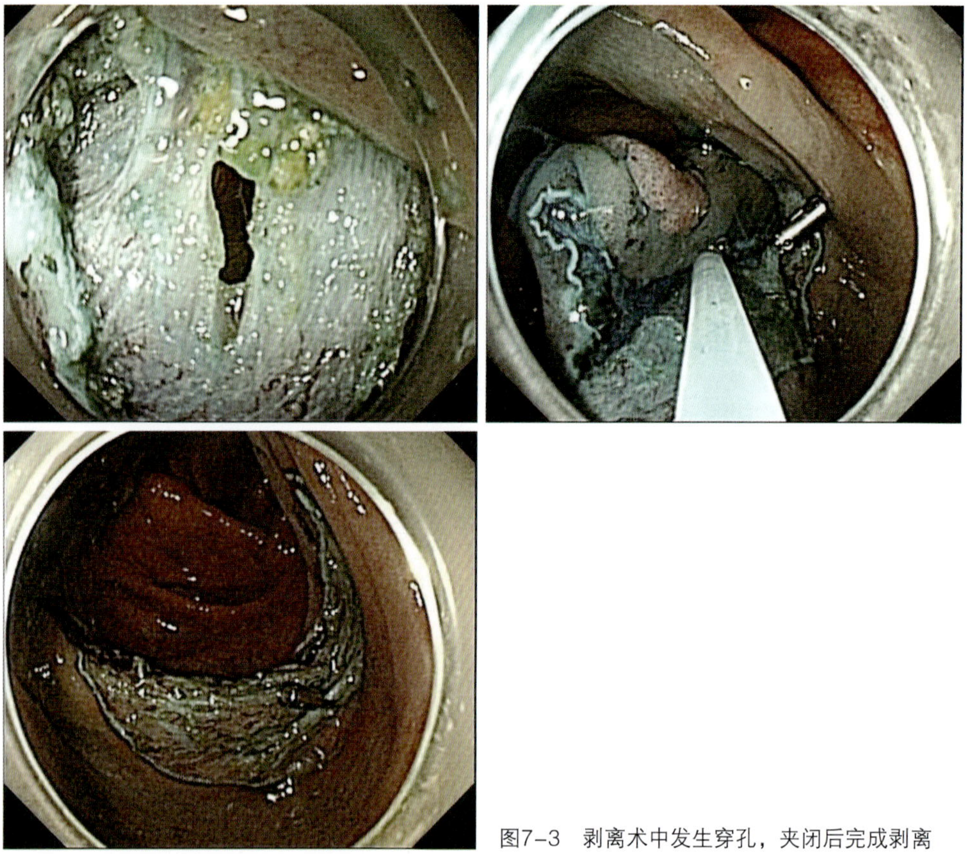

图7-3　剥离术中发生穿孔，夹闭后完成剥离

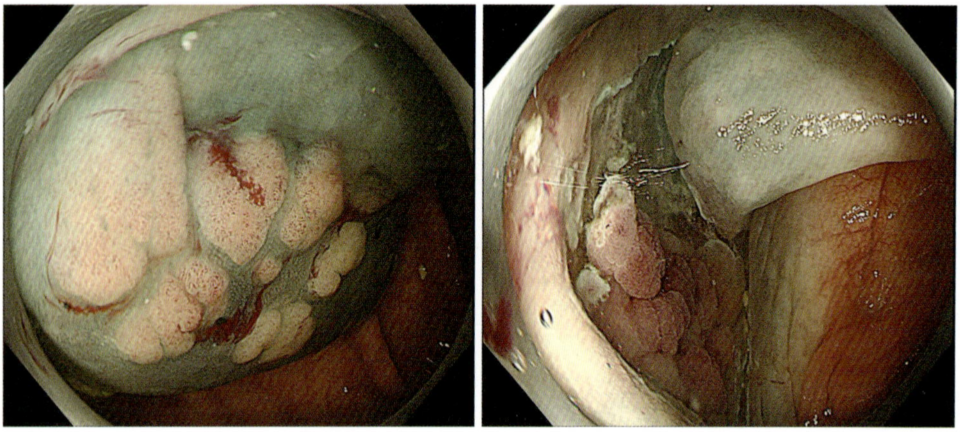

图7-4　升结肠见一颗粒型LST，黏膜下注射后预切开，病变位于低位，患者体重大，麻醉后变换体位困难，遂用止血夹牵引病变肛测向口侧反向牵引，暴露剥离层次后快速、安全剥离病变

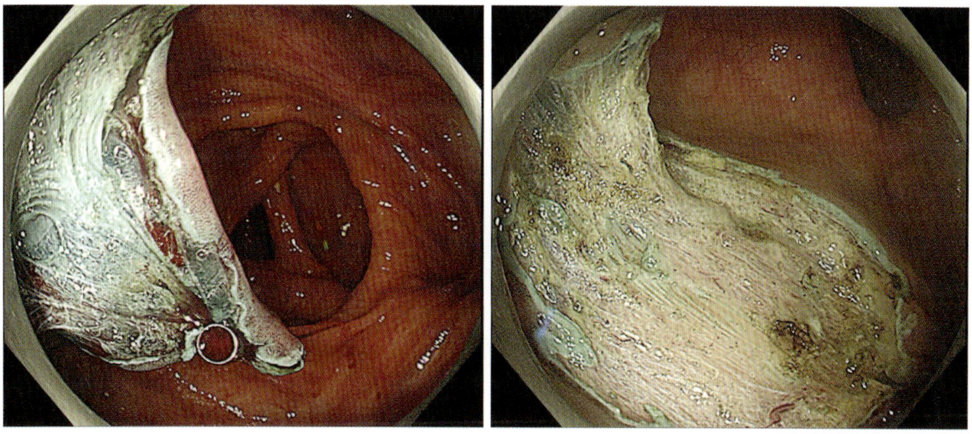

图7-4（续）

参考文献

1. Jaruvongvanichv, Prasitlumkum N, Assavapongpaiboon B, et al. Risk factors for delayed colonic post-polypectomy bleeding: a systematic review and meta-analysis.Int J Colorectal Dis Accepted, 2017, 32(10):1399-1406.
2. Nagata N, Yasunaga H, Matsui H, et al. Therapeutic endoscopy-related GI bleeding and thromboembolic events in patients using warfarin or direct oral anticoagulants: results from a large nationwide database analysis. Gut, 2018, 67(10):1805-1812.
3. Reumkens A, Eveline JAR Bakker CM, et al. Post-Colonoscopy Complications: A Systematic Review, Time Trends, and Meta-Analysis of Population-Based Studies. Am J Gastroenterol, 2016, 111(8):1092-1101.
4. Park SK, Seo JY, Lee MG, et al.Prospective analysis of delayed colorectal post-polypectomy bleeding. Surg Endos, 2018, 32(7): 3282-3289.
5. Chen B, Du LJ, Luo L, et al.Prophylactic clips to reduce delayed polypectomy bleeding after resection of large colorectal polyps: a systematic review and meta-analysis of randomized trials. Gastrointest Endosc, 2021, 93(4):807-815.
6. Pohl H, Grimm IS, Moyer MT, et al. Clip Closure Prevents Bleeding After Endoscopic Resection of Large Colon Polyps in a Randomized Trial. Gastroenterology, 2019, 157(4): 977-984.
7. Albéniz E, Álvarez MA, Espinós JC, et al. Clip Closure After Resection of Large Colorectal Lesions With Substantial Risk of Bleeding. Gastroenterology, 2019, 157(5):1213-1221.